Lorenz Borsche

NAHRUNGSERGÄNZUNG

IM SELBSTVERSUCH

braumüller

INHALT

Das Mittwochmorgen-Wunder

Kann man die Zeiger der Bio-Uhr zurückdrehen?

August 2018. Das Handy brummt. Verflixt, schon sieben Uhr. Jetzt aber schnell raus, Frühstück machen. Ich stürme aus dem Bett, die Treppe hoch zur Küche. Ich stürme? Die Treppe rauf? Halt, stop, da war doch was? Egal, jetzt erst mal die Kaffeemaschine anwerfen …

Später wird's mir klar. Es ist ja Mittwoch … und das heißt, gestern war Skatabend! Skatabend ist furchtbar. Nein, grandios lustig. Trotzdem furchtbar, der Folgen wegen. Denn: In der Max Bar darf man rauchen – ja, in Baden-Württemberg geht das in ausgewiesenen Kneipen noch. Und obwohl nur einer von uns wirklich regelmäßig raucht – beim Skat am Dienstagabend rauchen wir alle.

Leider viele, viele Zigaretten, weil Skat ziemlich aufregend sein kann, vor allem die Ramschrunden. Und getrunken wird auch viel. Die Kollegen haben dann schon mal sieben oder gar zehn Bier auf dem Deckel. Bei mir sind es vielleicht vier, mehr Flüssigkeit geht bei mir einfach nicht. Aber ich peppe sie auf, mit mehreren „Willis", also Williams-Birnen-Schnaps. Da kommt schon was zusammen. Nüchtern bin ich sicher nicht, wenn ich nach Hause laufe, mit viel zu viel Nikotin und auch zu viel Alkohol im Blut.

Früher hieß das normalerweise: Kurz bevor ich knapp vor zwei endlich ins Bett falle, noch eine Aspirin- und eine Paracetamol-Tablette einwerfen. Und hatte ich das vergessen, musste es morgens nachgeholt werden, dann leider schon mit dem fetten Brummschädel, den man nach einem solchen Nikotin- und Alkoholabusus erwarten darf. Aber selbst, wenn ich daran gedacht hatte, nachts noch vorzusorgen, ging's mir am Mittwochmorgen nie wirklich gut.

Hier soll auf keinen Fall ein Lobgesang auf Schmerztabletten gesungen werden. Oder auf Skatabende mit Kippen und Bier. Außer dem Riesenspaß, den wir jeden Dienstagabend haben, gibt es dafür wirklich keine Rechtfertigung. Dafür aber folgt die Strafe auf dem Fuße, sprich: am Mittwochmorgen. Da bin ich dann todmüde und wackelig auf den Beinen. Trotzdem ziehe ich mich mühsam am Handlauf die Treppe hoch, denn eines ist mir klar: Wenn ich am Mittwochmorgen das Frühstück nicht mehr machen kann, dann muss ich wirklich etwas ändern. Und das will ich nicht. Also quäle ich mich jeden Mittwoch um sieben aus dem Bett und die Treppe rauf.

Und dann kam jener Skatabend Mitte letzten Jahres (das war 2017, drei Jahre vor Corona). Oder besser gesagt, jener Mittwochmorgen, an dem ich zwar etwas schlaftrunken, aber flott und vor allem freihändig die Treppe raufgefedert bin. Und das war bei Weitem nicht das einzig Bemerkenswerte. Erst später wurde mir klar, dass ich weder nachts präventiv Tabletten eingeworfen noch aber morgens die kleinsten Anzeichen von Kopfschmerzen oder Brummschädel bemerkt hatte. Mir war auch kein bisschen schwummerig, ich fühlte mich absolut nüchtern und die Performance auf der Treppe war wirklich außergewöhnlich, nicht nur für einen Mittwochmorgen. Was, zur Hölle, war denn hier los?

Jetzt, gut zwei Jahre später, glaube ich es zu wissen. Oder sagen wir mal, ich habe plausible Gründe anzunehmen, ich wüsste es. Denn nach jedem Skatabend mit zu viel Bier, Willis und Zigaretten bin ich glockenwach und klar im Kopf. Treppe? Ach, wurscht. Genauso wurscht wie 15 Kilometer Wandern, untrainiert, aus dem Stand. Muskelkater am nächsten Tag? Fehlanzeige. Der kam sonst immer, wenn ich wochenlang sportlich rein gar nichts gemacht hatte, dann aber – bewaffnet mit diesen unschicken Rosi-und-Christian-Stöcken – losmarschiert bin, und das gleich für viele

Stunden. Muskelkater, der mir doch signalisieren sollte, dass ich viel geleistet habe, bleibt heute aus. Na gut, ein minimales Ziehen in den Waden habe ich vielleicht. Aber da muss ich schon sehr konzentriert hinfühlen. Kopfschmerzen habe ich seit dem Wundermittwoch nie mehr gehabt. Dabei war das früher etwas ganz Normales, auch ohne Skat. Eine 100er-Packung ASS hat sicher keine zwei Jahre gehalten. Und die entsprechende Menge Paracetamol kam auch noch dazu. Und jetzt? Ich kann mich nicht erinnern, wann genau ich die letzte genommen habe. Obwohl doch, irgendwann im Herbst 2018. Genau eine war's, und zwar rein prophylaktisch. Fast schon aus alter Gewohnheit, weil die Kopfhaut ein klein bisschen ziepte, das war ich gar nicht mehr gewohnt. Eine, besser gesagt: eigentlich keine einzige notwendige in mehr als zwei Jahren. Und es gibt keinen Grund anzunehmen, ich könnte eine benötigen – das ist verrückt, jedenfalls für mich und meine jahrelangen Gewohnheiten. Sonstige Malaisen? Fallen mir keine mehr ein.

Es fühlt sich an wie ein kleines Wunder. Ich fühle mich 20 Jahre jünger. Also rein körperlich. Ich bin 65 und danach sehe ich auch aus – finde ich jedenfalls. Na ja, mit viel Wohlwollen vielleicht auch wie 63. Ganz sicher aber nicht wie 50 oder noch jünger. Nicht wie Udo Jürgens, der mit 75 aussah wie 55 und in die Tasten gehauen hat, als wäre er keine 45. Auch nicht wie der FC-Bayern-Doc Müller-Wohlfahrt, bei dem man die 70 plus nur aus allernächster Nähe ahnen kann und auch nur, wenn die aufdringlichen TV-Kameras direkt auf sein Gesicht zoomen.

Mir sieht man an, dass ich zeit meines Lebens viel, sehr viel in der Sonne war, und ich habe jede Menge Lachfalten um die Augen. Und klar, vor etwa 15 Jahren fing das an mit den typischen Zipperlein des Alters. Wie heißt der hübsche Spruch? „Wenn du mit 50 morgens aufwachst und es tut dir nichts weh, dann bist du tot." Dann also müsste ich jetzt tot sein, denn im Gegensatz zu früher – da hatte ich morgens schon auch mal „Rücken" – wache ich auf, als wäre ich wieder 30, fit und pumperlg'sund.

Noch während ich an diesem Text sitze, hör-lese ich Detlef Hacke im *SPIEGEL* jammern: „Ich bin jetzt 54, dies zur Orientierung. Morgens federe ich nicht mehr aus dem Bett, sondern rappele mich auf. Die ersten Schritte treppab sind steif, und bis meine Bewegungen halbwegs geschmeidig werden, brauche ich inzwischen fast so lange wie früher nach einer durchzechten Nacht. Vielleicht bin ich deshalb morgens am liebsten der Erste der Familie. So sieht niemand, wer da im Morgengrauen zur Kaffeemaschine stakst. Tagsüber wird es besser, aber so richtig gut auch nicht." (t1p.de/pcy0)[1] Neuerdings steht da übrigens „Mitte 50" statt „54" – und ich muss grinsen, weil auch er das schöne Wort „federn" verwendet. Mit dem Unterschied, dass ich, der zehn Jahre Ältere, tatsächlich schon morgens „federe", Hacke, der viel Jüngere, offenbar den ganzen Tag nicht mehr. Und wenn ich daran denke, wie ich vor zehn Jahren nachts rausmusste (auch das muss ich nicht mehr), sehe ich mich ganz vorsichtig die nachtsteifen Füße in kleinsten Trippelschritten einen vor den anderen setzen, wie man das von alten Leuten kennt. Gruselig. Genauso gruselig wie das „staksen", das Hacke oben für sich beschreibt.

Und jetzt? Meine früheren Kolleginnen von der eBuch eG (t1p.de/t7g5)[2] und genialokal.de (t1p.de/3aqe)[3], die ich ab und an besuche, sitzen im fünften Stock. Und die Stockwerke sind hoch, Industriebau halt. 5 x 10 + 5 x 9 = 95 Treppenstufen bis zu ihnen rauf. Wenn ich den Aufzug früher aus Gesundheitsgründen mal Aufzug habe sein lassen, dann wurde es ab dem vierten Stock schon etwas mühsam, und auf der letzten Treppe signalisierten meine Oberschenkel und Waden deutlich ihre Sauerstoffnot – oder was man eben dafür hält. Nachdem ich begonnen hatte, diesen Text zu schreiben, wollte ich das unbedingt noch einmal ausprobieren. Der Unterschied war drastisch. Klar, ganz oben musste ich schon einmal

---

1 t1p.de/pcy0 
2 t1p.de/t7g5 
3 t1p.de/3aqe 

gut Luft holen, aber ich war durchgelaufen, und das ganz ohne die kleinen Schmerzstiche in den Oberschenkeln. Und ich bin definitiv nicht im Training: Mein kluges Pedometer (Schrittzähler), eine der besten Apps auf meinem Android-Smartphone (t1p.de/4hv6)[1], sagt mir, dass ich im ersten halben Jahr 2018 im Schnitt noch jeden Tag 6000 Schritte, also knappe 3,7 Kilometer pro Tag zurückgelegt habe. Neben vielen 2000er-Durchschnittstagen waren da halt auch ein paar 17 000–20 000er-Wanderungen dabei. Seit dem Sommer waren es aber leider nur noch durchschnittlich 4000 Schritte (2,5 km/Tag), und das mit stark fallender Tendenz, denn im November waren es nur noch 3000 (1,8 km/Tag), die praktisch jeder Mensch täglich auf dem Zähler hat. Weit entfernt von den 10 000 Schritten oder circa sechs Kilometern pro Tag, die allgemein empfohlen werden. Training kann also nicht die Erklärung sein.

Ich schildere das so genau, damit Sie verstehen können, wie verwundert ich selbst bin. Natürlich tue ich etwas für meine Gesundheit, aber ich muss mich dazu nicht im Fitnessstudio kasteien. Oder besser gesagt, ich will es nicht, denn ich bin ein fauler Hund. War ich schon immer. Oder sagen wir mal bequem. Meine Bequemlichkeit habe ich immer versucht mit Einfallsreichtum auszugleichen. Wenn der Krieg der Vater aller todbringenden Erfindungen ist, dann ist die Bequemlichkeit die Mutter aller nützlichen Ideen, die den Komfort im Alltag steigern.

Es ist also definitiv nicht „Spocht", wie Olli Dittrich sagen würde, denn Sport gegen mich selbst, wie etwa Joggen oder Gewichte stemmen, ist für mich eine echte Qual. Auch kein radikaler Alkoholverzicht, auch nicht kalt duschen, keine Gymnastik, keine Meditation, kein Yoga und ganz sicher keine hochgesunde Rohkost-Vollkorn-Ernährung. Ich gehöre eher zu den Omnivoren, sprich: Ich esse alles

---

1 t1p.de/4hv6 

und Fleisch recht regelmäßig. Ja, seit einigen Jahren versuche ich Zucker zu vermeiden und andere schnelle Kohlenhydrate so weit wie möglich zu reduzieren. Ich bin aber nicht verbissen, ich versuche nur mein Gewicht zu halten, was ohne Sport deutlich schwieriger ist, weil man im Alter leider viel weniger Kalorien braucht. Natürlich esse ich regelmäßig Salat und Gemüse, aber auch Steaks, Schinken, Salamipizza aus dem Tiefkühlregal und anderes, was zwar gut schmeckt, aber nicht unbedingt als supergesund bezeichnet werden kann.

Und trotzdem scheinen seit über zwei Jahren weder Husten noch Erkältungen eine Chance zu haben. Ich habe Leuten die Hand gegeben, die schwer geschnieft haben, die total verrotzt und fiebrig waren, ja sie sogar umarmt mit Busserl links und rechts. Und ich habe dann auch pflichtschuldigst ein bis zwei Tage später eine beißende Nase gehabt und auch ein paarmal niesen müssen – aber das ging nach gut einem Tag mit ein paar Nasentropfen wieder vorbei. Früher wäre das nicht unter einer Woche abgegangen, denn der Erstinfektion mit den Rhinoviren (da tropft die Nase, aber nur, als sei es klares Wasser, dafür brummt der Schädel) wäre nach drei Tagen die übliche bakterielle Infektion gefolgt, die wir als eigentlichen Schnupfen mit den entsprechenden unschönen Begleiterscheinungen im Taschentuch wahrnehmen. Und mit ein bisschen Pech wäre das Ganze noch in die Nebenhöhlen gezogen, meine echte Schwachstelle.

Ich bin auch heftig angehustet worden von Menschen, die sich mit diesem Husten zehn Tage lang gequält haben, habe dann selbst das Kratzen im Hals bekommen und war es nach 36 Stunden wieder los – mit ein paar Lutschpastillen. Oder praktisch sofort mit dem gestrengen Wasserdost – aber davon später.

Mein kluger Hausarzt hat übrigens in seiner ganzen Praxis striktes Handschlagverbot. Natürlich nicht aus religiösen, sondern aus sehr vernünftigen medizinischen Gründen. Das hatte er schon vor der Corona-Pandemie, und zwar nicht nur im Winter, sondern ganzjährig. Früher, mit meinen zwei bis fünf Erkältungen im Jahr, konnte ich das nur unterstützen. Damals war es mir eher egal, denn etwas war anders im Jahr 2018, sehr anders. So anders, dass es mir auffiel, obwohl doch die Abwesenheit von etwas viel schwerer zu bemerken ist als ein eintretendes Ereignis. Wenn ein Schnupfen ausfällt, wie will ich beweisen, dass er wirklich ausgefallen ist? Dass ich ihn unter anderen Umständen bekommen hätte? Beim Kater ist das schon leichter, den kann man provozieren, und ich tue das jeden Dienstag, also vier- bis fünfmal im Monat: „Tschüss Party, hallo Schmerz: Auf übermäßigen Alkoholkonsum folgt Leid. Das ist bekannt. Doch warum der Körper so reagiert, ist unklar. [...] Die Mehrheit klagt über Kopfschmerzen, Müdigkeit, Stimmungsschwankungen und Übelkeit, manche müssen sich sogar übergeben", schreibt Janosch Deeg in einem langen Artikel über den Alkoholkater (t1p.de/9g43)[1]. Bei mir: nichts dergleichen. Wie sich das Leben ohne Kater anfühlt, formuliert eine trockene Alkoholikerin in der *ZEIT* sehr eindrücklich: „Ich wache jeden Morgen auf und habe einen klaren Kopf. Seit dem 13. September 2017 hatte ich keinen Kater mehr. Ich wache auf und bin manchmal immer noch erstaunt darüber, dass nichts gegen meine Schädeldecke hämmert, dass ich, sobald ich die Augen öffne, sofort einen klaren Gedanken fassen kann und das ist schon einmal ein Jackpot." (t1p.de/xasr)[2]

Verzicht ist ganz sicher die bessere und gesündere Methode als Alkohol plus Nikotin und dann Schmerztabletten gegen den unvermeidlich folgenden Kater. Aber selbst wenn man darauf verzichtet, hat man doch ab und an Kopfschmerzen. Und schuld ist dann das Wetter. Oder die trockene Luft im Büro. Oder eine beginnende Erkältung? Ich habe keine mehr – Kopfschmerzen meine ich. Seit über anderthalb Jahren keine einzige Stunde mehr. Und das, obwohl ich es mit den Skatabendorgien geradezu herausgefordert hatte und zu allem Überdruss auch keiner möglichen Ansteckungsquelle für eine Erkältung aus dem Weg gegangen war.

---

1 t1p.de/9g43 

2 t1p.de/xasr 

Beim Muskelkater ist die Beweisführung deutlich schwieriger, denn man bemerkt ihn ja nur, wenn man ihn hat, und vergisst ganz leicht, dass es nicht oder viel weniger gezwickt hat, als es hätte müssen – „Wäre, wäre, Fahrradkette“ (Loddar!). Und schon das kann man nicht beweisen. Aber ich sage mal so: Wenn ich jetzt, praktisch untrainiert, nach drei Stunden hartem Sport – die hätte ich vor drei Jahren sowieso nicht geschafft – oder einer spontanen 35-Kilometer-Wanderung wirklich geschafft nach Hause trotte, aber am nächsten Morgen nichts zwickt oder ziept (und das in meinem Alter!), wie, bitte schön, soll ich das anders bezeichnen als ein kleines Wunder?

Ich will von meiner Spurensuche erzählen – Sie können daraus Ihre eigenen Schlüsse ziehen. Harte Beweise habe ich nicht, dafür gibt es auch gute Gründe, aber ich werde später noch von ein paar ultimativen Belastungstests berichten. Meine momentan erstaunliche Fitness und die schier unverwüstlich scheinende Gesundheit sagen mir, dass ich wohl irgendetwas richtig mache. Der Aufwand, den ich dafür treibe, ist sehr gering – ich sagte es doch schon, ich bin bequem. Die Mühen und Kosten meines Zaubertranks sind überschaubar. Ich nehme fünf Lot Tausendgüldenkraut, drei Fledermausflügel, getrocknet und gemörsert, zwei Büschel Alraune, ein Schock Spinnenbeine, fein gehackt, eine halbe Tollkirsche, drei Gran Fliegenpilzpulver, ein Quäntchen Bilsenkraut und eine Dolde vom blauen Fingerhut für meinen Hexentrunk-Jungbrunnen. Na ja, sagen wir mal: heutige Äquivalente zu uralten Multi-Mikronährstoff-Rezepturen.

Die Zeit, die ich dafür aufbringen muss, ist das eine: einmal wöchentlich zehn bis zwölf Minuten zählen, teilen, einsortieren. Und dann zweimal täglich ungefähr zehn Sekunden, um mir den Zaubertrank, das Lebenselixier, zuzuführen. Die realen Kosten in Heller und Pfennig, Euro und Cent? Geringfügig mehr als die Mitgliedschaft bei einer sehr günstigen Fitnessstudio-Kette, aber deutlich weniger als die in einem Premium-Studio. Insgesamt auch weniger als ein Bier in der Kneipe oder ein Latte Macchiato im Café. Um die zwei Euro am Tag. Das ist es mir wert. Wer weiterliest, wird verstehen, warum.

Natürlich werde ich auch verraten, was sich hinter „Tausendgüldenkraut“ und den anderen Geheimzutaten verbirgt. Aber man möge mich richtig verstehen: Jede*r Leser*in kann mit den Informationen, die ich hier gebe, anstellen, was er oder sie will. Ich betreibe hier ausdrücklich keine Werbung für irgendetwas oder irgendwen, sondern fordere jede*n dazu auf, sich selbst weiter über alles zu informieren, was er oder sie interessant findet. Um aber etwaigen Nachfragen – Was kaufst du bei wem? Wie viel kostet es? – vorzubeugen, finden sich an der einen oder anderen Stelle Hinweise auf bestimmte Produkte. Ende der Werbedurchsage.

Dieses Buch erzählt davon, wie ich in den Jungbrunnen gefallen bin. Aber es ist eine ausdrücklich private Geschichte. Ich bin weder ein Arzt noch ein Heiler, und ich werde tunlichst vermeiden zu sagen: „Sie müssen nur dies und jenes tun, dann wird ganz sicher …“ Ich erzähle meine Geschichte.

Warum bloß?

Ach, warum denn noch ein Buch zum Thema Fitness und Gesundheit über 50? Ich habe vor zwei Jahren ein erstes Buch geschrieben, über die Ursachen und schwerwiegenden Folgen unseres täglichen Zucker-Überkonsums: *Zucker – tödliche Versuchung*, erschienen im Braumüller Verlag (t1p.de/LBZU)[1]. Zumindest einem Freund habe ich damit geholfen, dem drohenden Diabetes zu entgehen. Ein Bluttest vor einem längeren Auslandsaufenthalt ergab einen schockierenden Zuckerwert von 300 mg/dl (80–100 mg/dl gilt als normaler gesunder Wert). Der Langzeitwert HBA1c im Blut, der zwischen 4,3 und 6,2 Prozent liegen sollte, lag tatsächlich bei 11 Prozent. Klarer Fall: Prädiabetes. Erst mal verschrieb der Arzt Tabletten, um die Insulinausschüttung zu stimulieren (also mehr Insulin, um den zu vielen Zucker aus dem Blut besser in die Fettzellen zu transportieren). So befördert man das Übel, statt seine Wurzel zu bekämpfen. Die nächste Stufe ist dann normalerweise – nach Erschöpfung der Bauchspeicheldrüse – das Insulinspritzbesteck, dreimal täglich pieksen. Später dann Nerven- und Nierenschäden und zum Schluss noch der amputierte Diabetiker-Fuß. Das ist die klassische Diabetes-II-Karriere. Und der Tod kommt dann auch fünf bis sieben Jahre früher als bei Nicht-Diabetiker*innen.

---

1 t1p.de/LBZU 

Nicht alle Menschen sind mit wissenschaftlichen Größen vertraut. Vom Kilogramm (kg) wissen wir, dass es 1000 Gramm (g) sind: altgriechisch „chílioi" heißt „tausend". Dagegen sind „mg" Milligramm, ein Tausendstel von einem Gramm. In diesem Fall ist es das lateinische Wort für Tausend: „milli". Und Mikrogramm, international abgekürzt „mcg", bei uns gerne auch „µg" (griechisches M, gesprochen: „mü"), kommt vom griechischen „mikro", das heißt „klein". Ein Mikrogramm (mcg) ist wiederum ein Tausendstel von einem Milligramm, also ein Millionstelgramm.

Den Liter (l) kennen wir alle, aber den Deziliter (dl) kennen eher die Österreicher („an Dezi Heurigen bitte") und Fachleute. Und dann brauchen wir auch noch nano, kurz „n". Das kommt vor als Nanogramm (ng) oder Nanomol (nmol). „Nano" ist die Steigerung von „mikro", also noch mal tausendmal weniger, ein Nanogramm ist ein Milliardstelgramm. Und das Mol? Man hat alle chemischen Elemente gewogen. Und festgestellt, dass ihr Atomgewicht in Gramm eine ganz bestimmte Anzahl von Atomen enthält, nämlich ~6x10^23 Atome, eine Sechs mit 23 Nullen. Ein Mol ist nun das Gewicht eines Moleküls als miteinander verbundene Atome. Zum Beispiel Wasser: H2O hat zwei Wasserstoff-Atome (Atomgewicht circa 1) und ein Sauerstoff-Atom (16). Ein Mol Dihydrogenoxid (das wäre der korrekte chemische Name), also Wasser, wiegt 18 Gramm – das ist ungefähr ein Schnapsglas voll – und enthält eben auch 6 x 10^23 Moleküle. Oder ausgeschrieben: 600 000 000 000 000 000 000 000 – ganz schön viel, gelt?

Alle diese Größen finden Sie in der Wikipedia: t1p.de/4h6z[1]

Ich hatte meinem Freund jahrelang erklärt, er habe definitiv zu viele Kilos und solle nicht dauernd Schokoriegel, Knusperwaffeln und

---

1 t1p.de/4h6z 

Gummibärchen in sich reinstopfen – jetzt hatte er die Quittung und war stark verstört. Aber er hatte auch mein Buch gelesen und nahm sich dann plötzlich alles zu Herzen. Verzichtete auf Zucker, reduzierte andere schnelle Kohlenhydrate und nahm binnen fünf Monaten zwanzig Kilo ab. Nach einigen Wochen schon konnte er die Tablettendosis halbieren, nach weiteren 14 Tagen ganz absetzen. Sein BMI (Body-Mass-Index) liegt jetzt bei gesunden 25, sein Nüchternzucker bei 96 mg/dl und der HBA1c bei großartigen 5,4 Prozent. Er ist wieder „clean" und wird kein Diabetiker mehr werden. Im Januar 2020 war er mit seiner Frau mal wieder in Indien. Nach dem Aufstehen maß er 89 mg/dl und zwei Stunden nach Milchkaffee und Frühstück erst 73, dann sogar nur 70 mg/dl, perfekt, bei Nicht-Diabetikern beginnt Unterzucker erst bei 50 mg/dl (t1p.de/0z11)[1].

Genau dafür hatte ich das Zucker-Büchlein geschrieben: für meine nahen Freunde und Verwandten, die wir bei der vielen Schokolade, den Muffins und Donuts um uns herum alle Gefahr laufen, uns einen Altersdiabetes einzufangen, und es hat mich riesig gefreut, dass es zumindest einem Freund, ausgerechnet einem meiner besten, so gut hat helfen können.

Und nun sitze ich hier, fühle mich rundum pudelwohl und gesünder als seit Jahrzehnten, aber auch verpflichtet, allen, die nur irgendwie über die alltäglichen Alterszipperlein klagen, meine Geschichte vom Zaubertrank zu erzählen. Wenn meine Erkenntnisse nur ein paar Menschen helfen würden, besser zu leben, gesünder zu bleiben und sich weniger alt zu fühlen, wäre das doch toll, oder?

Zu diesem Buch nur so viel: Ich schreibe eher essayistisch, ich erzähle eher so wie am Tisch mit Freund*innen. Ich will hier keine streng wissenschaftliche Arbeit vorlegen, sondern zusammentragen,

---

1 t1p.de/0z11 

was ich bei meiner Suche erfahren habe. Für nahezu jede Überzeugung kann man Studien finden, die dieses und auch jenes belegen. Die aber oft aus statistischer Sicht mangelhaft bis ungenügend sind. Darüber hinaus werden auch selbst in hochgelobten Studien andere Vorläuferstudien falsch zitiert, weil die Autoren die Fundstelle falsch verstanden und deshalb auch falsch wiedergegeben haben. Es gibt also mehrere Fehlermöglichkeiten: Der Sachbuchautor beruft sich auf eine Studie, in der das, was er behauptet, gar nicht drinsteht. Oder es steht drin, basiert aber auf einer anderen Studie, nur steht dort gar nicht drin, wovon die Studien-Autor*innen dachten, dass es da stünde. Den bekanntesten Fall, bei dem falsch abgeschrieben wurde, kennen Sie alle: Nein, Spinat wird nicht, wie jeder kleine Junge früher logischerweise vermutet hat, vom Spielzeugmagneten angezogen, und die Menge Eisen, die er enthält, ist nicht tausendmal größer als in anderem Gemüse. Es war ein falsch gesetztes Komma, das in unzähligen nachfolgenden Berichten und Ernährungsempfehlungen munter abgeschrieben wurde und so den Mythos vom supergesunden Spinat erschuf. Das dramatischste Beispiel für falsch abgeschriebene Angaben sind wohl die 17 Zeilen im Bericht eines medizinischen Assistenten zur Frage, ob Oxycontin abhängig mache. Die Behauptung, dass es nicht süchtig mache, wurde über 15 Jahre lang immer wieder zitiert, aber niemals nachgeprüft. Die Folge sind mittlerweile 400 000 Suchttote und verheerende Zustände im Rostgürtel Amerikas.

Diese beiden Fälle zeigen aber auch ein grundsätzliches Problem, auch etwa epidemiologischer Studien, sofern sie nicht an Laborratten durchgeführt werden: Bin ich darauf angewiesen, mit Angaben von Menschen zu arbeiten, sei es, was sie essen, was sie trinken, wie viel Sport sie machen und Ähnliches, ist es schwierig, zu objektiv wahren Aussagen zu kommen. Aber wer glaubt, dass dieses Problem mit ausschließlich harten Fakten beseitigt werden könne, der irrt. Die Diskussion um die Feinstaubwerte am Stuttgarter Neckartor zeigt das nachdrücklich: Ein paar Meter, um die die Messstation anders aufgestellt ist als jene in anderen Städten, machen einen Riesenunterschied, beeindrucken die Gerichte aber nicht wirklich. Das Einzige, was also Laienleser*innen eines Sachbuchs beurteilen können, ist, wie plausibel die vom Sachbuch-Autor dargelegte Überzeugung zu sein scheint. Und die hat der Autor ja kaum selbst erdacht, sondern aus vielerlei Publikationen herausgelesen und zusammengefasst. Genau darum geht es mir: Wer will, kann alles, was ich hier erzählen werde, im Netz ergoogeln. Wahrscheinlich auch Widersprüchliches und Gegenteiliges dazu. Ich werde hoffentlich keine offensichtlich falschen Fakten präsentieren, aber vielleicht manch „wild" klingende Theorie, für die es zwar sehr starke Hinweise, aber keine harten Beweise im Sinne klinischer Studien gibt. Und die Ihr Mitdenken erfordert, wenn es darum geht, die Plausibilität zu überprüfen. Ab und an werde ich trotz allem die ein oder andere Studie zitieren und auch verlinken.

Das Fehlen klinischer Studien ist übrigens ein immer wiederkehrendes Totschlagargument der Medizinprofis, vom Ärztebund bis zur Deutschen Gesellschaft für Ernährung (DGE). Wie ich später noch zeigen werde, ist der Grund für das Fehlen solcher klinischer Studien häufig, dass sie schlicht sauteuer sind, man aber mit einem billigen Wirkstoff oder einer einfachen Therapie kein Geld verdienen kann. Man würde also die Wirksamkeit solcher Stoffe oder Therapien gar nicht beweisen wollen, weil man daraus keinen Profit schlagen kann. Und niemand, wirklich niemand in der gesamten Gesundheitsindustrie scheint ein genuines Interesse an dem alten, aber wahren Spruch zu haben, dass Vorbeugen besser ist als Heilen. Von kostenlosen appellativen Aufrufen zu mehr Bewegung und etwas weniger Essen mal abgesehen.

Ein technischer Hinweis: Ich zitiere ab und an wissenschaftliche Studien, gerne auch Artikel aus der überregionalen Presse über solche. Dazu gebe ich auch Links an. Ich nutze dabei zwei Techniken: Um die langen Links bequem abtippbar zu machen, verwende ich den Kurzlink-Service t1p.de, weil der Dienst werbefrei ist, Schutz vor Spy- und Malware bietet und auch sonst viele Vorteile hat, die man in den FAQ nachlesen kann. Danke dafür an Herrn Dipl.-Inf. Weißbach aus Dresden. Da es für gewerbliche Nutzung kein Bezahlmodell gibt, habe ich gespendet – aus egoistischen Gründen: Ich möchte, dass die Links auch in ein paar Jahren noch funktionieren.

Grau, teure Leser*innen, ist jede Theorie – sehr frei nach Goethe. Ob das stimmt? Jedenfalls sind im Folgenden alle theoretischen Textteile, die gewisse naturwissenschaftliche Kenntnisse erfordern oder stärker ins Detail gehen, grau hinterlegt. Sie müssen nicht unbedingt gelesen werden, um die Grundaussage des Buchs begreifen zu können, oder können zugunsten des Leseflusses übersprungen und gegebenenfalls nachgelesen werden.

Bevor wir nun ins Thema einsteigen, eine Danksagung vorweg: Den Redaktionen der großen deutschen Presseorgane danke ich für ihre naturwissenschaftliche und medizinische Berichterstattung und den Platz, den sie diesen Themen einräumen. Einer aber besonders: der *FOCUS*-Gesundheitsredaktion. Keineswegs, weil dort nur die allerfundiertesten Artikel veröffentlicht würden, sondern gerade weil dort auch Absonderliches, Wundersames und Rätselhaftes seinen Platz findet, Widersprüchliches und Abweichendes. Andere Blätter, die die vermeintliche Unseriosität auf jeden Fall vermeiden wollen, wirken dagegen geradezu langweilig. Wirklich Neues entdeckt man dort eher selten. Im Gegenteil, Studien oder Meldungen, die beweisen sollen, dass irgendetwas nicht hilft, finden dort weit leichter Raum. Besonderer Dank also an den *FOCUS* – aber ich weiß sehr wohl, dass man Spreu und Weizen sehr scharf trennen können muss, um diese Informationsquelle wirklich sinnvoll nutzen zu können. Herr Relotius hat uns aber ja bewiesen, dass auch andernorts, zum Beispiel im ehrwürdigen *SPIEGEL*-Haus, mitunter heftig Spreu produziert wird – und das mit Absegnung von ganz oben. Trotzdem auch ein Dank an den *SPIEGEL* für die wunderbare Serie „Ein rätselhafter Patient".

Dem *SPIEGEL*-Redakteur Detlev Hacke danke ich, weil er ein viel zu wenig genutztes, aber ganz wunderbares kleines Wörtchen verwendet hat für den Ausdruck körperlicher Fitness: aus dem Bett „federn". Bei mir: die Treppe hinauf. Und der mir damit absolut und vor allem ganz wörtlich aus dem Herzen gesprochen hat.

Dem wunderbaren Texter, Autor und Freund Christian Klippel fürs Korrekturlesen.

Last, not least der klugen pharmazeutisch-technischen Assistentin (PTA), die mich mit ihrem profunden Fachwissen fantastisch unterstützt hat, und meinem freundlichen Hausarzt, der mich bei meinen diversen Experimenten kritisch begleitet hat und neulich beim jährlichen Check-up auf dem Ergometer meinte: „Ich drehe Sie jetzt auf den Sportler-Modus hoch, Ihr Puls kommt ja nicht auf Touren." Und das mir, dem faulsten Nicht-Sportler unter der Sonne.

Das war im Sommer 2019. Im Januar 2020 war das Manuskript fertig. Dann kam Corona, und alles schien wichtiger als dieses Buch. Wenn Sie daher im Text z. B. lesen: „letzten Winter", dann ist 2018/2019 gemeint, „diesen Winter" muss man mit 2019 bis Januar 2020, also vor Corona lesen. Und das für „diesen Winter", soll heißen März 2020, gebuchte Skifahren auf der Seiser Alm (S. 22) hat nach Verschiebung auf 2021 natürlich auch nicht stattgefunden. Vielleicht klappt's ja stattdessen mit dem Wandern.

An meiner neuen, generellen Gesundheit hat sich aber auch im Corona-Jahr 2020 und bis heute (März 2021) nichts geändert, immer noch – wie für die Vorjahre geschildert – keinerlei Malaisen, natürlich auch kein Corona.

Und jetzt in *medias res*, mitten hinein ins Thema.

Winding back the clock – mein privater Jungbrunnen-Cocktail

Wie ich in den Jungbrunnen gefallen bin

Wenn die Zauberfee sagt, sie könne uns 30 Jahre jünger machen, aber wir müssten uns entscheiden, ob sie Körper oder Geist verjüngen solle, was würden wir über 50- bis 70-Jährigen antworten? Die meisten, ohne zu zögern: „Gerne 30 Jahre jünger, aber wenn ich mich entscheiden muss, dann bitte körperlich!“ Und das heißt natürlich: bitte auch im Gesicht (siehe Umschlagfoto)! Auch wenn es jeden ein bisschen anders trifft, kann jeder über 50 oder 60 etwas von den Zipperlein des Alters erzählen. Wir wünschen uns körperlich um 30 Jahre verjüngt, weil wir dann, ohne darüber nachzudenken, die Treppe statt des Aufzugs nehmen oder eine Woche Ski fahren könnten, ohne uns vorher im Fitnessstudio zu quälen. Weil wir jetzt morgens aufwachen und der Rücken ziept, weil die Gelenke sich melden, wenn Regen im Anzug ist, weil dies, weil jenes. „Dann muss das wohl so sein“, dachte ich noch vor fast zwei Jahren.

Früher einmal habe ich unregelmäßig, aber intensiv Squash gespielt. Ohne Training und ohne Probleme. Später bin ich jedes Jahr im Winter eine Woche oder zehn Tage Ski gefahren. Immer den ganzen Tag lang, vom Frühstück bis zum Stillstand der Lifte – ohne gymnastische Vorbereitung und ohne Folgen. Das Skifahren habe ich vor gut zehn Jahren eingestellt, weil mir schon am zweiten Tag die Beine zitterten.

Und dann bin ich in einen Jungbrunnen gefallen, aus dem ich gefühlt mindestens 20 Jahre jünger wieder aufgetaucht bin. Über Nacht. Natürlich nicht äußerlich. Das Gesicht, das mir im Spiegel entgegensieht, ist immer noch der sichtbar 65-Jährige. Aber rein körperlich fühle ich mich wie allenfalls 45, leistungsfähig, wendig und vor allem: so gesund wie in den letzten 20 Jahren nicht mehr. Vor ein paar Wochen – viele, viele Monate nachdem ich die ersten Kapitel dieses Textes erstellt hatte – habe ich wieder angefangen, Tischtennis zu spielen. Wer das mit Ping-Pong verwechselt und es nicht für einen Leistungssport hält, macht übrigens einen schweren Fehler: Zweieinhalb schnell gespielte Stunden und ein durchgeschwitztes T-Shirt später weiß man das. Und die schaffe ich heute problemlos. Anders als meine teilweise viel jüngeren Kollegen auch ohne Pause. Und nichts ziept oder zittert dabei, und nichts zwickt am nächsten Tag. Diesen Winter habe ich mir fest vorgenommen, auch die Skier wieder auszupacken, mittlerweile ist der Urlaub fest gebucht. Weil ich es mir jetzt wieder genauso zutraue wie noch mit 40 oder 45: ohne darüber nachzudenken und ohne sechs Wochen vorher Skifitness zu trainieren.

Vorbeugen ist besser als Heilen

Im Internet kursiert ein netter Sinnspruch von Ashley Montagu: „The idea is to die young – as late as possible." Ich würde ihn etwas frei so übersetzen: „Die Kunst ist, jung zu sterben – aber reich an Jahren", und meinerseits ergänzen: „Wenn du krank bist – geh zur Ärztin. Wenn du gesund bleiben willst, musst du dich selbst darum kümmern."

„Warum so viele Menschen den größten Unsinn glauben", titelt der *SPIEGEL* in einem Artikel über Verschwörungstheorien und führt unter anderem als Beispiel für solch abstruse Ideen an: „‚Big Pharma' zerrüttet aus Profitgier die Volksgesundheit, gedeckt von höchsten Kreisen!" Später heißt es dazu: „In der Realität wäre keine Verschwörergruppe imstande, die arglose Bevölkerung über Jahrzehnte hinweg nach sinistren Plänen zu steuern. Vollends unmöglich wäre es, solche Umtriebe auch noch die ganze Zeit geheim zu halten." (t1p.de/og1p)[1]. Völlig richtig, aber: Das hat „Big Pharma" gar nicht nötig. „Big Pharma" ist auch nicht per se böse, jedenfalls normalerweise nicht – die meisten „bösgläubigen" Aktionen (so nennt der Jurist das) kommen ja über kurz oder lang auch raus, man denke an Contergan oder – sehr aktuell – an Oxycontin und andere Medikamentenskandale. Die sind zum Glück die seltene und große Ausnahme. Aber Pharmafirmen wollen und müssen Geld verdienen. Und das ist auch völlig legitim. Ärzte auch. Die häufig kolportierte Geschichte von den chinesischen Barfußärzten, die nur bezahlt wurden, solange die Menschen gesund blieben, aber nicht, wenn sie krank wurden oder waren, zeigt, wie man ein „Belohnungssystem" richtig ansetzt. Dem Arzt wurde Gesundheit vergütet, sodass er ein hohes Interesse daran hatte, die Menschen gesund zu erhalten. Von unseren Ärzten müssen wir das als moralische Verpflichtung erwarten, aber „belohnt" werden sie dafür nicht. Besser gesagt: Richtig entlohnt werden sie leider nur, wenn wir krank sind. Dazu hat der Dichter Eugen Roth, scharfzüngig wie sonst auch immer, Folgendes gereimt:

Gleichgewicht
Was bringt den Doktor um sein Brot?
a) die Gesundheit, b) der Tod.
Drum hält der Arzt, auf daß er lebe,
uns zwischen beiden in der Schwebe.

Das ist natürlich sehr bösartig, beschreibt aber doch das Dilemma der Ärzte in Bezug auf Vorbeugung deutlich. Solange an Krankheit verdient wird, solange Krankheit ein „Umsatzbringer" ist, müssen wir

---

1 t1p.de/og1p 

uns nicht wundern, dass auch manchmal der Profit dem allgemeinen Wohlergehen im Wege steht. Oder gar der Profit für einige Wenige das Wohlergehen Vieler schädigen kann und „die Medizin" oder „Big Pharma" hierbei Vorschub leisten.

Wer erinnert sich noch an die famosen Margarine-gegen-Butter-Kampagnen aus den Siebzigerjahren? Bestens unterstützt von einigen geltungssüchtigen Kardiologen, die in der bösen Butter die Ursache für Herzinfarkt und Arterienverkalkung gefunden haben wollten? Dass sie für ihre „Studien" – inzwischen samt und sonders widerlegt – fürstlich bezahlt wurden, wen wundert das denn wirklich? Und wie war das mit den Eiern und dem zu hohen Cholesterinspiegel? Alles Mumpitz, wie wir inzwischen wissen, mit dem man aber famos die teuren Cholesterinsenker verkaufen kann. Nein, wie in jedem Bereich unseres Lebens menschelt es eben auch im Gesundheitsbereich, und Boris-Johnson-Lügenbarone gibt es eben überall – leider. Man muss auch kein blanker Egoist sein, um zu verstehen, dass uns allen das Hemd näher ist als der Rock (altertümlich für Jacke/Jacket, sonst stimmt's ja noch nicht mal für Frauen oder Schotten). Dass niemand gerne an dem Ast, auf dem er sitzt, sägt. Dass das lobenswerte Credo der ganzen Medizinbranche zwar ist, Menschen bestmöglich zu heilen, aber nicht unbedingt, sie gar nicht erst erkranken zu lassen. Es ist also leicht nachzuvollziehen, dass „billige Gesundheit" nichts ist, was der medizinisch-wissenschaftliche Komplex unbedingt und zuallererst befördern möchte. Mehr als wiederkehrende Aufrufe zu gesunder Ernährung und mehr Bewegung können wir nicht erwarten.

Ein Belohnungsprinzip für gesunde Patient*innen, wie bei den Barfußärzten, wäre ideal. Wir hingegen zahlen stattdessen regelmäßig in die Krankenversicherung ein, um im Zweifel halt auch mal krank sein zu dürfen, ohne gleich wirtschaftliche Not zu leiden. Trotzdem: Krank sein macht nicht wirklich Freude, und die meisten Menschen wären wohl, wenn sie wählen könnten, lieber gesund. Und sie hätten gerne lange gelebt, bevor sie „jung" sterben – jung im Sinne von: körperlich und geistig gesund geblieben. Wer das wirklich will, muss sich aber ein bisschen kümmern. Ich tue das, und ich fühle mich mit 65 besser, als ich mich mit 45 gefühlt habe, körperlich meine ich. Im Kopf ist man doch sowieso ewige 35, oder? Wer in späteren Jahren aber auf der Treppe ächzt, mal wieder schlecht geschlafen und dafür morgens auch noch „Rücken" hat, dem wird auf drastische Weise klar, dass Altern wohl doch ein Massaker ist, wie Philip Roth es in seinem Buch *Jedermann* formuliert hat: „Das Alter ist kein Kampf; das Alter ist ein Massaker." Und: „Was man alles bekommen kann, selbst wenn man sich fünfzig Jahre gesund gehalten hat. Was alles nachlässt. Wie sich das anfühlt, das ganze Elend, das sich Alter nennt", zitiert – stark verkürzt – die *WELT* in einer Rezension des Bestsellers. (t1p.de/hfhm)[1]

Das muss aber nicht so sein, das ist meine feste Überzeugung. Um das besser erklären zu können, muss ich kurz über Autos reden. 99 Prozent haben noch einen Verbrennungsmotor, und der braucht Sprit. In einen Benzintank darf man keinen Diesel füllen. Der Kühler braucht Wasser, das ist klar, und die entsprechende Anzeige darf man nicht ignorieren, sonst geht der Motor kaputt. Das Gleiche gilt für den Ölstand, da sollte man das Aufleuchten der Warnlampe gar nicht erst abwarten. Und dann noch der Reifendruck. Das wären mal die wichtigsten Dinge. Und wir kümmern uns darum, weil wir das teure Auto ja nicht vorzeitig ruinieren wollen. Wir fahren in die Werkstatt zum Check, und auch die kümmert sich vorsorglich um alles, was vielleicht schadhaft werden könnte.

Die Reifen sollten normalerweise mindestens zwei Bar Druck haben. Wenn man mit nur noch einem Bar durch die Gegend rollt, kann man die Reifen nach 20 000 oder 30 000 Kilometern wegschmeißen, weil sie dann an den Rändern innen und außen total abgefahren sind. Und wenn wir vier Bar Druck draufgeben, ist es umgekehrt, die

---

1 t1p.de/hfhm 

Mitte der Lauffläche wölbt sich nach außen und nutzt sich schneller ab als die Ränder des Profils. Genau deshalb kontrollieren wir den Reifendruck. Natürlich ist auch das Fahrverhalten beim Notbremsen und in schnell gefahrenen Kurven deutlich schlechter, wenn der Druck falsch ist, aber man müsste schon über ein sehr empfindliches Popometer verfügen, um einen abweichenden Reifendruck durch das Fahrverhalten des Autos zu erspüren. Ich bin schon mit nur einem Bar auf einem Hinterreifen gefahren, der sich ein winziges Stückchen Stahldraht einverleibt und über Wochen den Druck verloren hatte. Obwohl ich eine kurvige, einsame Waldstrecke, die ich gut kenne, sehr schnell gefahren bin, habe ich nichts bemerkt. Und auch im Stand hat man nichts gesehen. Aber dieser Reifen hätte, von dem Loch mal abgesehen, eben nur halb so lange gehalten wie die anderen, wäre also doppelt so schnell verschlissen. Wenn man den Motor dauernd kalt und immer unter dem Mindeststand an Öl durch die Gegend prügelt und mit zu wenig Kühlwasser Höchstgeschwindigkeiten fährt, dann muss man sich nicht wundern, wenn die Maschine mit 60 000 Kilometern das Zeitliche segnet. Ein gut gepflegtes Auto dagegen kann in zehn Jahren locker 300 000 Kilometer zurücklegen, und alles funktioniert noch wie ehedem.

Das Auto kaufen wir, und es ist teuer, also soll es bitte lange halten, 200 000 Kilometer mal wenigstens. Damit es das tut, pflegen wir es. Das alles ist Vorsorge, und die ist für uns selbstverständlich. Und wenn dann trotzdem mal was kaputt geht, dann wird die Werkstatt das natürlich auch reparieren. Aber besser, es geht erst gar nichts kaputt, denn die Vorsorge ist deutlich billiger als die Reparatur.

Das Beispiel Auto deutet auf zwei Dinge hin: Höchstbelastungen sind eher funktionszeitverkürzend – Sie dürfen diese Metapher gerne auf Hochleistungssportler übertragen, die schon mit Anfang 30 massive körperliche Wehwehchen haben. Und dauerhafte Mangelzustände wie zu geringer Druck im Reifen, zu wenig Wasser im Kühler und zu wenig Öl im Motor sind auch nicht hilfreich, wenn der Gegenstand des Interesses möglichst lange überdauern soll. Und auch das dürfen

Sie als Metapher für unseren Körper beziehungsweise seine Versorgung mit den nötigen Hilfs- und Betriebsstoffen verstehen.

Wie gehen wir mit unserem teuersten Gut, dem eigenen Körper, um? Manche Menschen machen ab 50 gewisse Gesundheitsprüfungen, Blutbild, EKG, Darmspiegelung. Aber normalerweise gehen wir doch erst zum Arzt, wenn wir krank sind, und kümmern uns sonst nicht darum, ob unser Körper genug Reifendruck, Kühlwasser, Motoröl oder Bremsflüssigkeit hat. Wir scheinen zu glauben, dass wir das a) sowieso immer haben. Wir essen und trinken ja normal, da ist doch alles drin, was wir brauchen, oder? Und b) schon merken würden, wenn uns was fehlt. Das ist aber leider der größte Trugschluss. Wenn Sie kein Rennfahrer mit nervösem Popometer sind, merken Sie einen zu niedrigen Reifendruck so gut wie gar nicht – bis es zu spät ist. Bis Sie schlimmstenfalls entweder aus der Kurve geflogen sind oder bestenfalls die Reifen total abgefahren sind. Und dann heißt es Reparatur respektive Ersatz. Körperorgane, die durch stetigen Mangel geschädigt werden, können Sie aber nicht einfach mal so durch neue ersetzen. Eine Schilddrüse, die durch ständigen Jodmangel wuchert oder irgendwann den Betrieb einstellt, muss raus. Aber es gibt leider kein Ersatzteillager dafür. Und dann müssen Sie für den Rest Ihres Lebens Schilddrüsenhormone schlucken. Aber vorher haben Sie von dem Jodmangel nichts bemerkt. Der Körper ist nämlich eine verdammt schlaue Maschine, in der fast alles ein bisschen redundant ausgelegt ist. Das heißt, die meisten Mangelzustände können für eine ganze Weile vom Körper ausgeglichen und mit Gegenstrategien kompensiert werden. Aber genau wie Ihr Auto, das ohne Service und ohne ständige Kontrolle von Luftdruck, Ölstand und Kühlwasser locker 30 000 bis 40 000 Kilometer zurücklegen kann, machen sich Mangelzustände im Körper in den ersten 30 bis 40 Jahren bei den meisten Menschen eher selten bemerkbar. Dass diese Zipperleinsfreiheit ungefähr so lange anhält wie die Reproduktionsfähigkeit, finde ich lustig und aus Sicht der Natur (bloß kein vermeidbarer Aufwand!)

durchaus plausibel. Die genetisch besonders gut ausgestatteten Exemplare dürfen ja auch gerne, wie schon in der Bibel stand, 70 oder 80 Jahre alt werden. Die anderen? Na ja.

Noch mal in Kürze: Beim Auto betreiben wir sehr diszipliniert Vorsorge, weil sich die Wenigsten teure Reparaturen leisten können oder wollen. Gegenüber unserem Körper verhalten wir uns anders. Die ersten 40 Jahre tun wir so, als wären wir fabrikneu, und wenn dann die Zipperlein auftreten, unser Motor ächzt und stöhnt und die Reifen auf der letzten Rille laufen, dann glauben wir, das müsse so sein, wir sind ja schließlich schon über 50. Und der Onkel Doktor soll's dann richten. Das tut er auch, so gut er kann. Aber würde er auch einem 20-Jährigen erzählen, dass er mal Ölstand, Kühlwasser und Luftdruck kontrollieren und in Ordnung halten soll?

Merke also: Wenn du krank wirst, hilft dir – die Ärztin. Wenn du gesund bleiben willst, musst du dich selbst darum kümmern! Und zwar frühzeitig! Also schauen wir doch mal, was wir so alles checken könnten.

Deutschland einig Mangelland

Ach, es mangelt uns an so vielem. An gutem Wetter, Fröhlichkeit der Menschen, Toleranz Andersdenkenden gegenüber, an Gerechtigkeit, sowohl sozial als auch juristisch – und an Gesundheit. Erstaunlich für ein Land mit einem der besten Gesundheitssysteme weltweit.

Sie wollen ja nicht in England krank werden, mit seinem maroden NHS-System, wo ein Bett auf dem Flur schon zum Normalfall geworden ist. Schon gar nicht in den USA, denn dort ist man dann auch gleich noch finanziell ruiniert, wie das Katja Kessler sehr humorvoll in *Silicon Wahnsinn* beschreibt. Ihr Sohn hatte sich auf der Rutsche in der Schule das Handgelenk gebrochen. Die Situation im Krankenhaus schildert Kessler so: „Zwei Stunden später hatten wir uns immerhin schon zu einem gelben Warndreieck vorgearbeitet: X-ray, Röntgen. Dafür hatte ich auch nur zehn Formulare ausfüllen und dreimal die Kreditkarte rausholen müssen. Aktuell waren wir, ohne dass groß was passiert wäre, bei einem vierstelligen Dollarbetrag. [...] 60 Minuten und nochmal viele Dollars später wurden wir in einem winzigen Untersuchungszimmer mit Fernseher geparkt. [...] Kurz nach halb zwölf steckte Caspars Arm [...] in Gips." (EAN 9783547712018, S. 121 ff.)

Die Spitzenmedizin in den USA mag besser sein als unsere, ist aber leider nur von den oberen Zehntausend bezahlbar, und die breitenmedizinische Versorgung ist zum Ausgleich dafür eher schlechter als bei uns (weniger Ärzte pro Einwohner) und kostet trotzdem doppelt so viel (deutlich teurere Medikamente, hohe Arztgehälter, hohe Verwaltungsausgaben: (t1p.de/3b75)[1]. Aber: Bei uns sind trotz der guten medizinischen Versorgung die Krankheitszahlen und auch die Lebenserwartung leider nicht entsprechend gut. In Frankreich, Italien und Griechenland liegt Letztere nämlich ein bis zwei Jahre höher. Im Vergleich zu den Mittelmeerländern sind bei uns Herz- und Kreislauferkrankungen deutlich verbreiteter. Schuld daran soll vor allem die ungesündere Ernährung sein. Sie wissen schon, besser wäre Mittelmeerdiät und so. Da ist ja vielleicht etwas dran. Andererseits waren die deutschen Männer 2011 zu 16,6 Prozent adipös, also schwer übergewichtig mit einem BMI über 30. In Italien waren es nur 9,9 Prozent. Aber vielleicht ist die mediterrane Diät ja auch für beides verantwortlich? Brauchen wir also nur etwas Olivenöl statt Butter und Rotwein statt Bier? Sind wir mit allem Notwendigen versorgt? Bleiben wir gesund, wenn wir uns einfach nur ausgewogen ernähren (was auch immer das ist)? Die Wahrheit ist: Nein, das kann gar nicht klappen. Schon der tägliche Apfel, der doch den Doktor fernhalten soll („An apple a day keeps the doctor away"), tut das heute nicht mehr. Ja, zu Zeiten unserer Ururgroßeltern, da enthielt der Apfel noch viele Ballaststoffe und Vitamine und wenig Zucker, nämlich nur drei Prozent. Heute hat er mit 15 Prozent gut fünfmal mehr Fruchtzucker (das ist der, der die Fettflecken auf der Leber verursacht, siehe Zuckerbuch), und von Vitamin C ist nichts mehr zu finden: „Bis zu 12 Monate frösteln Äpfel nach der Ernte im Lagerhaus, um noch etwas nachzureifen und Zucker zu bilden. Auf Kosten der Vitamine? Oh nein, sagt der Südtiroler Bio-Genossenschaftsbauer. Die seien auch nach einem Jahr noch vollzählig vorhanden. [Sternekoch] Müller lässt trotzdem testen. Das Ergebnis: Nach einem Jahr Lagerung enthält der Apfel kein nachweisbares Vitamin-C mehr. Ein Apfel am Tag? Bringt offenbar auch nichts mehr", heißt es in einem Artikel im *FOCUS* (t1p.de/2zm1)[2]. Ob

---

1 t1p.de/3b75 

2 t1p.de/2zm1 

die DGE das weiß? Noch nicht einmal, wenn wir uns richtig gesund, also zum Beispiel vegan und biologisch ernähren, können wir uns mit allen notwendigen „Betriebsstoffen“ ausreichend versorgen. Ich habe das für mich nur über Experimente herausgefunden, davon will ich im Folgenden mehr erzählen. Aber eines dieser Experimente ziehe ich vor, weil es, nun ja, ein wenig aus der Reihe fällt, nicht besonders aufregend war, auch etwas Durchhaltevermögen gebraucht hat, aber auch eine ganz wichtige Botschaft enthält: Auch wer wie ich meint, sich normal und ausgewogen zu ernähren, kann sehr wohl in Mangelzustände geraten. Denn die heutigen Lebensmittel sind selbst schon mangelhaft. Das sagt jedenfalls der Apotheker Uwe Gröber, der gemeinsam mit einigen Professoren einige Bücher über Mikronährstoffe geschrieben hat (t1p.de/paza)[1]: „Von 1914 bis 2018 haben Lebensmittel wie Kohl, grüner Salat, Tomaten und Spinat etwa 90 Prozent ihres Gehaltes an Magnesium, Kalzium und Eisen verloren.“

Im Rohmanuskript zu meinem Zuckerbuch stand unter anderem auch dieser Satz: „Zwei Dinge will ich noch in Zukunft testen: Selen und Lithium!“ Zum Selenmangel stand dort weiterhin: „Selen gehört zu den essentiellen Mineralstoffen, mit denen wir eigentlich durch die Nahrung gut versorgt sein sollten. Sollten! Wir brauchen Selen für ganz vielerlei, zur Synthese von Eiweißbausteinen und für unser Immunsystem. Äußerlich bemerken Sie einen Selenmangel vielleicht zuerst an brüchigen Nägeln und stumpfen, dünnen Haaren – aber warum Mangel?“ Tatsächlich begannen sich damals bei mir die Brüche und Risse in den Fingernägeln zu häufen. Was vorher vielleicht einmal im Jahr oder seltener vorgekommen war, wenn ich mit einem Fingernagel hart angestoßen war, gab es jetzt im Monats- oder Wochenabstand und die Anlässe wurden immer geringfügiger. Plötzlich sahen meine Nägel so aus wie die, die man früher in TV-Zeitschriften

---

1 t1p.de/paza 

sehen konnte: mit einem dicken schwarzen Kreuz durchgestrichene lange Nägel einer Frau mit hässlichen Bruchrändern vorne dran. Daneben war dann der perfekte Nagel abgebildet, und das Ganze war Werbung für „Dr. Beautys Gesundheitspillen" oder so. Und ich meinte mich zu erinnern, dass diese Pillen vor allem viel Selen enthielten. Also mal das Internet befragen. Eindeutig: Selenmangel und brüchige Nägel korrelieren stark. Selentabletten sind frei verkäuflich, und Selenase XL nicht gerade die billigsten. Aber was soll's, probieren kann man das ja mal, oder? Gesagt, getan und brav jeden Morgen meine Selentablette geschluckt. Das Ergebnis war bei mir völlig eindeutig, auch wenn es einige Wochen oder eher Monate dauerte, denn so schnell wachsen Nägel ja nicht: Die Anfälligkeit für Brüche ließ immer mehr nach, die Nägel wurden elastischer und jetzt, nachdem ich seit gut drei Jahren regelmäßig Selen zu mir nehme, kann ich mich an den letzten Nagelbruch gar nicht mehr erinnern.

Na gut. Einzelfall, oder? Zumal man, wenn man nach „Selentabletten" sucht, auch auf Artikel stößt, die verkünden: „Nahrungsergänzungsmittel mit Selen: Hilft nicht viel – schadet im Zweifel" (t1p.de/wwlh)[1]. Und zwar von der Stiftung Warentest! Genauer heißt es dort: „Nahrungsergänzungsmittel mit Selen sollen Haut und Haaren gut tun, die Zellen schützen und sogar Krankheiten verhindern. Doch wissenschaftlich belegt ist der Nutzen nicht. Tatsächlich bestätigt jetzt eine große Studienauswertung, dass zusätzliche Selen-Zufuhr nicht vor Herz-Kreislauf-Erkrankungen schützt. Und bei übermäßiger Einnahme kann es sogar schaden." Ah ja. Aber mit Herz-Kreislauf hatte ich doch gar nichts am Hut? Ich hatte brüchige Nägel – und dagegen hat es klar geholfen. Und dann heißt es weiter unten: „Normale Ernährung reicht meist zur Versorgung." Soso. Bei mir offenbar nicht. Sie merken schon, ich bin ein bisschen überkreuz mit diesem Bericht, aber das ist ja

---

1 t1p.de/wwlh 

auch klar, denn da wird dann auch noch ausdrücklich gewarnt, es könne auch schaden! Mal sehen. Die Verbraucherzentrale sagt dazu: „Das Bundesinstitut für Risikobewertung (BfR) empfiehlt eine Tagesmenge von 45 Mikrogramm in Nahrungsergänzungsmitteln nicht zu überschreiten. Akute Symptome einer Überdosierung (möglich ab ca. 300 Mikrogramm pro Tag) sind [...]" (t1p.de/81l0)[1]. Ab 300 Mikrogramm? Das ist siebenmal mehr als der Tagesbedarf. Und wie viel hat eine von meinen Tabletten? Es gibt sie in Dosen von 50, 100 und sogar 200 Mikrogramm, das sind die oben erwähnten XL. Selbst mit den stärksten (und teuersten) Tabletten kann man sich also wohl kaum vergiften. Außer man nimmt mehrere davon, wie eine Frau, die, wie die Ärztezeitung berichtet, mit 50 fast blind und dement ins Krankenhaus gekommen ist: Sie hatte jahrelang die 200er-Tabletten genommen, und ihre früheren Selenwerte waren nur knapp über der normalen Obergrenze gelegen. Dann aber hatte sie sechs Monate lang täglich sechs bis sieben Stück eingenommen. Ihr im Krankenhaus gemessener Blutwert war um das 50-Fache erhöht. Es dauerte bei totalem Selenentzug immerhin zwei Jahre, bis alle Symptome wieder verschwunden waren und sich der Blutwert normalisiert hatte. Eine Hirnatrophie aber wird ihr bleiben (t1p.de/neq2)[2]. Also deshalb wird gewarnt. Na gut. Aber ich gehöre auch nicht zu den Leuten, die versuchen, ein rohes Ei in der Mikrowelle zu garen, und sich über die Dampfexplosion wundern, die dann folgt und eine verdammte Schweinerei hinterlässt.

Zurück zu der Aussage, wir bekämen über die Nahrung genug Selen. Diese Feststellung ist sicher in vielen Fällen falsch, in meinem ganz besonders. Zum einen beziehen wir Selen bei normaler Ernährung vor allem aus Getreide, das heißt etwa aus dem Mehl im Brot, Kuchen etc. pp. Das Selen im Getreide kommt aus dem Boden, und die Böden in Mittel- und Nordeuropa gelten als selenarm, weil sie

---

1 t1p.de/81l0  2 t1p.de/neq2 

schon Millionen Jahre alt und entsprechend ausgewaschen sind. Die Finn*innen – dort sind die Böden noch etwas selenärmer – haben daraus ihre Schlüsse gezogen: Der Dünger, der auf die Felder ausgebracht wird, wird in Finnland mit Selen angereichert, so wie bei uns das Salz mit Jod. Bei uns passiert das nicht, deshalb ist unser Getreide und damit auch das Brot eher selenarm. Bei mir kommt noch dazu, dass ich nur noch wenig Brot esse, Kuchen schon gar nicht – kohlenhydratarme Ernährung halt, sonst nehme ich leider zu. Und relativ gesehen esse ich überhaupt wenig, denn der Kalorienverbrauch im Alter ist ein ganz anderer, als man uns immer weismachen will.

Was lesen wir immer? 2000 Kalorien (Kal = kcal) pro Tag für einen 70 Kilogramm schweren Durchschnittserwachsenen. Ja, manche gute BMI-Rechner berücksichtigen mittlerweile das Alter (t1p.de/r6xn)[1], aber weniger als 1600 kcal (kcal) oder 1600 Kal (Kal = kcal; die Abkürzungen werden synonym verwendet und entsprechen jeweils 1000 calorien) habe ich auch dort für meine 65 Jahre noch nie gefunden.

Vor zwei Jahren habe ich mir den Spaß gegönnt und meinen Kalorienumsatz richtig messen lassen. Das ist ganz einfach: Man atmet eine Minute im Sitzen in eine Röhre, dann weiß der Computer, wieviel CO2 man ausgeatmet hat, und damit auch, wie viel Kalorien aus Kohlenhydraten, Eiweiß oder Fett verbrannt worden sind. Bei mir war der Grundumsatz 950 Kalorien plus 200 fürs Sitzen: 1150 Kalorien. Mehr braucht mein Körper nicht, leider. Würde ich die allgemein vorgegebenen 2000 Kalorien essen, also 850 mehr pro Tag, dann wären das 120 Gramm Körperfett pro Tag. 1,2 Kilogramm in zehn Tagen, über drei Kilo im Monat, die ich zunehmen würde. Selbst die Differenz zum altersangepassten BMI-Rechner mit 1600 kcal/Tag würde sich in nur einem Monat zu deutlich mehr als einem Kilo

---

1 t1p.de/r6xn 

Gewichtszunahme addieren. Und jetzt wird mir klar, warum ich so viele ältere Menschen sehe, die sehr, sehr rundlich sind: Die essen die von früher gewohnten normalen Portionen – und brauchen doch nur noch die Hälfte davon!

Mit 16 konnte ich fünf Mahlzeiten am Tag verdrücken, gut 2500 Kalorien müssen das oft gewesen sein. Und ich war ein Spargel von 54 Kilogramm bei allerdings nur 1,69 Meter, trotzdem untergewichtig. Das hat sich mit 30 fast schlagartig geändert, jetzt wollte jedes Bierchen gleich zum Brauereigeschwür beitragen, und mit 53 war ich bei stolzen 81 Kilogramm angelangt. Deshalb die Umstellung auf Low Carb, und es hat auch wirklich geholfen. Binnen 15 Monaten war ich runter auf 66 Kilogramm, und über die letzten Jahre halte ich mich zwischen 68 und 71 Kilo, das heißt, bei meiner Größe pendele ich zwischen BMI 24,9 und 25,1. Das ist okay. Lieber wären mir die 66 Kilo und der BMI von 23, ich gebe es zu, aber dann zeigt es sich schnell im Gesicht, und man sieht gleich ein paar Jahre älter aus. Es ist nicht so einfach, weniger zu essen, wenn doch alles so lecker schmeckt … und auf Brot kann ich am ehesten verzichten. Womit wir wieder beim Selen wären: Wenn also die Böden, damit das Getreide und damit auch das Brot, schon selenarm sind, man sowieso wenig isst und überdies dann auch noch wenig Brot, dann ist ja wohl klar, dass die Selenversorgung unterdurchschnittlich ist. Und dann ist auch klar, warum ich mein Nägelproblem mit den Selentabletten recht schnell in den Griff bekommen habe. Mittlerweile nehme ich es nicht mehr hochdosiert als einzelne Tablette, sondern in Kombination mit anderen Mikronährstoffen, Vitaminen und Mineralsalzen in tagesüblichen Bedarfsmengen. Zusätzlich zu dem, was in der Nahrung steckt, nehme ich 45 Mikrogramm, also ungefähr 90 Prozent des normalen Tagesbedarfs, der damit gut gedeckt sein dürfte. Damit bin ich auch meilenweit von jeder Vergiftung entfernt. Und ich bin der festen Überzeugung, dass ich nicht der Einzige bin, der einen latenten Selenmangel hat (beziehungsweise: hatte). Ich verstehe zwar, dass man vor so irrwitzigen Vergiftungsaktionen wie der oben geschilderten warnen muss, aber das ist so wie mit dem Chow-Chow, den man zum Trocknen nicht in die Mikrowelle stecken sollte – ein bisschen abseitig. Und die wirkliche Botschaft, dass Deutschland ein Selenmangelgebiet ist und alle West- und Nordeuropäer, von den schlauen Finnen vielleicht abgesehen, im Durchschnitt einen Selenmangel aufweisen, die geht leider in solchen Warnungen komplett unter. Ja klar, man konnte keinen Zusammenhang finden zwischen Selenmangel und koronarer Herzkrankheit. Unser Körper ist eben doch komplexer als so ein Auto mit seinen gerade mal 40 000 Teilen. Womöglich hat man da das Falsche gesucht? Später werde ich auch noch von einem fast schon absurden Zusammenhang zwischen so einem Mikronährstoff und einem ganz anderen Blutwert erzählen. Absurd, weil offenbar kaum bekannt. Ich selbst werde jedenfalls nie mehr kein Selen zu mir nehmen, da kann mir die Stiftung Warentest erzählen, was sie will. Aber auch nicht mehr als den Tagesbedarf – wozu auch, das kostet doch Geld! Und was zusätzlich über die Nahrung reinkommt, nehme ich gratis mit.

Meine Nachforschungen über Selen, vor allem aber das Erfolgserlebnis, dass mir binnen weniger Monate kein Nagel mehr anriss oder brach, löste ein allgemeines Interesse an allem, was der Körper so an Hilfs- und Betriebsstoffen brauchen könnte, bei mir aus. Wenn schon an so etwas Einfachem wie Selen ein allgemeiner Mangelzustand herrscht, dessen Auswirkungen ganz konkret zu spüren sind, was ist dann mit den tausend anderen Vitaminen, Mikronährstoffen und Spurenelementen? Vor allem, wenn man älter ist, muss man sich über die Versorgung mit Vitaminen und Mineralstoffen Gedanken machen, schon gar, wenn man insgesamt weniger isst. Bislang wird uns immer wieder gesagt, dass es uns bei ausgewogener Ernährung an nichts wirklich fehle und dass die Einnahme von Vitamintabletten überflüssig sei oder sogar schädlich sein könne. Wie einige Studien zu belegen scheinen, führt etwa das einstmals als Radikalenfänger hochgelobte Vitamin E

(Tocopherol) bei erhöhter Zufuhr auch zu erhöhten Lungenkrebsraten bei Raucher*innen, während ein Mangel bei uns eher selten und nur in Verbindung mit bestimmten Krankheiten diagnostiziert wird. Auch Vitamin A wird in Überdosierung Schlechtes nachgesagt. Und dass Vitamin C keine Erkältung verhindert, hat sich ja nun auch herumgesprochen. Aber was ist eine ausgewogene Ernährung denn genau? Und ist dann wirklich alles drin, was ich brauche? Mal schauen: Da wäre zum Beispiel Vitamin B12. Schwangeren wird das empfohlen, genau wie B9 (Folsäure). Bitte? Wenn wir doch bei ausgewogener Ernährung angeblich alles bekommen, was wir benötigen? Und wie sagen die Frauen zu Recht: Ich bin schwanger und nicht behindert! Könnte es sein, dass wir vielleicht alle einen gewissen B12-Mangel haben, der sich allerdings nur bei Schwangeren beziehungsweise beim ungeborenen Kind besonders eklatant auswirkt? Und den allgemeinen Mangel nehmen wir vielleicht genauso wenig wahr, wie uns die rissigen Fingernägel zum Nachdenken bringen? Lästig, aber geht ja, oder? Genauso ist es offenbar. Die Vermutung, dass in der Bevölkerung ein allgemeiner B12-Mangel herrscht, liegt nahe. Und da B12 vor allem in tierischer Nahrung steckt, gilt das insbesondere für Veganer*innen. Die allerdings wissen das vermutlich alle und kontrollieren ihren B12-Spiegel regelmäßig. Aber auch wir Normalos sollten genau hingucken: „Vitamin-B12-Mangel ist weit verbreitet. Zu den Risikogruppen gehören ältere Personen, Vegetarier, Schwangere sowie Patienten mit Nieren- oder intestinalen Erkrankungen. Die neurologischen Symptome des Vitamin-B12-Mangels sind unspezifisch und können irreversibel sein", schreibt das Deutsche Ärzteblatt (t1p.de/l1pg)[1]. In einer der verlinkten Studien werden auch Zahlen angegeben: Fünf Prozent aller 65- bis 74-Jährigen hatten demnach einen B-12-Mangel und sogar zehn Prozent aller 75-Jährigen und Älteren.

---

1 t1p.de/l1pg 

B12 wird vom Körper nicht hergestellt, sondern nur von Mikroorganismen (Bakterien). Es kommt vor allem mit tierischer Nahrung in unseren Körper – oder eben mit Tabletten.

In Wahrheit ist es komplizierter, auch unser Darm stellt B12 her, nur leider zu spät:

„Wenn Pflanzen kein B12 haben, wie überlebt ein Menschenaffe dann vegan? [...] Ganz einfach: Schimpansen fressen auch Fleisch (sie jagen aktiv kleine Tiere), und die reinen Pflanzenfresser, also die Gorillas, substituieren B12. Glaubst du nicht? Beobachte mal Gorillas: Sie halten ihre Hand unter ihr Hinterteil, fangen ihren eigenen Kot auf und fressen den. Das nennt man Koprophagie. Im Dickdarm von Säugetieren leben nämlich Bakterien, die B12 herstellen. Nur nützt das uns nichts, denn unser Dickdarm kann keine Nährstoffe absorbieren. Also wird das B12 zunächst ungenutzt ausgeschieden. Man muss es essen, damit es wirkt. Weidetiere koten auf ihre Weiden und nehmen so nebenbei B12 auf, und Gorillas fressen eben ihren eigenen Kot." (t1p.de/tnxn)[1]

Es gibt allerdings Hinweise darauf, dass B12 bei der Gärung von zum Beispiel Sauerkraut oder Brottrunk auch entstehen und so in den Körper gelangen kann: „Lebensmittel pflanzlichen Ursprungs können nach bakterieller Gärung Spuren von Vitamin B12 enthalten. Dazu zählen beispielsweise Sauerkraut und Bier. Darüber hinaus liefern Meeresalgen wie Nori und Shiitake-Pilzen schwankende Mengen an Vitamin B12. Nahrungsmittel dieser Art sind die einzigen natürlichen Vitamin-B12-Quellen für Veganer. Zudem ist nicht gesichert, ob und wie gut der Körper das Vitamin in diesen Produkten verwerten kann." (t1p.de/kxcu)[2] Das dürfte analog für den Brottrunk gelten, wobei die

1 t1p.de/tnxn  

2 t1p.de/kxcu 

Auflistung der Inhaltsstoffe für dieses in Russland auch als Kwass bekannte, uralte Getränk schon beeindruckend ist: Selen und Zink, Kupfer, Eisen, Mangan, Magnesium, Kalzium, Vitamin E, Vitamin B6 und Vitamin B12 (t1p.de/xfh1)[1]. Das ist zweifelsfrei gesünder als Cola. Mittlerweile kann man Brottrunk auch fast überall kaufen – nur geschmacklich ist das wohl nicht jederfrau Sache. Auch in bei Veganer*innen beliebten Spirulina-Algen soll B12 enthalten sein, die Verbraucherzentrale warnt aber davor (t1p.de/3qb3)[2]. Es soll sich nur um ein chemisches Analogon, also etwas chemisch Gleiches mit anderer Struktur, handeln, das nicht verstoffwechselt werde. Schlimmer noch, es besetze die Andockstellen für echtes B12 und könne so selbst bei ausreichender B12-Versorgung einen B12-Mangel verursachen: „Sogar die Vegan Society rät darum mittlerweile generell davon ab, sich auf pflanzliche B12-Quellen zu verlassen, und empfiehlt stattdessen Vitamin-B12-Präparate, die das Vitamin B12 in naturidentischer Form enthalten." (t1p.de/av3g)[3]

Ein B12-Mangel kann enorme Auswirkungen haben, zum Beispiel Blutarmut (Anämie), aber auch allgemeine Antriebsarmut und viele andere physische und psychische Symptome. Selbst das gehäufte Auftreten von Demenz wird direkt damit in Verbindung gebracht. Bei der Diagnose ist eher hinderlich, dass wir nur sehr, sehr wenig davon benötigen, andererseits aber in der Leber einen Vorrat speichern können, der über mehrere Jahre vorhält. Man merkt also erst mal gar nichts. Der alternde Mensch, bei dem die Aufnahme von B12 eingeschränkt ist und dessen Speicher langsam, aber sicher leerläuft, wohl erst recht nicht. Außerdem kann man in Frage stellen, ob die unteren Grenzwerte, die von den Laboren beim Bluttest angenommen werden, wirklich gesund sind, denn einerseits können wir mit einem gewissen Mangel durchaus leben (nur eben nicht so gut), und andererseits sind die üb-

---

1 t1p.de/xfh1 

2 t1p.de/3qb3 

3 t1p.de/av3g 

lichen Tests auf B12 nicht unbedingt voll aussagekräftig – selbst bei einem guten B12-Spiegel kann nämlich auch eine B12-Verwertungsstörung vorliegen, und die ist nicht so selten. Es gibt einen Test dafür – die 60 Euro dafür muss man leider selber zahlen –, der exakt feststellt, wie es hinsichtlich des Vitamins B12 um Sie bestellt ist: der Test auf die Methylmalonsäure-Konzentration, MMA-Test genannt.

Überdies kann man B12 – im Gegensatz zu Vitamin A und E – kaum überdosieren. Es kann also nichts schaden, regelmäßig Vitamin B12 zuzuführen. Denn: Bestimmte Medikamente verhindern oder mindern die Aufnahme von B9 (Folsäure), zum Beispiel Protonenpumpenhemmer (gegen Sodbrennen), Antihistaminika (gegen Heuschnupfen und Juckreiz), Antibabypillen, Antibiotika etc. pp. Vitamin B9 ist aber für die Aufnahme und Verwertung von B12 wichtig. Wenn davon zu wenig da ist, ist das also auch hinderlich. Auch das Rauchen soll die Verwertung von B12 deutlich herabsetzen. Und möglicherweise ist der Bedarf an B12 von Mensch zu Mensch auch sehr unterschiedlich, denn es dient auch zur Entgiftung, also zum Unschädlichmachen bestimmter Stoffe, die je nach der Art der Ernährung mehr oder weniger stark anfallen. Es könnte also sein, dass Veganer*innen davon weniger benötigen, Fleischesser*innen und Raucher*innen mehr.

Am Verwirrendsten beim B12 ist aber die Frage der Dosierung. Wir brauchen am Tag nur winzigste Mengen, wenige Millionstelgramm reichen normalerweise. Und es gibt deshalb Tabletten mit zum Beispiel fünf Mikrogramm Methylcobalamin (das ist das vom Körper bevorzugte Cobalamin, also Vitamin B12). Aber es gibt auch welche mit 1000 Mikrogramm, also der 200-fachen Menge. Das ist doch toll, eine solche Tablette müsste dann für 200 Tage reichen, oder? Leider nicht. Für die Aufnahme von B12 stellt der Körper eine Andockstelle bereit, den sogenannten „Intrinsic Factor". Der ist aber nur in sehr begrenzter Menge vorhanden, mit den fünf Millionstelgramm ist er voll bedient. Und dann dauert es drei bis fünf Stunden, bis im Darm wieder genug Intrinsic Factor vorhanden ist, um erneut B12 aufzunehmen. Man könnte also drei solcher 5er-Tabletten den Tag über verteilt schlucken, um leere Speicher aufzufüllen – das macht aber kein Mensch. Es gibt noch einen zweiten Weg der Aufnahme: einfach per Diffusion durch die Darmwand. Dabei allerdings wird nur circa ein Prozent der Menge verwertet. Im Falle unserer 1000er-Tablette also zusätzliche zehn Mikrogramm, zusammen dann der dreifache Tagesbedarf. Sind Ihre B12-Speicher aber richtig leer, dann wird die Ärztin eher eine Spritze setzen. Aus diesem Depot mit 1000 und mehr Mikrogramm werden dann Ihre B12-Speicher wieder gefüllt. Da warte ich doch lieber nicht, bis die Speicher leer sind, sondern greife rechtzeitig zu den Tabletten. Denn ein totaler B12-Mangel kann extreme Folgen haben, wie in einer Folge der *SPIEGEL*-Serie „Ein rätselhafter Patient" beschrieben wurde: „Vor vier Wochen war der 61 Jahre alte Mann noch komplett gesund, jetzt tragen ihn seine Beine nicht mehr richtig. Er hat Schwierigkeiten, alleine aufzustehen. Wenn er geht, schlurfen die Füße über den Boden, und er schwankt. Hinzu kommen Taubheitsgefühle in seinen Händen und Füßen, es kribbelt. In der Notaufnahme im Brigham and Womens' Hospital in Boston erzählt die Familie des Mannes, dass auch sein Gedächtnis in letzter Zeit nachgelassen habe. Im Schnitt muss der Mann um jedes vierte Wort ringen [...] Im Bereich von Brust und Hals entdecken die Mediziner Stellen, an denen das Rückenmark beschädigt ist. In Kombination mit den Gedächtnisproblemen kommen mehrere Diagnosen infrage. So könnte es sich etwa um eine fortgeschrittene Syphilisinfektion handeln, bei der die Krankheit auf das zentrale Nervensystem übergegriffen hat. [...] Aufgrund der Blutwerte schließen sie jedoch auf eine andere Erkrankung: Sie vermuten, dass ihr Patient unter einem extremen Vitamin-B-12-Mangel leidet. Ein Bluttest bestätigt die Vermutung. Der Wert des Vitamins ist so niedrig, dass das Labor nicht einmal kleinste Mengen findet. [...] Ohne Vitamin B 12 kann der Mensch auf Dauer nicht überleben. [...] Um die Speicher wieder aufzufüllen, spritzen die Ärzte dem Mann fünf Tage lang 1000 Milligramm des Vitamins, anschließend folgen wöchentliche Injektionen. Zum Schluss kommt der Patient mit monatlichen 1000-Milligramm-Spritzen aus. Seine Probleme sind gelöst. Zwei Monate später kreisen wieder genug Blutkörperchen durch seinen Körper, sein Gedächtnis funktioniert und auch die Nervenprobleme sind verschwunden." (t1p.de/mlj4)[1]

Und eine weitere Fallgeschichte schafft es unter dem Titel „Dement auf Zeit" in die Serie: „Schon mit 56 Jahren erkrankt eine Frau aus Kap Verde an Demenz. Erst Jahre später finden Ärzte die Ursache." Mangelnde B12-Resorption durch eine chronische Magenentzündung war die Ursache, die Folgen dramatisch: „Sie spricht undeutlich, selbst ihre Schwester kann manche Aussagen nicht verstehen. Aus ihrem Verhalten lässt sich ablesen, dass sie Dinge sieht und hört, die nichts mit der Realität zu tun haben. Die Mediziner diagnostizieren eine fortschreitende Demenz, verbunden mit einer entweder daraus resultierenden oder unabhängig auftretenden Epilepsie. Auch die Wahnvorstellungen können unabhängig von Demenz und Epilepsie oder als Folge der beiden Krankheiten aufgetreten sein." Nach Behebung des B12-Mangels „verwandelt sich [die 61-Jährige] zurück in den Menschen, den ihre Verwandten aus der Zeit vor der Erkrankung kannten" (t1p.de/zz71)[2].

Praktischerweise enthalten Tabletten für B12-Mangel oft auch das Vitamin B9, besser bekannt als Folsäure. Wie schon oben ausgeführt auch ein wichtiges Vitamin, wie alle Schwangeren lernen. Ein Mangel an Folsäure kann drastische Auswirkungen auf das Ungeborene haben, die Symptome in Einzelfällen – Missbildungen bei Babys: Spina bifida (offenes Rückgrat) und offene Gaumenspalte – sind sehr, sehr traurig, deshalb gehört zur Schwangerschaftsberatung der dringliche Rat, zusätzlich Folsäure zu sich zu nehmen. Das Zusammenspiel von Folsäure und Vitamin B12 ist aber erst richtig komplex, B12 kann bei

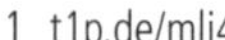
1 t1p.de/mlj4  2 t1p.de/zz71 

einem Mangel an Folsäure nicht richtig verwertet werden, und beide zusammen bauen das körpereigene Homocystein ab: Ein zu hoher Homocysteinspiegel gilt als Risikofaktor für Herz- und Kreislaufprobleme bis hin zum Schlaganfall. In mittlerweile 67 Ländern wird deshalb Folsäure bestimmten Grundnahrungsmitteln zugesetzt, allerdings nicht in Europa. Ich jedenfalls nehme vorsichtshalber Kombitabletten, die B12 und B9, also Folsäure, enthalten. Beide Werte waren beim letzten Bluttest top, Folsäure sogar over the top.

Noch ein Wort zu den Tests auf B12: Im Blutbild wird das B12 zwar ausgewiesen, dieser Wert ist aber leider nur für völlig gesunde Otto Normalverbraucher wirklich aussagekräftig, oder wie das Ärzteblatt formuliert: „Gesamt-Vitamin-B12 im Serum ist ein später, relativ unsensitiver und unspezifischer Biomarker des B12-Mangels. Holotranscobalamin (Holo-TC), auch als aktives B12 bezeichnet, ist der früheste Laborparameter des B12-Mangels. Methylmalonsäure (MMA) ist ein funktioneller B12-Marker, der bei leerem B12-Speicher ansteigt. [...] Die diagnostische Verwendung von Holo-TC erlaubt therapeutische Schritte, bevor irreversible neurologische Schäden auftreten." (t1p.de/l1pg)[1]. Das heißt, wer es wirklich genau wissen will, muss den MMA-Test (t1p.de/5qof)[2] oder den Holo-TC-Test (t1p.de/vjhx)[3] machen. In beiden Fällen darf vorher zehn Tage lang kein Extra-B12 per Tabletten zugeführt werden. Natürlich müssen Sie beide Tests aus eigener Tasche zahlen. Ja, Vorsorge wird leider nicht honoriert und im Zweifel auch nicht bezahlt. Wenn es dann zu Krankheiten kommt, zahlt die Kasse lieber die „Reparatur", sprich die vermeintliche Heilung, nur dass wir keine Autos sind und Ersatzteile nicht im Regal liegen: Irreversible neurologische Schäden wie oben beschrieben sind eben nicht rückgängig zu machen.

---

1 t1p.de/l1pg  

2 t1p.de/5qof 

3 t1p.de/vjhx 

Viele von Ihnen werden die Geschichten von den Seefahrern kennen, die nach monatelanger Fahrt ganz schrecklich unter Skorbut litten, denen die Zähne ausfielen, die schweres Fieber bekamen und was noch alles. Und wie die Einführung von Sauerkraut auf den Schiffen diesen Mangel beseitigt hat – das Vitamin C im Sauerkraut. Folgt man allerdings dem Journalisten Gary Taubes, der mit *Good Calories – Bad Calories* ein Standardwerk zum Thema Zucker und Kohlenhydrate geschrieben hat, dann war der eigentliche Grund die fast ausschließliche Ernährung mit Schiffszwieback, also schnellen Kohlenhydraten. Nur unter dem Einfluss einer kohlenhydratreichen Kost erleiden wir einen lebensgefährlichen Vitamin-C-Mangel, so Taubes. Davon abgesehen findet sich Vitamin C nicht nur in Früchten oder Gemüse, sondern auch in Fleisch und Fisch, vor allem in den Innereien zum Beispiel der Leber (dort auch das oben angeführte B12 und andere Vitamine). Extra Vitamin C ist also vor allem dann angesagt, wenn man viel Zucker (schnelle Kohlenhydrate) zu sich nimmt. Da ich das nicht tue, lebe ich gut mit dem kleinen Extra von über 300 Prozent, das in Multivitamin- oder anderen Tabletten mitgeliefert wird.

Bei Vitaminen, aber auch Mineralstoffen, ganz allgemein Mikronährstoffen, sollte man immer wissen, in welcher Dosierung man sie nehmen darf, ohne sich zu gefährden. Hilfreich dabei sind die Angaben in Prozent des Tagesbedarfs. Vitamin C kann man kaum überdosieren, da es wasserlöslich ist und ein Überschuss bei gesunden Menschen einfach über die Nieren wieder ausgeschieden wird. Aber ob es mit 200 oder 300 Prozent des Bedarfs auch besser wirkt, das dürfte ewig umstritten bleiben. Der Tagesbedarf eines Erwachsenen wird üblicherweise mit circa 100 Milligramm angegeben, bei Raucher*innen eher 135 Milligramm. Der Nobelpreisträger Linus Pauling soll zeitweise mehrere Gramm (!) pro Tag genommen haben, da er der Meinung war, damit ein Allheilmittel auch gegen Krebs gefunden zu haben. Es scheint ihm nicht geschadet zu haben, er wurde immerhin 93. Den Krebs verhindert hat es letzten Endes aber auch nicht, Pauling starb an Prostatakrebs.

Beim B12 schützt uns der Intrinsic Factor vor einer zu hohen Aufnahme, und auch bei den anderen B-Vitaminen ist eine Überdosierung kaum oder nur schwer möglich, da sie wasserlöslich sind und ein Überschuss, wie beim Vitamin C, einfach ausgeschieden wird. Und billig scheinen sie auch zu sein, denn ich finde auf einer Dose mit einem Vitamin-B-Komplex, die ich mal als Probe geschenkt bekommen habe, alle B-Vitamine in vollkommen verrückten Mengen bezogen auf den Tagesbedarf. B1 wird da zum Beispiel mit 4545 Prozent (ja, über 4000 Prozent!) angegeben, B2 mit 7143 Prozent und nur ein Einziges unter 500 Prozent: B3 (Niacin) mit 188 Prozent. Wären diese absurden Mengen irgendwie gefährlich, würde sich der Hersteller mit der Empfehlung, jeden Tag eine Kapsel zu nehmen, wohl strafbar machen.

Die Verbraucherzentrale ist hinsichtlich des B3/Niacin der Meinung, dass Mengen über 30 Milligramm pro Tag zu gesundheitlichen Beeinträchtigungen wie zum Beispiel Hautrötungen, Hitzegefühl sowie Nesselsucht mit stark juckenden Quaddeln führen könnten. Sie schreibt unter anderem: „Die Zufuhrmenge [die nach EU-Verordnung empfohlene Tagesdosis] wird bei der in Deutschland üblichen Ernährung erreicht bzw. überschritten und eine zusätzliche Ergänzung bringt in der Regel keine gesundheitlichen Vorteile. [...] In Deutschland trägt speziell der Konsum von Kaffee und Brot zur Versorgung bei." (t1p.de/9n03)[1] Der offiziell für mein Alter festgelegte Tagesbedarf (EU-Verordnung) soll bei 14 Milligramm B3 liegen. Ob da eine Tasse Kaffee am Tag reicht? Und was, wenn man kein Brot isst? Mit den 24 Milligramm B3/Niacin, die in meinen Multivitamin-Kapseln drin sind, liege ich bei circa 170 Prozent. Geschadet hat es mir bislang offenbar nicht. Und mir würden auch 100 Prozent oder weniger reichen, ein paar Nüsse hier und da esse ich ja auch.

---

1 t1p.de/9n03 

Die Kapseln, die ich heute nehme (t1p.de/aewo)[1], enthalten alle oben erwähnten B-Vitamine mit angeblich jeweils 150 Prozent des Tagesbedarfs. Ich verstehe daher die Verzehrempfehlung von bis zu zwei Kapseln nicht ganz, wenn doch zumindest bei den B-Vitaminen schon eine Kapsel 150 Prozent abdeckt. Ich nehme also nur eine, und die kostet circa 16 Cent. Sie enthält Vitamin B1 (Thiamin), B2 (Riboflavin), B3 (Niacin), B5 (Pantothensäure), B6, B7 (Biotin, auch Vitamin H genannt), B9 (Folsäure) und B12. Außerdem enthalten diese Kapseln noch: Magnesium mit 45 Milligramm oder 15 Prozent des Tagesbedarfs eines Erwachsenen (300 mg), Selen mit 100 Prozent, Vitamin E mit 150 Prozent und 50 Milligramm Q10. Für dieses Coenzym gibt es keinen Referenzwert, es ist ein körpereigener Stoff, auf den ich später noch eingehen werde.

Die B-Vitamine also kann ich für mich abhaken, dito Vitamin E, Selen ganz und Magnesium zum Teil. Das alles für läppische 16 Cent, und ich muss nicht drauf achten, ob meine Nahrung ausgewogen ist, so wie sich die DGE und die Verbraucherzentrale das in ihrem idealen Lebensmittelwarenkorb vielleicht vorstellen. Denn selbst wenn sie das wäre, wäre ja nicht genug von dem drin, was ich brauche, Calcium, Eisen, Magnesium, Selen, Vitamin C etc. – falls Uwe Gröber recht hat. Und er ist ja nicht der Einzige, der darauf hinweist, dass unser hoch gedüngtes Turbogemüse zwar immer frisch aussieht, aber leider viel weniger Geschmack und auch viel weniger Mikronährstoffe enthält als die noch unverzüchteten Ursorten. Ich kann also auch mal gar nichts essen oder einen fast nährstofffreien und mit Billigstkäsescheiben überbackenen Toast oder einen Wintersalat, in dem nichts drin ist, außer Nitrat vielleicht – ich mache mir um meine Vitaminversorgung keine Sorgen mehr. Zumal ich dann ja noch eine zweite Kapsel nehme: Vitamin C+Zink (t1p.de/lu78)[2] mit – hui – 375 Prozent des Tagesbedarfs an Vitamin C und immerhin 50 Prozent des Bedarfs an Zink. Zink werden alle möglichen

1 t1p.de/aewo  

2 t1p.de/lu78 

gesundheitlich vorteilhaften Eigenschaften nachgesagt. Vor allem soll es helfen, wenn der Körper die bösen Rhinoviren bekämpfen muss, denn wenn er die nicht wegkriegt, dann gibt es einen Schnupfen. Deshalb wird Extra-Zink gegen Erkältungen gerne in der Winterzeit empfohlen. Und Zinkmangel scheint insgesamt auch in Deutschland verbreitet zu sein: „Wer denkt schon an Zink, wenn die Nägel brüchig werden oder ständig Infekte quälen? Ein niedriger Zinkspiegel könnte aber an beidem schuld sein", schreibt *FOCUS*-Redakteurin Monika Preuk. Und weiter: „[...] in Deutschland leiden rund 20 Prozent der Erwachsenen an einem Zinkmangel. ‚Die Nationale Verzehrstudie spricht sogar von 17 bis 44 Prozent', sagt Dieter Loew, Pharmakologe aus Wiesbaden. Die Symptome eines Zinkmangels sind sehr unterschiedlich. Denn das essentielle Spurenelement hat ein breitgefächertes Spektrum an Einzelwirkungen. ‚Zink ist Cofaktor von rund 300 Enzymen, damit an vielen Stoffwechselprozessen beteiligt und wichtig für die Aktivierung des Immunsystems, der Hormone, des Knochenstoffwechsels und vielem mehr', erklärt der Professor." (t1p.de/upoi)[1] Na, bei so breitgestreutem Wirkungsbereich, da will ich doch einem Zinkmangel definitiv vorbeugen. Deshalb also das Vitamin C+Zink. Kostet läppische fünf Cent, daran soll es nicht fehlen.

Und ich nehme auch noch extra Magnesium, dazu komme ich später. Mit eventuellen Muskelkrämpfen hat das übrigens nichts zu tun. Es scheint eher eine fromme Mär zu sein, dass man diese mit etwas Extra-Magnesium alleine in den Griff bekommt. Erst seitdem ich mich um (hoffentlich) alle sogenannten Mikronährstoffe kümmere, habe ich solche Krämpfe absolut nicht mehr. Ja, ich kann sie noch nicht mal mehr provozieren. Früher ging das, wenn ich einen Fuß auf gewisse Weise angespannt und überstreckt habe. Das schaffe ich heute nicht mehr, meine Muskeln weigern sich zu krampfen. Nicht, dass ich darüber unglücklich wäre ...

---

1 t1p.de/upoi 

Zwei Belastungstests und eine Beobachtung

Halbmarathondistanz mit Stöcken

Die Sonne scheint, die Nebel im Neckartal lichten sich, sieben Grad, aber windig. Egal, also den großen geschlossenen Kopfhörer aufgesetzt, Musicplayer an, die Stöcke gepackt und los – mal sehen, wie weit ich komme. Erst mal auf der Sonnenseite am Neckar entlang, dann direkt der Sonne entgegen. Auf kleinen Straßen immer der Bergstraße nach, die entlang des Odenwaldes verläuft, Richtung Süden. Rohrbach liegt hinter mir, jetzt durch die Weinberge über Leimen nach Nußloch. Der Weg führt dann abwärts und endet auf der B3, weil da die Gondeln aus dem Steinbruch Richtung Zementwerk die Straße überqueren und die Gondeltrasse durch den Wald mit einem Zaun abgesperrt ist. Statt wie geplant nach Wiesloch weiterzumarschieren, stelle ich mich nach 16 gelaufenen Kilometern an die Bushaltestelle, fahre mit Bus und Straßenbahn zurück nach Rohrbach Markt und laufe wieder los. Einige Höhenmeter waren auch dabei, und die auf den letzten fünf Kilometern den oberen Gaisbergweg hinauf hätten nicht unbedingt sein müssen. Es wird auch schon dunkel, also wieder bergab und durch die weihnachtlich beleuchtete Altstadt zurück. Zu Hause angekommen, der ultimative Test: die Treppe hochrennen. Klappt. 33 000 Schritte zeigt der Zähler, 21 Kilometer, Halbmarathondistanz. Wie fühle ich mich? Gut! Oberschenkel und Waden sagen gar nichts, die Füße ein bisschen was, aber völlig harmlos. Und statt auf dem Sofa abzuhängen, setze ich mich hin, arbeite die wichtigsten Mails ab und schreibe das hier gleich mal auf, solange die Eindrücke frisch sind.

Wollen wir das mal einordnen: Über den Halbmarathon (da rennt man) heißt es bei www.figurbetont.com: „Idealerweise läuft man bereits seit mindestens sechs Monaten regelmäßig etwa zwei- bis dreimal pro Woche und kann im lockeren Tempo auch 60 Minuten am Stück durchlaufen. [...] Halbmarathon-Anfänger brauchen für die 21,1 km-Distanz demnach rund 140 Minuten, bzw. 2:20 Stunden." (t1p.de/l78c)[1]

Wie viele Menschen über sechzig kennen Sie, die Halbmarathon laufen? Ok, ich habe – abzüglich Orientierungspausen – circa doppelt so lange gebraucht, weil ich gewandert und nicht gelaufen bin. Und kurze Beine habe. Für Profi-Wanderer, auch die in meinem Alter, ist das keine große Sache, da bin ich mir sicher. Die laufen jedes Wochenende 20 bis 30 Kilometer, das schreckt sie nicht. Warum auch, sind ja im Training. Aber auch hier die Frage: Wie viele Profi-Wanderer kennen Sie? Ja, ich auch keine.

Ich bin absolut untrainiert, ich sagte es ja bereits am Anfang. Und morgen Früh weiß ich dann, ob ich Muskelkater habe. Das müsste ich eigentlich unbedingt, denn als ich das letzte Mal vor vielleicht zehn, zwölf Jahren einen solchen Marsch über mehr als 20 Kilometer aus dem Stand heraus unternommen habe, war ich abends nicht nur fix und alle, sondern kann mich auch noch gut an den Muskelkater in den folgenden Tagen erinnern. Und ich bin ja nicht jünger geworden. Morgen schreibe ich weiter, heute ist ja auch noch der berüchtigte Skatabend!

Fast genau 24 Stunden später. Ich hätte an diesem Morgen gleich zwei Kater haben können. Müssen. Nach dem Aufwachen habe

---

1 t1p.de/l78c 

ich gespannt auf die Signale aus meinen Beinen geachtet, aber da war nichts. Gar nichts? Nein, selbst nach dem Aufstehen nicht. Die Füße haben mir erzählt, dass sie gestern ganz ungewohnt weit gelaufen sind, aber das war's auch schon. Tagsüber ist mir aufgefallen, dass sich nach längerem Sitzen die ersten zwei Schritte etwas steif anfühlen, es hier und da ein klitzekleines bisschen ziept, mehr nicht. Dass auch der Kater im Kopf ausgeblieben ist, war ja schon zu erwarten gewesen.

Spät abends von der Fernsehcouch hoch, da fühlen sich dann Füße und Beine wieder etwas steif an. Aber nach zwei, drei Schritten ist das schon vorbei. Und am nächsten Morgen (Donnerstag) ist fast alles weg, nur die Waden erinnern mich bei den ersten Schritten daran, dass ich vorgestern lang und weit unterwegs gewesen bin. Also eigentlich wirklich alles gut, besser, als ich es erwarten durfte.

Kommentar dazu von meiner Bekannten Ellen: „Kein Muskelkater? Habe ich auch nicht." Sie lacht. Aber sie ist 20 Jahre jünger und läuft jeden Tag zehn Kilometer in fünf Viertelstunden, also schnell. Ich erkläre ihr, worauf ich zurückführe, dass ich keinen Muskelkater habe. „Das nehme ich auch", sagt sie lachend. „Das?", frage ich zurück. „Ja, genau dieses Fläschchen habe ich auch", versichert sie mir – Sportlerfreunde hätten ihr dazu geraten. Ach so, Sportler*innen pflegen da ein Geheimwissen?

Weihnachtsfeiern

Vor Weihnachten häufen sich die Feiern, mal sehen, was passiert. Dienstags Skat, das Übliche, kennen wir ja schon. Mit dem Unterschied: Am nächsten Abend geht es weiter, diesmal starten wir im lauschigen Baden-Baden mit Glühwein an der Eisbahn, dann geht es mit Bier und Topinambur zu Brot, Speck und einer Schmankerlplatte weiter, und am Ende folgt ein Rum-Tasting. Vier verschiedene Sorten müssen wir probieren, zum Vergleich einen Calvados und dann den Gewinner-Rum noch einmal. Und immer flott geraucht. Am nächsten Tag leidet mein 20 Jahre jüngerer Kollege ganz ordentlich. Ich nicht.

Tags drauf unsere eigene Weihnachtsfeier, die nachts um drei in der Altstadt ihr würdiges Ende findet. Die ganze Woche war ein einziger Leber-Belastungstest, den ich auch nicht so bald wiederholen will. Aber gut zu wissen, dass dieser ungeplante Test abgesehen von etwas Müdigkeit keinerlei unangenehme Folgen für mich hatte. Anderen, weit Jüngeren, ist es deutlich anders, deutlich übler ergangen …

Sodbrennen

Und dann wäre noch von einer dritten Überraschung zu berichten. Kein Belastungstest im engeren Sinne, nur eine Beobachtung: wie gesagt, Weihnachtszeit. Ein längeres, lustiges Mensch-ärgere-Dich-nicht-Spiel mit den Töchtern. Trotz meiner Versuche, Zucker zu meiden, bin ich nicht gegen Ausnahmen gefeit. Und ich meide Zucker ja nicht nur aus erkenntnistheoretischen Gründen, die ich des Langen und Breiten mal aufgeschrieben habe, sondern auch wegen der Gefahr des Sodbrennens. Kennen junge Leute kaum bis gar nicht, ältere schon. Sodbrennen kann viele Ursachen haben, zu viel Zuckerkonsum ist eine davon. Ich kenne Leckereien, die mir umgehend und schon in kleinen Mengen garantiert Sodbrennen bescheren, Blätterteigteilchen mit dieser schmatzigen, dunkelroten Paste aus getrockneten Tomaten ist eine davon, da reicht schon ein halbes Teilchen.

Frisch gebacken standen auf dem Ess-Spieltisch Dattelhäufchen und Kokosmakronen, dazu noch Dominosteine und Aachener Printen. Ich habe fünf von den Plätzchen gegessen, drei Dominos und drei Printen. Und danach mit richtig schlechtem Gewissen aufs unvermeidliche Sodbrennen gewartet. Umsonst gewartet, kein Sodbrennen mehr in diesem Theater. Kaiser-Natron und Bullrich-Salz, die gegen Sodbrennen probaten Hausmittel – beide sind einfach nur Natriumhydrogencarbonat –, gibt's bei mir immer noch in der Medikamentenkiste. Aber ich verwende sie nur noch zum Nasespülen mit der Nasendusche. Eine Prise Salz dazu, fertig ist die Laube (kommerzielles Nasenspülsalz besteht gerne mal aus einem Drittel Kochsalz, zwei Dritteln Natriumhydrogencarbonat und ein paar anderen Mineralstoffen im Promillebereich. Mischt man die zwei Hauptzutaten selbst zusammen, ist das deutlich billiger – und bei Schnupfen trotzdem sehr effizient).

Und noch mal Wandern

Irgendwann im Frühjahr 2019 wollte ich es richtig wissen, bin morgens mit meinen Stöcken los und hatte mir vorgenommen, nicht heimzukehren, bevor es Abend wird. Das habe ich auch gemacht und am Schluss natürlich den obligaten Test: die Treppen hochspringen zur Wohnung – hat auch geklappt. Und dann genau aufpassen, ob sich in den Tagen danach ein Muskelkater meldet. Hat er nicht. Ich konnte, wie oben schon beschrieben, natürlich in den Füßen spüren, dass ich sehr weit gelaufen war, und am nächsten Abend waren die ersten Schritte nach zwei bis drei Stunden Stillsitzen vor dem Fernseher etwas steif. Muskelkater kann man das nicht nennen. Und ich hatte immerhin 52 000 Schritte getan, war in siebeneinhalb Stunden über 32 Kilometer gewandert.

Experimente

Schon als ganz kleiner Junge war ich neugierig, wissbegierig und immer bereit, irgendetwas auszuprobieren – des höheren Erkenntnisgewinns wegen? Oder doch eher wegen der Lust am teilweise drastischen Ausgang der Experimente? „Addu wimmt", soll ich fröhlich gekräht haben, als ich beim Baden das kleine rote Spielzeugauto ins Wasser geschmissen hatte. Einige Jahre später im Sandkasten habe ich den hiesig ubiquitären roten Sandstein mit größter Mühe stundenlang zu Pulver zerrieben, mit Wasser vermengt, in Förmchen gefüllt und gehofft, er würde wieder zusammenbacken und dabei so fest werden wie vorher. So müssen die Römer irgendwann den Zement erfunden haben …

Dann hat mich das normale Leben erwischt, Abitur, Studium, Beruf, Selbstständigkeit, Familie. Für seltsame Experimente blieb da nicht mehr so viel Neugier oder Kraft oder Zeit, das Leben selbst ist ja ein dauerhaftes Experiment an und für sich. Bei den teils heftigen Erkältungen, die mich früher geplagt haben, habe ich natürlich alles Mögliche ausprobiert auf der Suche nach einer endgültigen Erlösung von dieser wiederkehrenden Pein, aber selbst Luftbefeuchter mit China-Öl-Beduftung hatten leider keinen durchschlagenden Erfolg, von Immunabwehr-Verstärkern wie Esberitox und Ähnlichem oder Kamillendampfinhalatoren mal ganz zu schweigen. Nun ja, ein Wehwehchen hat ja jeder irgendwie. Bei mir ist es eben eine Anfälligkeit für Erkältungen, die früher auch gerne in die Nasennebenhöhlen gezogen sind. Regelmäßig sind mir dann auch die Tuben, die Verbindung zwischen Nasenrachen und Ohr, zugefallen. Und wenn sich die Tuben bei dauerhaftem Unterdruck nicht von selbst ab und an öffnen, tritt Lymphe aus den Blutgefäßen aus und schwappt dann vor dem Trommelfell herum. Bakterien lieben Lymphe, die baden darin und vermehren sich fröhlich. Es folgt: die Mittelohrentzündung. Not very nice, aber ich will mich auch nicht beschweren. Gegen Asthma, Rheuma, Hexenschuss, Reizdarm und was es noch alles an Unannehmlichkeiten auch schon im jungen Alter gibt, war das alles überstehbar. Leider aber immer auch mit einer zeitweisen Schwerhörigkeit verbunden, die natürlich nicht besser werden würde – ich war sicher, irgendwann ein Hörgerät tragen zu müssen. So gingen die Jahre dahin, und das einzige größere Experiment blieb die Umstellung auf Low Carb, also kohlenhydratarme Ernährung.

Jede*r hat bessere und schlechtere Tage. Tage, an denen man energiegeladen aus dem Bett springt und Bäume ausreißen will, und Tage, an denen man sich aus den Federn quält und drei Eimer Kaffee austrinken möchte, damit mal irgendetwas vorangeht. An Möglichkeiten, sich natürlich zu dopen, fehlt es ja angeblich nicht, alle Nas' lang gibt es einen neuen Hype. Quinoa („Inka-Reis"), Goji-Beeren, Chia-Samen, Gemüse-Smoothies und „bulletproof coffee" (Kaffee mit Butter oder gar MCT-Öl), um nur mal ein paar der in den letzten Jahren aktuellen Modetorheiten zu nennen, neben all den Nahrungsergänzungswundermittelchen. Und von Letzteren habe ich tatsächlich ganz, ganz viele ausprobiert. Fast alle davon hätte ich längst vergessen, aber die unverbrauchten Vorräte in Dosen und Tüten in der Speisekammer sprechen eine deutliche Sprache. Ich zähle mal ein paar Sachen auf, die ich noch nicht entsorgt habe: Da gab es dicke Taurin-Kapseln (Taurin ist angeblich der energetisierende Bestandteil von Energy-Drinks, dabei ist für die Wirkung vielmehr das Dreigestirn aus einer hohen Dosis Coffein, sehr viel Zucker und dem unvermeidlichen Wodka verantwortlich), L-Citrulin und L-Arginin, zwei Aminosäuren, die von Sportler*innen für besseren Muskelaufbau genommen werden, 5-HTP (5-Hydroxytryptophan), aus dem der Körper Serotonin und Melatonin synthetisiert, das soll allgemein für Wohlbefinden sorgen, Hordenin, ein Alkaloid, das in Pflanzen, unter anderem auch im Hopfen, vorkommt und an den Rezeptoren für das Glückshormon

Dopamin andockt, deswegen also angeblich für das durchs Bier erzeugte Glücksgefühl verantwortlich sein soll, L-Tyrosin, Baustein eines Neurotransmitters, der angeblich bei Stress helfen und überhaupt gut sein soll, Traubenkernextrakt OPC mit Resveratrol, dem Wunderwirkstoff und Antioxidans aus dem Rotwein (Mittelmeerdiät!), DHEA (Dehydroepiandrosteronacetat), das vor dem Altern schützen und bei Depressionen, Fettleibigkeit und bei CFS (Chronic Fatigue Syndrome), dem chronischen Müdigkeitssyndrom, helfen soll. Ich habe „aktiviertes Hydrogenium" (Wasserstoff) aus Himalaya-Gesteinsmehl für ein Schweinegeld geschluckt, weil dieses Gesteinsmehl, das im Bachwasser eines bestimmten Tales im Himalaya schwebt und es milchig färbt, eines Tales, in dem die Bewohner mehrheitlich 90 und 100 Jahre alt werden, eines Tales, das zu den weltweit vier blauen Zonen zählt, wo die Menschen im Durchschnitt drei bis sechs Jahre älter werden und gesünder bleiben, weil also dieses Gesteinsmehl respektive der darin enthaltene „aktive Wasserstoff" (was immer das sein soll) diesen Effekt und überhaupt eine tolle Aktivität und Körperenergie bewirken soll. Guter Witz – leider auch teuer. Wenn der Winter wieder mal sehr lange sehr trübe war und die Stimmung dementsprechend, dann auch gerne Johanniskraut. Das war das Einzige, von dem ich den Eindruck hatte, es hilft wenigstens ein bisschen, aber so etwas ist schwer zu beurteilen: Wäre die kleine Winterdepression schlimmer geworden ohne Johanniskraut? Und das Zeug ist auch nicht unproblematisch. Es mixt sich schlecht mit Sonnenschein, wer also keinen Sonnenbrand riskieren will, muss es rechtzeitig im Frühjahr absetzen. Außerdem gibt es Kreuzreaktionen mit anderen Medikamenten, zum Beispiel hormonellen Kontrazeptiva, der Pille also – das wissen auch nicht alle Frauen. Teuer ist es auch, denn die empfohlene Tagesdosis (425 mg) ist recht wenig. Ich musste immer das Doppelte einsetzen oder mit Passionsblume verstärken. Ich habe sicher noch viel mehr ausprobiert und wegen gefühlter Wirkungslosigkeit längst ad acta gelegt.

Unter der Überschrift „Es gibt im Leben zwei kreative Hochphasen", schreibt die *WELT* in einem Artikel: „Die zweite Kreativphase zeigt sich erst in unserer zweiten Lebenshälfte, ab Mitte 50. Und hier kommt der essenzielle Unterschied. Kreatives Denken zeigt sich zu dem Zeitpunkt nämlich in einem ganz anderen Gewand. Es sei eher experimenteller Natur. Sprich: Wir sammeln jede Menge Erfahrungen und kreieren daraus neue Zusammenhänge. Gemäß dem Prinzip ‚Versuch und Irrtum'." (t1p.de/999e)[1] Na, wenn das so ist. Dann will ich mal meine entscheidenden Versuche schildern und auch, mit welchen Irrtümern sie geendet, besser gesagt welche Folgen sie gezeitigt haben: Sehr überraschende, das kann ich schon verraten. Die eine Überraschung war das Mittwochmorgen-Wunder, die Aufklärung folgt später, first things first.

Und es gibt unter meinen Versuchen sogar ein Anti-Experiment, so nach dem Motto: „Haha, das kann ja gar nicht funktionieren!" Das habe ich mir auch nicht selbst ausgedacht, in das wurde ich hineingetrieben, und ich habe es eigentlich nur durchgeführt, um zu beweisen, dass es schiefgeht. Aber auch hier ein überraschendes Ergebnis. Und weil es so wunderlich ist, habe ich mir größte Mühe gegeben, alles dazu zusammenzutragen, was es zu wissen gibt; denn ich ahne die Kontroverse darum voraus.

Und dann ist da noch ein Kapitel. Das war eigentlich gar nicht geplant, als ich begonnen habe, an diesem Buch zu schreiben. Aber dann ist mitten in meinem Schreibprozess die Corona-Pandemie über uns hereingebrochen, und weil das, wovon ich in diesem Buch schreibe, auch in Hinblick auf Corona wichtig sein kann, habe ich dazu in „Aus aktuellem Anlass: Hätte der zweite Lockdown verhindert werden können?" viele Informationen zusammengetragen.

Also, jetzt aber auf zu den Experimenten und ihren teils unvorhergesehen Folgen.

---

1 t1p.de/999e 

Eupat macht den Husten weg

Gelegentlich gab's zu meiner Erkältung auch mal einen bellenden Husten gratis dazu, und den loszuwerden, war immer schwer. Eines Tages las ich im *FOCUS* von einer Wunderpflanze gegen Erkältungen, Husten, Schnupfen, Heiserkeit, den gemeinen Wasserdost. Ja, Wasserdost. Nie gehört. Im Internet recherchiert, und siehe, das gibt es auch als Arzneimittel. Hat dann den klangvollen Namen „Eupatorium perfoliatum" und ist in allen möglichen homöopathischen Verdünnungen von D6 bis C30 erhältlich. Ich bin, was die Homöopathie angeht, skeptisch. Mir will nicht einleuchten, dass der Kamillensud, den ich mir gerade gebraut habe, stärker wirken soll, wenn ich ihn millionenfach verdünne. Wenn der Wasserdost heilsame Inhaltsstoffe hat, dann wollte ich davon keine millionenfache Verdünnung, sondern das Richtige, Echte. Ich wollte die sogenannte Urtinktur, den reinen Pflanzenauszug. Und ja, auch den gab es damals noch von derselben Firma, von der man auch heute noch die D6- bis C30-Verdünnungen kaufen kann. Eupatorium perfoliatum, 20 Milliliter Urtinktur, circa 13 Euro. Ganz schön teuer, das Zeug. Aber ausprobieren wollte ich das, ich war einfach neugierig.

Das Fläschchen war anderntags in der Apotheke abholbar, der Husten hatte sich brav geduldet und war bei mir geblieben. Nun aber wie einnehmen? Im Beipackzettel stand, man solle 10-15 Tropfen in etwas Wasser tropfen und dann trinken. Aber ich hatte – mal wieder – eine Idee. Die Wirkstoffe sollten nicht über den Magen laufen müssen, sondern direkt ins Blut ... und das geht doch am besten über die Mundschleimhaut? Also Zunge hoch und rein getropft – autsch, das Zeug brennt ganz ordentlich, und ein bisschen bitter schmeckt es auch, egal ... 17, 18, 19, 20, Schluss, das muss reichen. Aber was jetzt? Die Lippen halb geöffnet, die Zunge hochgerollt, fange ich vorsichtig an, durch die Zähne zu atmen. Ganz vorsichtig ziehe ich die Wasserdost-Alkohol-Dämpfe in die Lunge. Jetzt bloß nicht husten. Muss ich nicht. Weiter ganz sanft „drüberatmen". Mittlerweile läuft mir buchstäblich die Spucke im Mund zusammen. Spätestens nach einem oder zwei Dutzend Atemzügen muss ich schlucken, es wird zu viel Flüssigkeit. Na gut, jetzt ist es weg. Der Hustenreiz auch, das ist ja schon mal gut. Und er blieb weg. Keine Bellerei in der Nacht und auch nicht am nächsten Tag, gar nicht mehr. Eupat macht den Husten weg, hurra!

Kindern kann man die Urtinktur, wenn überhaupt, natürlich nur mit Wasser verdünnt verabreichen, aber zumindest einer erwachsenen Besucherin habe ich mit meiner Radikalkur geholfen. Sie hatte gebeten, in unserem Souterrain-Gästezimmer übernachten zu dürfen, damit sie uns nachts nicht alle mit ihrer Bronchitis zusammenbelle, die sie nun schon viele Wochen schrecklich und für alle hörbar quälte. Sie bekam die 20 Tropfen unter die Zunge, hat von Stund' an keinen einzigen Beller mehr getan und war beim Frühstück ganz glückselig, weil sie endlich mal wieder hatte durchschlafen können.

Seitdem habe ich immer ein Fläschchen Eupat-Urtinktur im Haus. Mittlerweile schwer zu besorgen, der industrielle Hersteller, der die homöopathischen Verdünnungen herstellt, verkauft die Urtinktur nicht mehr, es gibt nur noch die Kurapotheke in Bad Aibling, die sie – neben vielen anderen Heilpflanzenauszügen – herstellt und vertreibt. 20 Milliliter kosten immer noch ungefähr 13 Euro, 100 Milliliter sind günstiger (t1p.de/odfo)[1].

Was aber, wenn Eupat nur ein Placebo, ein Scheinmedikament ohne jede physiologisch beweisbare Wirkung sein sollte? Das nur wirkt, weil ich dran glaube? Nun, dann wäre es nicht schlechter als andere Hustenmittel: „Die meisten Hustensäfte wirken nicht", titelt der *SPIEGEL* ganz aktuell über eine Studie an der Basler Universität. Da hatte man nach den beliebtesten Substanzen der Hausärzte gefragt: „Montelukast, Salbutamol mit Ipratropiumbromid, Gelatine, Fluti-

---

1 t1p.de/odfo 

cason, Budesonid, Nozizeptin-Rezeptor-Agonist und Codein." Nach eingehender Analyse der Fachliteratur zu diesen Stoffen resümieren die Basler*innen: „Es gibt keine Behandlung, die in klinischen Studien einen klaren Nutzen für den Patienten gezeigt hat." Und so schließt der Artikel mit: „Tatsächlich geht der Husten nach einem grippalen Infekt in der Regel von allein weg, sobald das Immunsystem seine Arbeit erledigt hat. Ein akuter Husten etwa ist mit Saft oder Tabletten spätestens nach drei Wochen überwunden. Ohne Hustenmittel ebenfalls." (t1p.de/1cwl)[1] Mag alles richtig sein, aber für drei Wochen Rumhusten habe ich echt keinen Nerv. Eupat beseitigt bei mir binnen 24 bis 48 Stunden alle Symptome, und mir ist echt egal, ob das nur Psychologie, Voodoo-Zauber oder echte Pharmakologie ist. Hauptsache, es hilft.

Und wenn es schädlich sein sollte? Wie gesagt, den Hinweis auf dieses bei mir sofort wirksame Anti-Hustenmittel verdanke ich einem Artikel im *FOCUS* von vor einem Dutzend Jahren. Wie groß war da mein Erstaunen, als ich dort vor einigen Wochen diese Schlagzeile lesen musste: „Pflanzenpillen aus der Drogerie können Sie vergiften". Im Artikel heißt es dann: „Das Bundesinstitut für Risikobewertung warnt vor Nahrungsergänzungsmitteln aus Wasserdost, Borretsch oder Huflattich. Denn diese können sogenannte Pyrrolizidinalkaloide (PA) enthalten. Das ist ein natürlicher Verteidigungsstoff der Pflanzen gegen Fressfeinde. Der Stoff kann die menschliche Leber schädigen. Tierversuche habe [sic] gezeigt, dass er zudem das Erbgut verändern und krebsauslösend wirken kann. In der Pressemitteilung des Präsidenten des BfR heißt es: ‚In einigen Nahrungsergänzungsmitteln ist der Gehalt sogar so hoch, dass bereits nach kurzfristigem Verzehr toxische Wirkungen möglich sind.' Vor allem in Präparaten aus Wasserdost zeigte sich der giftige Verteidigungsstoff in bedenklichen Mengen. Wasserdost findet sich zunehmend in Mitteln zur

---

1 t1p.de/1cw1 

Unterstützung des Immunsystems und zur Bekämpfung von Erkältungskrankheiten." (t1p.de/o2sc)[1]

Ach herrje. Mein supa-dupa Husten-Killer!? Und ein hochoffizielles Bundesamt sagt, der sei lebertoxisch und krebserregend? Tja, mal wieder ein Beispiel dafür, wie falsch richtige Fakten sein können. Ich würde dem BfR diese Pressemeldung gerne um die Ohren hauen. Oder eventuell auch dem *FOCUS*, falls er sie unvollständig zitiert haben sollte – aber das hat er nicht. Denn weiter unten im Artikel hieß es: „Oft geben Hersteller die Stoffe auch unter ihrem lateinischen Namen an: Eupatorium Cannabinum für Wasserdost [...]." Hm. Ich google mein Eupatorium perfoliatum. Dazu steht in der Wikipedia: „Hauptsächlich verbreitet ist diese im mittleren Nordamerika beheimatete Pflanzenart von Kanada bis Florida und nach Westen bis Texas und Nebraska, wird aber heute auch in Europa kultiviert. [...] Die nordamerikanischen Indianer verwendeten ebenso wie später auch die Siedler die Blätter sowie die blühenden Zweigspitzen des Knochenheil als schweißtreibendes Mittel bei Fieberzuständen oder einer Erkältung. Die Pflanze war früher eine der meistbenutzten Heilpflanzen Amerikas." Von cannabinum keine Rede. Ich google mit cannabinum, stoße auf einen Blogbeitrag des Apothekers Gerhard Gensthaler im PTA-Forum (t1p.de/17cz)[2] – und finde Erlösung: Pyrrolizidinalkaloide (PAs) können tatsächlich Bestandteile des Wasserdost sein. Aber es gibt circa 40 Sorten von Wasserdost, und die unterscheiden sich stark: „Wegen ihres Gehalts an Pyrrolizidinalkaloiden (PAs) raten Experten sowohl bei Eupatorium cannabinum als auch bei Eupatorium purpureum von der innerlichen Anwendung über längere Zeit dringend ab, was vor allem für Kinder und Schwangere gilt. PAs wirken lebertoxisch und karzinogen. Sie alkylieren die DNA und sind daher mutagen." Aber mein Eupatorium perfoliatum ist davon frei: „Eupatorium perfoliatum

---

1 t1p.de/o2sc 

2 t1p.de/17cz 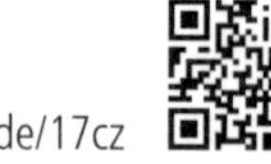

enthält überwiegend Sesquiterpenlactone, zusätzlich auch Diterpene, Triterpene, Phytosterole (Sitosterol, Stigmasterol), Polysaccharide, Flavonoide und geringe Mengen ätherisches Öl. Hepatoxische und karzinogene Pyrrolizidinalkaloide sind im Durchwachsenen Wasserdost nicht zu finden." Keine Ahnung, wo der schädliche Wasserdost (sowohl cannabinum als auch purpureum) drin ist, aber sicher nicht in meiner Urtinktur.

Dem Apotheker, der den obigen Blog-Beitrag verfasst hat, möchte ich an dieser Stelle für die Aufklärung ganz herzlich Danke sagen – ich kann meinen Husten-Killer behalten.

Update Anfang Januar 2020. Mein Lieblings-Tischtennis-Doppelpartner kam erst zum dritten Training nach der Weihnachtspause – und brachte dafür die Überreste einer fetten Erkältung mit: einen gurgelnden, bellenden Husten mit ansehnlicher Sprühreichweite. Mir war schon klar, dass er mich anstecken würde. So war es dann auch keine Überraschung, als es bei mir am Freitagabend zum ersten Mal rasselte. Wasserdost marsch! Samstagmorgen dann bei jedem Atemzug eine Art Mentholgefühl in der Lunge, nachmittags wieder hüsteln, husten, Stimmbänder freiräuspern. Also noch mal Wasserdost. Sonntagmorgen war alles weg. Natürlich nur anekdotisch. Und natürlich kann ich nicht beweisen, dass ein langer Vollhusten daraus geworden wäre. Aber ich bin sehr froh, dass es nicht so gekommen ist.

Nykturie oder Brokkoli für ungestörte Träume

Ich fixiere das Glas mit den Schokolinsen, das im Bad auf dem Fensterbrett steht, während der Wein von gestern Abend, wundersamerweise in Wasser verwandelt, ohne viel Aufhebens meinen Körper verlässt. So ganz wach bin ich noch nicht, aber irgendetwas stimmt hier nicht. Die Gedanken schlängeln sich träge durch meine müden Hirnwindungen. Was ist denn anders heute? Da ist das gute alte Glas mit Schraubdeckel, noch zur Hälfte voll mit Schokolinsen … langsam wird mir klar, dass gegenüber gestern Abend keine einzige fehlt, weder eine weiße noch eine rosafarbene, ja gar nicht fehlen kann. Weil ich das Glas heute Nacht gar nicht in der Hand hatte!

Wenn ich abends noch geraucht hatte und dann zwischendurch rausmusste, war so eine Schokolinse genau das Richtige, um mit frischem Geschmack im Mund wieder einschlafen zu können. Minze und Schokolade, herrlich. Nichts für die Zähne, aber ein kleiner Seelenschmeichler, quasi der gerechte Ausgleich fürs lästige Rausmüssen. Und heute? Ich hatte das Glas nicht angefasst, weil ich gar nicht raus gewesen war. Wow, über sechseinhalb Stunden am Stück geratzt, fast sieben? Wie geht das denn plötzlich?

Wer muss nachts raus? Hand hoch! Oh, doch so viele. Ich leider auch. Seit vielen, vielen Jahren schon. Nach drei oder vier Stunden. Manchmal sogar zweimal. Angeblich ist jeder dritte Mann über 50 davon betroffen. Und ich heute Nacht gar nicht? One-Time-Wonder? Nein, denn genau so ging's weiter. Mal nur knapp sechs, mal siebeneinhalb, mal sogar über acht Stunden, tage- und wochenlang, bis zum heutigen Tag. Endlich nicht mehr unbedingt rausmüssen, was für eine Erleichterung.

Nichtbetroffene können das nicht gut verstehen, und ich habe auch erst nachträglich kapiert, warum es so ist, wie es ist: Niemand muss normalerweise unbedingt sofort auf die Toilette, wenn die Blase sich meldet. Man kann das unterdrücken, wenn es gerade nicht passt. Der Druck lässt dann nach, und man kann es auch locker noch zwei Stunden oder mehr damit aushalten. Wenn das nachts geschieht, kann man sich auch umdrehen und weiterschlafen – bei ganz normalem Harndrang. Bei der Nykturie (von altgriechisch nyx (νύξ): Nacht, und ouron (οὖρον): Harn, t1p.de/7a0g)[1], so wie ich

---

1 t1p.de/7a0g 

sie erlebt habe, geht das aber nicht. Und es ist weniger ein Druck als eher ein Schmerz, der von Minute zu Minute schärfer wird, sich nicht unterdrücken lässt, einen aus dem Bett zwingt.

Ich würde dazu gerne mal eine Umfrage unter Männern machen, aber Männer reden ja nicht. Schon gar nicht über den Bereich zwischen Bauchnabel und Kniekehle – da wird allenfalls geflachst oder geprotzt, aber niemals wird da ehrlich kommuniziert. Fragen Sie mal Männerärzte, also Urologen oder vor allem Andrologen. Der meine hat mir das genau bestätigt: „Männer reden nicht." Er meinte, die erweiterte Beckenzone sei wie früher die weißen Flecken auf der Landkarte: Terra incognita.

Der Schmerz also treibt einen aus dem Bett. Und noch etwas ist anders: die Harnmenge. Oft eher klein und in keinem Verhältnis zu dem gefühlten Schmerz. „Nykturie (nächtlicher Harndrang, nächtliches Wasserlassen) kann ein beträchtliches Problem für einen erholsamen Schlaf und damit für die Lebensqualität darstellen. [...] Unter einer Nykturie versteht man einen mehrmals pro Nacht auftretenden Harndrang. Betroffene erwachen dadurch und müssen zur Toilette gehen [...]", schreibt Netdoktor (t1p.de/bq27)[1]. „Besonders Menschen in höherem Lebensalter sind häufig davon betroffen und tolerieren den nächtlichen Harndrang als unvermeidbare Alterserscheinung." Aber das nächtliche Rausmüssen ist offenbar unangenehm genug, um eine Menge teurer Werbung für Heilmittel mit Extrakten aus Zackenpalmen oder Kürbiskernen ökonomisch zu rechtfertigen. Ich würde nie behaupten, dass das eine oder andere besser oder weniger gut hilft, ich weiß nur: Bei mir hat beides nicht geholfen, nicht nach einer Woche und nicht nach vier Wochen. Der Leidensdruck war durchaus groß, meine Prostata aber nicht übermäßig. Die altersbedingte Vergrößerung der Prostata, die dann auf Harnleiter (schwacher

---

1 t1p.de/bq27 

Strahl) und Blase drücke (Druck auch bei wenig Inhalt, Restharnbildung), wird bei Männern gerne für die Nykturie verantwortlich gemacht. Was hätte sich bei mir praktisch über Nacht daran ändern sollen? Natürlich musste ich herausfinden, was es sein konnte. Scharf nachgedacht, was hatte sich denn geändert? Verflixt, die verdammten braunen Kapseln, die ich seit zwei Tagen mit viel Wasser runterspüle? Die können das doch gar nicht sein? Die sind doch gegen Erkältung und andere Infektionen?

Auslöser für die Kapseln war mal wieder der *FOCUS*, na klar. Ein Artikel über die heilsame Wirkung von Brokkoli (den ich nicht mehr wiederfinde, sorry). Denn im Brokkoli ist ja ganz arg viel Wunderheilsames drin. Nur mögen müsste man den. Und nicht zu lange kochen. Und jeden Tag circa ein Kilo davon essen. Oder auch Kohl, Radieschen, Meerrettich, Radi, Kresse, all die Sachen, die unsere Großeltern noch alle Tage auf dem Tisch hatten, Radieschen und Rettich im Sommer, Kohl im Winter. Dann nämlich käme man in den Genuss einer ausreichenden Menge von Senfölglykosiden oder auch Isothiocyanaten, insbesondere von Sulforaphan. Und Sulforaphan (googlen Sie das ruhig) ist vor allem eines: entzündungshemmend! Genau das hatte in dem *FOCUS*-Artikel gestanden. Und ich hatte gedacht, das könnte ja nicht schaden, vielleicht hilft es gegen meine Anfälligkeit für Erkältungen. Oder sonst etwas. Kann man ja mal ausprobieren, denn – auch das war im Netz schnell gefunden – man kann es als Pulver in Kapseln kaufen. Nicht ganz billig, aber einmal ausprobieren geht doch? Andere Männer haben viel teurere Hobbys, meines sind halt kleine Experimente auf der Suche nach der einen Wunderpille, okay?

Wann war das Päckchen vom Biotikon also hier eingetrudelt? Vor weniger als einer Woche. Und seit vier Tagen muss ich nachts schon nicht mehr rennen, genauer gesagt: seit der dritten Nacht nach Beginn der Einnahme. Kann das Zufall sein? Ich weiß es nicht, und ich kann es nicht beweisen, ich müsste Sulforaphan absetzen und schauen, ob ich dann wieder rausmuss. Aber dass sich Nykturie nicht von selbst heilt, das ist genauso gewiss wie dass eine vergrößerte Prostata nur dann wirklich schrumpft, wenn man stark abnimmt. Das weiß ich noch von meiner von 81 kg => 66 kg-Zeit, als der Androloge konstatierte, er habe noch nie gesehen, dass eine Prostata mal kleiner würde. Nun ja, Prostatagewebe ist fast reines Fettgewebe, da wundert es mich nicht, dass die mit allem anderen Fettgewebe auch abnimmt.

Aber ich weiß mittlerweile von anderen Menschen, die Sulforaphan gegen andere entzündliche Krankheiten, zum Beispiel rheumatische Arthritis, einnehmen und damit die Symptome klein halten. Und bei denen schon der Wechsel von zwei Kapseln auf nur eine pro Tag die Schmerzen sofort wieder aufflammen lässt. Dann wäre die Nykturie bei mir also eher eine Entzündung? Hm. Das kommt unter den aufgezählten Ursachen der Nykturie zwar nicht vor, aber es passt für mich aus zwei Gründen: Der Schmerz, den ich immer verspürt habe, der fühlte sich eben nicht dumpf an wie der Druck einer vollen Blase, sondern spitz wie der Schmerz bei einer Blasenentzündung. Die habe ich mir genau einmal im Leben eingefangen. Ist gut 40 Jahre her, aber diesen Schmerz habe ich nicht vergessen. Der treibt dich sofort auf die Toilette, aber dann tröpfelt's nur …

Gibt es also vielleicht so etwas wie eine stille Prostata-Entzündung, eine milde Form oder Vorstufe der Prostatitis (die ja selber gar nicht präzise definiert ist …)? Ist es der Schmerz einer Entzündung, der auf die Blase ausstrahlt oder damit verwechselt wird, weil er in derselben Gegend entsteht, der einen nachts weckt, raustreibt? Ist es also gar nicht der Druck? Wenn man das weiterdenkt, könnte man sogar spekulieren: Wenn dieser nächtliche Harndrang mich und vielleicht auch andere Männer mit der ganzen Vehemenz einer gefühlten Blasenentzündung aus dem Bett treibt und wenn bei einem von drei oder fünf Männern so etwas wie eine stille chronische Entzündung dahintersteckt und wenn chronische Entzündungen, wie der Nobelpreisträger zur Hausen neuerdings für den Darmkrebs vermutet, zur Entstehung von Krebs führen können, dann könnte man ja annehmen, dass es kein Zufall ist, dass so viele Männer Prostatakrebs bekommen. Immerhin ist das der Krebs mit der höchsten Rate von Neuerkrankungen bei Männern.

Es ist eine wilde Theorie, und ich werde erst viel später darauf zurückkommen. Einstweilen nur so viel: Auf mein Sulforaphan werde ich nicht mehr verzichten. Ich kaufe es bei Biotikon.de, weil ich erstens deutsche Hersteller, zumal aus meiner Region, bevorzuge, zweitens Amazon nur im Notfall nutze und drittens der Preis anderer Produkte nur dann günstiger ist, wenn kein Extrakt aus Kapuzinerkresse-Samen enthalten ist. Kapuzinerkresse enthält auch – hach, ein Wunder! – Senfölglykoside (Isothiocyanate), genau wie der Brokkoli. Schmeckt ja auch scharf. Und außerdem enthält sie auch das Enzym Myrosinase, das die Senfölglykoside angeblich erst richtig aktiviert, sprich, für den Körper verfügbar macht. Im Brokkoli wird Myrosinase erst beim Zerkleinern freigesetzt und wandelt dann die Senföle in ihre wirksame Form um.

Genauer ist das wohl so: Sulforaphan muss erst „gemacht" werden, im Brokkoli ist nur die Vorstufe dazu, Glucoraphan, enthalten. „Damit Sulforaphan entsteht, müssen die Pflanzenzellen erst einmal ‚aufgeknackt' werden – z. B. übers Beißen, Kauen, Zerschneiden oder andere mechanische Einwirkung. Als Nächstes kommt ein bestimmtes Enzym zum Einsatz, das aus den vorhandenen ‚Rohstoffen' nun Sulforaphan herstellt. Dabei handelt es sich um Myrosinase, welche die Vorläuferstoffe der Senföle in die aktive und damit wirksame Form umwandelt. Allerdings ist Myrosinase sehr hitzeempfindlich und wird bei über 45 °C zerstört", schreibt Thorsten Müller aus München auf seiner umfassenden Website über Sulforaphan (t1p.de/dltw)[1]. Müller hat viele Informationen zu Sulforaphan zusammengetragen und ganz vieles sauber verlinkt, wie zum Beispiel folgenden Hinweis darauf, was

---

1 t1p.de/dltw 

bei der Zubereitung von Brokkoli wichtig ist, um die Inhaltsstoffe zu erhalten: „Der Brokkoli vom örtlichen Markt wurde zuerst zerkleinert in 2 Millimeter große Stücke, um möglichst viel Myrosinase-Aktivität zu erreichen – das passiert durch Zerbeißen, Zerschneiden oder Zerbrechen vom Brokkoli. Das Zerkleinerte wurde dann gedrittelt: [...] Herausgefunden werden sollte durch die anschließende Analyse, ob die Wartezeit von 90 Minuten die Bildung und Aktivität der Myrosinase begünstigt und gefördert hat. Und das zeigte dann auch das Ergebnis der Studie: Der Gehalt von Sulforaphan war in dem ‚ausgeruhten' Brokkoli 2,8-mal so hoch wie in dem, der direkt nach dem Schneiden gebraten wurde." Mit dem Link zu der chinesischen Originalstudie „Hydrolysis before Stir-Frying Increases the Isothiocyanate Content of Broccoli" (t1p.de/t5hw)[1] kann sich jeder selbst davon überzeugen, ob das nur „dumm Tüch" ist. Das Copyright für die Publikation liegt übrigens bei der sehr renommierten American Chemical Society.

Thorsten Müllers Website ist eine dieser typischen Internetquellen, denen Fachjournalisten gar nicht gerne vertrauen, weil sie sich liest wie die Bewerbung eines Wundermittels, eines typischen „snake oils" (hilft gegen Asthma, schützt vor Alzheimer etc. pp.). Aber Müller hat praktisch für jede seiner Angaben Studien oder Fachartikel aus oft sehr renommierten Quellen verlinkt. Ich will hier nicht behaupten, dass ich alle Quellen überprüft hätte, aber ich war doch insgesamt schlauer, nachdem ich das alles gelesen hatte.

Dr. med. Alexander Michalzik vom Biotikon setzt seinem Brokkoli-Extrakt noch je Kapsel 100 Milligramm Kapuzinerkresse-Samenpulver zu. Obwohl im Brokkoli-Extrakt echte 50 Milligramm Sulforaphan enthalten sein sollen. Und nicht die Vorstufe Glucoraphan angegeben ist, die erst durch Myrosinase aktiviert werden muss. Ich muss das nicht

---

1 t1p.de/t5hw 

verstehen, ich nehme einfach mal an, dass er gute Gründe dafür hat, denn auch andere Hersteller tun das, begründen es auch ausführlich und weisen darauf hin, dass man durch Brokkoliverzehr alleine nicht dasselbe erreichen kann: „Wer nun glaubt, sich durch reichlich Brokkoliverzehr etwas Gutes zu tun, wird ein Stück weit enttäuscht. Denn bei den meisten neueren Züchtungen ist leider nicht mehr viel Glucoraphanin enthalten. Auch werden durch die Lagerung, durch Tiefgefrieren und vor allem durch das Kochen die wertvollen Inhaltsstoffe im Brokkoli zerstört. Der Grund: Das Enzym Myrosinase, das ja das Glucoraphanin in den wirksamen Bestandteil Sulforaphan umwandelt, ist besonders empfindlich; es wird bereits bei 40 Grad Celsius zerstört. Aus diesem Grund müsste man Brokkoli eigentlich direkt nach der Ernte roh verzehren, um einen ausreichenden Anteil der wertvollen Inhaltsstoffe aufzunehmen. Auch der Quercetingehalt verringert sich durch Lagerung und Verarbeitung deutlich. So wird durch Kochen ein Großteil des Quercetins zerstört.“ (t1p.de/mz37)[1]

Mit dem Präparat von Biotikon war ich eine Zeit lang zufrieden, aber neulich hat es plötzlich zu wirken aufgehört. Mehrere Nächte, die wieder gestört waren durch unaufschiebbaren, spitzen Harndrang … Sollte ich mal das Präparat wechseln? Ich habe also mal geschaut, ob ich Myrosinase nicht irgendwo anders herbekommen kann, damit ich ein anderes Sulforaphan-Produkt, dem nicht noch extra Myrosinase zugesetzt ist, kaufen kann. Dabei bin ich auf das einzige pflanzliche Medikament gestoßen, das in Doppelblind-Studien bei Blasenentzündung (!) genauso wirksam war wie Antibiotika: Angocin. Und was enthält Angocin? Lachen Sie jetzt nicht: Kapuzinerkresse – und Meerrettich. Der wie Radieschen, Kohl und anderes Gemüse Senföle enthält. Angocin soll auch bei Erkältungen helfen. Logisch, wenn es antibakteriell und entzündungshemmend ist. Völlig ungeklärt ist

1 t1p.de/mz37 

für mich, ob die Myrosinase aus den Angocin-Tabletten auch genau dann und dort ankommt, wo sich die Brokkoli-Kapsel auflöst. Und ob sie damit auch den gewünschten Effekt hat. Geklappt hat es trotzdem: Ich habe wieder ruhige Nächte.

Vom Angocin soll man laut Beipackzettel bei einer akuten Blasenentzündung übrigens bis zu drei- bis fünfmal täglich vier bis fünf Stück, also bis zu 25 Stück einnehmen. Ich nehme derzeit zweimal eine Tablette, und es geht mir gut damit. Sechs Stunden schlafen, kurz aufwachen, umdrehen, weiterschlafen. Trotzdem habe ich noch etwas anderes ausprobiert: Biotikon-Sulforaphan plus zusätzlich eine Angocin. Denn trotz stundenlanger Telefonate mit Biotikon war nicht herauszufinden, warum die Kapseln nach 15 Monaten plötzlich nicht mehr wirkten. Auffällig war nur, dass die Kapseln etwas größer geworden waren und der Inhalt etwas grünlicher schimmerte, nicht mehr so lehmbraun wie vorher. Es sei ein Naturprodukt, und da könne sich auch mal etwas leicht verändern, hieß es dazu aus Weinheim. Und siehe da, auch meine neuen Biotikon-Sulforaphan-Kapseln, kombiniert mit einer Angocin-Tablette, lassen mich ruhig und ungestört sechs, sieben oder acht Stunden schlafen.

Sulforaphan von Green Naturals enthält 500 Milligramm Brokkolipulver. Darin sind 50 Milligramm Sulforaphan pro Kapsel enthalten. Umgerechnet sind das circa 17,5 Cent pro Kapsel. Angocin kostet weniger als 10 Cent pro Tablette. Mit jeweils zwei Stück pro Tag liegt man bei 40 Cent.

Dafür hat man aber mehr Fummelei, wenn man zwei Präparate schluckt, und vermutlich hat niemand je erforscht, ob die Wirkstoffe so gut zusammenspielen, wie wenn sie in einer Kapsel ankommen.

Bei Biotikon kosten 60 Kapseln mit jeweils 50 Milligramm Sulforaphan, Kapuzinerkresseextrakt und Vitamin C 37,50 Euro. Freundlicherweise macht Biotikon.de zweimal im Jahr eine 4-für-3-Aktion. Viermal 60 Kapseln, die für vier Monate reichen, wenn man morgens und abends eine einnimmt, kosten dann circa 108 Euro. Circa 90 Cent pro Tag.

Das also ist der Preis, den ich für erholsamen Schlaf zahle: 60 bis 90 Cent pro Tag.

Zackenpalme- und Brennnessel-Tabletten gegen Nykturie sind nur dann günstiger, wenn man sich rabattierte Angebote aus dem Internet holt, nach UVP jedenfalls nicht. Die Kürbiskern-Konkurrenz auch nicht. Und den Erkältungsschutz kriege ich beim Sulforaphan gratis dazu.

Ich habe auch dem ein oder anderen Freund davon erzählt. Bei einem hat sich nichts oder wenig geändert, beim anderen aber schon mehr: „Lieber Lorenz, ich bin dir sehr dankbar, denn meine Nachtruhe ist viel besser geworden, was bislang 3- bis 4-maliger Klo-Gang war, hat sich auf 2 reduziert …!" Die Mail ist vom 28. November 2019, am 4. November 2019 hatte er per WhatsApp geschrieben, er nähme jetzt die „Sulfanat-Pillen" – und vielleicht wird's ja auch noch besser.

Bluthochdruck: Zwei für Eines

Ein weiteres Experiment führte mich zu einem methodischen Ansatz, den Sie bei mir immer wieder entdecken werden: Statt einer ganzen Dosis eines bestimmten Wirkstoffes nehme ich gerne jeweils eine halbe Dosis von zwei unterschiedlichen Präparaten. Oder auch jeweils ein Drittel von dreien. Als ich noch ab und an Kopfschmerzen hatte – nicht nur, weil ich ungesund viel getrunken und/oder viel zu viel geraucht hatte, sondern aufgrund von Arbeitsüberlastung oder Wetterlage –, habe ich sie, wie viele andere, gerne mit einem Aspirin oder Paracetamol bekämpft. Vorsichtshalber habe ich immer gleich zwei genommen, damit die Schmerzen auch sicher weggehen. Irgendwann war ich dazu übergegangen, beides, aber natürlich jeweils nur eine Tablette, zu nehmen. Und dann las ich irgendwo, dass in einer neuen Schmerzstudie genau das empfohlen wurde. Der Hintergrund: Unser Kopf beziehungsweise Körper hat ein Gedächtnis für alles, auch für Schmerzen. Gedächtnisinhalte werden verstärkt, je öfter und eindrücklicher sie auftreten. Und je tiefer das geht, desto leichter werden sie erinnert und wieder hervorgeholt. Auch das gilt für Schmerzen. Wenn man Kopfschmerzen also nicht sofort radikal bekämpft, und das häufiger, können auch schon kleinere Auslöser zu heftigeren Schmerzanfällen führen – die Schmerzerinnerung macht's möglich. Da die beiden Tabletten Schmerz auf ganz unterschiedliche Weise bekämpfen, ist mit der Kombination der Wirkstoffe anstelle einer doppelten Einzeldosis besser sichergestellt, dass die Schmerzen auch wirklich verschwinden, meinte die Studie.

Grundsätzlich muss vor dem Missbrauch aller drei Medikamente gewarnt werden. Menschen mit empfindlichem Magen klagen bei Aspirin, aber auch bei Ibuprofen häufig über Unverträglichkeit. ASS „verdünnt" das Blut und hemmt die Gerinnung. Paracetamol kann, je nach Körpergewicht und Konstitution, ab zwölf Tabletten, die auf einmal eingenommen werden, tödlich wirken. Ibuprofen kann außerdem den Aufbau der Schutzschicht im Magen behindern und zu gastrointestinalen Beschwerden führen, sollte also besser nicht mit ASS kombiniert werden. Noch schwerere Geschütze wie das dem Ibuprofen ähnliche Diclofenac stehen seit Neuestem unter dem Verdacht, bei Dauermedikation das Risiko für Herzstillstand deutlich zu erhöhen, man sollte also auch das verwandte Ibuprofen nicht dauerhaft einnehmen und nicht überdosieren. Am besten hat man also einfach keine Kopfschmerzen.

Der Ansatz, den Feind von zwei oder mehr Seiten unter Beschuss zu nehmen, hat sich bei mir aber auch an anderer Stelle als hilfreich erwiesen: bei der Hypertonie, beim Bluthochdruck. Es gilt schon fast als Naturgesetz, dass mit dem Alter auch der Blutdruck steigt. Früher galt für Erwachsene die recht einfache Formel: Lebensalter in Jahren plus 100 für den höheren, den systolischen Wert, das Ganze minus 40 für den niedrigeren, diastolischen Wert.

Können Sie sich auch nicht merken, welcher denn nun welcher ist? Ich konnte das nie. Dabei ist es einfach: von hoch zu niedrig, alphabetisch: von „sys“ zu „dia“. Der Buchstabe S für „systolisch“ ist der 19. im Alphabet, das D für „diastolisch“ der 4. – 19 ist größer als 4.

Übrigens sagt der Hausarzt, der wichtigere Wert sei der diastolische, also der untere. Besser 135 zu 85 als 130 zu 90.

Für einen 20-Jährigen (100 + 20, dann minus 40) also 120 zu 80. Bei 60-Jährigen (100 + 60, dann minus 40) fand man Werte von 160 zu 120 daher vor 30 Jahren noch normal und nicht behandlungswürdig. Schließlich lebten die Patienten doch ganz normal, waren also deutlich gewichtiger als einstmals, bewegten sich viel weniger, rauchten und tranken regelmäßig. Dazu noch die schwindende Elastizität der Blutgefäße. Das musste doch so sein, nicht wahr? Das ist zwar alles richtig, aber weder muss das so sein noch ist es gesund. In riesigen Studien mit Hunderttausenden von Teilnehmern wurde festgestellt, dass man den Blutdruck durch geeignete Maßnahmen besser auf die ursprünglichen 120 zu 80 regulieren sollte, wenn man die hohe Sterblichkeit durch allerlei Herz-Kreislauf-Krankheiten bis hin zum Herzinfarkt und Schlaganfall wirklich senken will. Statistisch gesehen ist das immer noch die Ursache für die allermeisten Todesfälle. Und nach glaubwürdigen Angaben leidet jede*r dritte lebende Deutsche unter Bluthochdruck. Sogar mehr als jede*r Dritte, über 30 Millionen!

Die meisten wissen allerdings gar nichts davon. Und weil man die Patient*innen, hat man den Hochdruck einmal festgestellt, leider meist nicht dazu bewegen kann, erstens mit dem Rauchen aufzuhören, zweitens mal eben 20 Kilogramm oder mehr abzunehmen, drittens auch noch regelmäßig Sport zu treiben und viertens dem Alkohol zu entsagen – was alles zusammen in den meisten Fällen zu einem gesunden Blutdruck verhelfen könnte –, macht man es halt medikamentös. Dafür auch oft mit Erfolg, die Studien haben es bewiesen. Aber leider – fragen Sie mal rum – auch mit deutlichen

Nebenwirkungen. Besser wäre natürlich, einfach jeden Tag zehn Kilometer zu laufen. Aber wer kriegt das schon hin?

Bedingt von beruflichem Stress war es bei mir vor ein paar Jahren, etwa 2015, auch so weit. Stress, das heißt Adrenalin, treibt den Blutdruck hoch. Das war gut und notwendig, als wir noch Jäger waren und rennen mussten, heute ist das eher schädlich. Ich hatte systolische Spitzenwerte von 160, diastolisch von 105 bis 110. Die mochten zwar altersgemäß und in der Situation nicht übermäßig auffällig sein, aber ich spürte sie auch an – zum Glück seltenen – Schwindelanfällen und direkt als pulsierendes Druckgefühl in den Halsschlagadern. Nach einer Besprechung mit dem Hausarzt war ich schlauer und hatte die Wahl zwischen drei Medikamentenklassen: Betablocker, die den Herzschlag runterregeln, Kalziumantagonisten, die einige Signalkanäle in den Muskeln des Herzens und der Adern blockieren, und ACE-Hemmer, die die Bildung des Hormons Angiotensin verhindern, das eigentlich zur Aufrechterhaltung unseres Blutdrucks dient, aber besser etwas gebremst werden sollte, wenn dieser zu hoch ist.

Testweise angefangen habe ich dann mit einem Betablocker (Concor 5 mg) – und ihn schnell wieder abgesetzt, die Nebenwirkungen waren mir einfach zu heftig. Zu den häufigen Nebenwirkungen – das heißt zwischen einem und zehn Prozent der Patient*innen klagen darüber – zählen Müdigkeit, Schwindel, Schwächegefühl und Kopfschmerzen. Bis auf die Kopfschmerzen konnte ich das nur bestätigen. Außerdem fühlte sich mein Kopf ganz fremd an. Angeblich geht das alles weg, wenn man das Medikament sehr langsam bis zur Normaldosis von fünf Milligramm einschleicht, aber das war mir echt zu blöd. Mit einem Kalziumantagonisten (Amlodipin) ging's weiter – auch mit den gleichen Nebenwirkungen bei normaler Dosierung. Na, vielen Dank. Auch den ACE-Hemmer (Ramipril) habe ich in Normdosierung nicht besser vertragen. Also tschüss, Therapie? Stattdessen habe ich mir dasselbe überlegt wie bei den Schmerztabletten: Warum nur auf eine Art und Weise behandeln, wenn es drei Möglichkeiten gibt? Warum eine volle Normaldosis, die Nebenwirkungen generiert, statt drei Minidosen, von denen ich hoffentlich nichts Unangenehmes merke, die den Blutdruck aber zusammen auf drei verschiedenen Wegen vielleicht doch runterkriegen? In der Fachliteratur findet man Aussagen, dass solche Minidosen gar nichts bewirken können. Das übliche Geplapper über sogenannte Schwellenwerte, das uns schon in der Antiatomdiskussion immer genervt hat. Die Natur kennt keine genauen Schwellenwerte für Wirkungen, alle Übergänge sind fließend und auch noch individuell verschieden. 4,5 Promille Alkohol gelten als tödlich, aber man hat schon Menschen mit über fünf Promille erwischt, die das überlebt haben. Ein Glas Sekt bemerkt der geübte Trinker gar nicht, der Nichttrinker fühlt sich davon völlig beduselt. Bei Giften wird für die Tödlichkeit meistens ein sogenannter LD50-Wert angegeben (t1p.de/dvgp)[1]. „LD" steht für „Letale Dosis", also tödliche Dosis, und die 50 stehen für fünfzig Prozent. Das bedeutet: Die Hälfte der „Patient*innen" stirbt bei dieser Menge. Die andere Hälfte überlebt.

Getestet wird der LD50-Wert normalerweise an Mäusen oder Ratten. Ermittelt wird ein Wert wie etwa mg·kg-1, das meint Milligramm pro Kilogramm Körpergewicht. Wenn also wo steht: „LD50 3,5 mg·kg-1", und das Gewicht 70 kg beträgt, ist die Dosis, bei der die Hälfte der Patient*innen noch überleben sollte 3,5 x 70 = 245 mg. Das ist weniger als eine Prise Salz, eher eine Messerspitze voll.

Es ist völlig unplausibel, dass eine geringe Menge eines Blutdrucksenkers gar nichts bewirken soll – aber vielleicht nicht so viel, dass man es genau messen kann? Daran hapert es nämlich eigentlich: Wenn der Fehlerbereich, die Streuung der Messwerte, größer ist als

---

1 t1p.de/dvgp 

die durchschnittliche gemessene Wirkung, kann man nicht sagen, ob das Gemessene jetzt Wirkung oder Fehlerabweichung ist – und man weiß ja, wie ungenau und tageszeit- und bedingungsabhängig die Messung des Blutdrucks ist …

Gesagt, getan. Drei verschiedene Vierteltablettchen statt nur einer ganzen. Nicht, dass das ohne Mühen und Aufwand möglich wäre. Kombinationspräparate „jibbet nich“, zumindest war das 2015 so. Es gab mal ein Zweierkombi-Präparat, das war aber für Hunde, kein Scherz! Tripel, also alle drei auf einmal? Fehlanzeige. Die Tabletten aller drei Sorten hatte ich ja noch, aber viel zu hoch dosiert, 2,5 beziehungsweise fünf Milligramm. Da musste also ein Tablettenteiler her. Den gibt es in der Apotheke für wenige Euro. Und die fünf Minuten Mühe für eine Siebentagesdosis muss man sich halt machen: Tabletten teilen und in eine entsprechende Sieben-Tages-Schachtel einsortieren. Und so nahm ich gut anderthalb Jahre lang – freiwillig und selbst bezahlt – jeden Tag jeweils ein Viertel der Normaldosis von drei unterschiedlichen Präparaten, das heißt je 1,25 Milligramm Concor, Amlodipin und Ramipril. Erfolg? Oh ja, in kürzester Zeit. Direkt morgens nach dem Aufwachen gemessen: 118 zu 78 bei einem Puls von 62. Der war früher immer 72. Das ist normal für Nichtsportler*innen, 62 ist aber definitiv angenehmer. Vorher hatte ich tagsüber immer mit einem Blutdruck von 140 zu 90 rechnen müssen – in meinem Alter völlig im Rahmen und kein Anlass zur Sorge –, aber das war nun wirklich viel besser geworden. Vom Hausarzt gemessen: 125 zu 80. Fand der perfekt. Selbst direkt nach großer Anstrengung, etwa Kistenschleppen, nur 140 zu 90. Nach zehn Minuten Abliegen in Ruhe wieder runter auf 125 zu 80. Nebenwirkungen? Ich schlief besser als früher. Und fühlte mich gut. Auch wenn ich echten Stress hatte, spürte ich nicht gleich wieder die Halsschlagadern pochen. Andere Nebenwirkungen? Keine mehr.

Fragen Sie mich bitte nicht, warum eine vergleichsweise so milde Tripeltherapie nicht bekannt ist. Immerhin hat die deutsche Bluthochdruckliga, die früher strikt für Monotherapien plädiert hat, inzwischen auch schon was gemerkt und empfiehlt jetzt auf ihrer Website Kombi-Therapien, allerdings nur aus zwei Wirkstoffen. Ich finde, Vierteldosen dreier Medikamente sind noch viel besser, für mich hat das jedenfalls hervorragend funktioniert. Wahrscheinlich würden auch dreimal ein Milligramm oder noch weniger ausreichen, aber das kriegt man mit dem Tablettenteiler nicht hin. Ich warte also auf das Kombi-Präparat 3 x 0,75 mg, 3 x 1 oder, für schwerere Fälle, 3 x 1,5 mg. Und hoffe, dass die Pharmaindustrie und die Krankenkassen irgendwann auf den Trichter kommen, denn diese Prävention dürfte viel billiger sein als die Kosten aller Folgekrankheiten eines zu hohen Blutdrucks.

Update 2019. Nachdem mein Blutdruck in den letzten Jahren stetig gesunken ist, ist von den drei Blutdrucksenkern mittlerweile nur noch der Betablocker übrig geblieben – und zwar mit einer Minimini-Dosis von einem Viertel von 2,5 Milligramm, also nur noch ein Achtel der Normaldosis von fünf Milligramm: 0,625 Milligramm. Da grinst doch jede Ärztin ganz breit und hält mich für ein wenig seltsam – so wie der nette Narkosearzt, der meine guten Blutdruckwerte dann bei einer späteren Operation gar nicht fassen konnte.

Natürlich nehme ich das kleine bisschen Concor abends – das habe ich von Anfang an mit allen drei Blutdrucksenkern so gehalten. Ich dachte mir, die stärkste Wirkung brauche ich nachts, dann schlafe ich besser. Offenbar habe ich damit etwas richtig gemacht: „Von den über 19 000 Studienteilnehmern mit Bluthochdruck nahmen die Hälfte die Medikamente abends, die übrigen nach dem Aufwachen. […] Dabei zeigte sich, dass die Gruppe, die ihre Medikamente abends einnahm, bessere Werte erzielte. Der durchschnittliche Blutdruck tagsüber und nachts war in dieser Gruppe niedriger, und die Werte fielen während des Schlafs stärker ab. Die Forscher stellten zudem fest, dass die abendliche Medikamenteneinnahme im Mittel das Risiko ernsthafter Folgeerkrankungen minderte. 1752 Patienten

> der Studie [von 19 000] erlitten ein solch schweres kardiovaskuläres Ereignis [binnen sechs Jahren]. Das Risiko, daran zu sterben, lag in der Gruppe, die ihre Medikamente abends nahm, fast um die Hälfte niedriger.“ (PW: t1p.de/o1tu)[1]

Die Vierteltablettchen waren auch nicht wirklich teuer, Großpackungen vorausgesetzt. Für zusammen circa 15 Cent pro Tag hatte ich meinen altersbedingten Bluthochdruck in den Griff bekommen, obwohl ich – damals wie heute – leider ab und an eine rauche, ab und an, das heißt eher regelmäßig, Wein trinke und keinen bis wenig Sport mache. Das böse kardiovaskuläre Risiko sollte bei mir keine Chance haben. Wenn doch, dürfen Sie mich genauso auslachen wie den Jogging-Papst, der mit 52 Jahren beim Joggen zusammengebrochen ist, oder den Erfinder einer berühmten Low-Carb-Diät, der stark übergewichtig gestorben sein soll. Ganz richtig ist das aber angeblich auch nicht, sein BMI war wohl mit circa 27 nur knapp über Normalgewicht, jedenfalls bei der Einlieferung ins Krankenhaus. Er war auf der Straße bei Glatteis ausgerutscht und mit dem Kopf aufgeschlagen. Wochen später soll er durch die vielen Infusionen dann aufgedunsen und dadurch bei der Autopsie übergewichtig gewesen sein. Gestorben ist er an Herzversagen, die Schädigung des Herzens hatte er sich vorher wohl durch eine Virusgrippe eingefangen – so viel zum Thema hartnäckige Gerüchte und Fake News, die durch das Auslassen wichtiger Details erzeugt werden.

Bis dahin, bis Sie mich auslachen, weil ich doch einen Infarkt oder Schlaganfall bekommen haben sollte, freue ich mich, wenn mir der Doktor den Blutdruck misst, anstatt wie früher Angst davor zu haben, dass er zu hoch sein könnte.

PW
1 t1p.de/o1tu 
PW: Der Artikel steht hinter einer Bezahlschranke (PayWall), Teile davon, (Titel, Abstract, Einleitung) sind trotzdem sichtbar.

Vom Champagnerbrunnen und den Blue Zones

Winterdepression – kennen Sie das? Ewig müde, schlapp. Man könnte schlafen bis Ultimo, schiebt alle unangenehmen Dinge vor sich her, kann sich zu nichts aufraffen, ist traurig ohne Grund, trübsinnig und misslaunig. Die Ärzte empfehlen dann gerne etwa Lichtbäder, also das Ausharren vor einer extrem hellen Lampe, die das fehlende Sonnenlicht vergessen machen soll. Bis zu einem Drittel der Bevölkerung leidet angeblich mehr oder weniger unter dieser winterlichen Missstimmung. Ein Freund, der behauptet, durch seine Vorfahren ein „halber Italiener" zu sein, was ich bei seinem urdeutsch klingenden Familiennamen und der eher norddeutsch bleichen Gesichtsfarbe niemals nicht vermutet hätte, begründete genau damit, also seinen teils italienischen Genen, seine Neigung zur Winterdepression. Und empfahl dagegen Johanniskraut. Er jedenfalls nähme das regelmäßig ab Oktober und bis in den März hinein, der fehlenden italienischen Sonne wegen. Und bitte, sagte er, nicht die normale Dosis, nicht 425 Milligramm, also circa ein halbes Gramm, sondern gleich richtig, 900 Milligramm täglich, alles andere sei Killefick. Außerdem müsse man einige Tage Geduld haben, eine Woche, vierzehn Tage vielleicht. Und man bemerke die Wirkung eigentlich nur daran, dass die trübe Stimmung ausbleibe.

Es gibt bei Johanniskraut ein paar Kontraindikationen, also Gegenanzeigen. Sonnenlicht zum Beispiel kann leichter zum Sonnenbrand führen, deshalb sollte man Johanniskraut im Frühling und Sommer nicht einnehmen – oder sich von der Sonne fernhalten. Es gibt Wechselwirkungen mit anderen Medikamenten, und bei anstehenden Operationen sollte Johanniskraut einige Tage vorher abgesetzt werden – das Zeug ist nicht unproblematisch.

Eine japanische Studie konstatiert eine verstärkende Wirkung, wenn man gleichzeitig Passionsblumenextrakt einnimmt. Das habe ich damals ausprobiert: 425 Milligramm Johanniskraut und 425 Milligramm Passionsblume täglich – den Winter 2016/17 habe ich damit relativ gut gelaunt überstanden. Preislich macht das kaum einen Unterschied zum reinen Johanniskraut, aber zwei halbe Dosen verschiedener Wirkstoffe erschienen mir immer günstiger als eine volle. Billig ist diese private Depressionsvorsorge aber auch nicht. Und mittlerweile habe ich auch etwas viel Besseres gefunden. Dazu muss ich aber ein wenig ausholen.

In den vielen populärwissenschaftlichen Artikeln, die ich über die Jahre hinweg gelesen habe, war auch immer wieder von den vier Blue Zones, den Blauen Zonen, die Rede. Das sind kleine, regional abgegrenzte Gebiete, in denen die Menschen erkenntlich länger leben als anderswo im Land. Als mögliche Erklärungen gelten: Langlebigkeitsgene, die sich aufgrund der territorialen Abgegrenztheit eben dort verstärkt durchgesetzt hätten – die wenigen blauen Zonen liegen aber verstreut über alle Kontinente, es gibt dort also sehr unterschiedliches Erbgut. Der Genuss von bitteren Aprikosenkernen – die gibt es aber nur in einem bestimmten Tal in Asien beziehungsweise werden sie nur dort angeblich ständig gekaut wie andernorts Sonnenblumenkerne. Oder eben „aktiviertes Hydrogenium" im milchigen Bachwasser. Das gibt es aber nur im Himalaya.

Das Newsportal *wize.life* titelte im Dezember 2019: „Geheimnis der 100-Jährigen – Was die ältesten Menschen der Welt essen" (t1p.de/ha24)[1]. In dem Beitrag geht es um ein neues Kochbuch des Journalisten Dan Buettner, der meint herausgefunden zu haben, was die Menschen in diesen Gebieten eint: vor allem die Ernährung. „Mehr Brokkoli, Kohl und Blumenkohl essen. Diesen Kreuzblütlern werde eine besondere gesundheitliche Wirkung zugeschrieben. Das Gemüse gelte als besonders gut fürs Herz und zur Krebs-Prophylaxe", heißt es in dem Artikel. Und Bohnen, Olivenöl und Rotwein. Aber sind sich die sardische Küche, die der Halbinsel Nicoya in Nicaragua, die

---

1 t1p.de/ha24 

Küche Okinawas und die der Insel Ikaria in Griechenland und Loma Linda in Kalifornien wirklich so ähnlich? Sicher findet man dort überall Fischgerichte, aber auf Sardinien auch Fleisch- und deftige Mehlgerichte, für die mehrere dünne Brotfladen mit Tomatensauce geschichtet und mit einem aufgeschlagenen Ei gebraten werden. Oder süße Pfannkuchen. In einem älteren Buch, das sich mit der Küche der Blue Zones befasst, dem *Kochbuch der 100-Jährigen* von einem schwedischen Fernsehkoch und einem Wissenschaftsjournalisten, wird ein Gericht aus Nicoya überschrieben mit „Bohneneintopf mit Speck, Kreuzkümmel, Spiegelei und Reis". Und an anderer Stelle heißt es, Maistortilla, Bohnen und Eier seien die Grundnahrungsmittel auf Nicoya. In einer der Käuferrezensionen am großen Fluss heißt es dazu kurz und knapp, die Rezepte seien aber sehr „fleischlastig". Ich kann sehr gut nachvollziehen, dass Gemüse, das zum Eigenbedarf oder Verkauf an die Dorfnachbarn weitgehend naturbelassen wächst und viele heilsame Inhaltsstoffe enthält, gesünder ist als unser industriell erzeugtes Turbogemüse, dem man alle Bitterstoffe weggezüchet hat. Wer einmal eine apulische Freilandtomate gegessen hat, wird sie nie wieder mit der abwertend als „Hollandtomate" bezeichneten, geschmacklosen Gewächshausfrucht verwechseln. Und tatsächlich ist starker Eigengeschmack oft auch verbunden mit natürlich hohem Nährstoffgehalt, Übergröße wie bei unseren Turboerdbeeren aber eher mit durch Nitratdüngung erreichtem hohem Wassergehalt bei gleichzeitiger Geschmacklosigkeit. Der Treibhausbrokkoli enthält, so meint jedenfalls der schon erwähnte Thorsten Müller, nicht einmal mehr zehn Prozent des Sulforaphangehalts von „echtem", altem Brokkoli. Ähnliches beklagen auch viele andere Autor*innen, die sich mit den Nährstoff-Unterschieden zwischen Ur- und Industriegemüse befassen. Also: Ja, ganz sicher haben diese Hundertjährigen ernährungstechnisch weitaus gesünder gelebt, als wir das heute überhaupt können, ohne einen großen Aufwand zu treiben.

Dan Buettner hat sich übrigens, so steht's im Wikipedia-Eintrag über die Blauen Zonen, diesen Begriff schon 2010 schützen lassen.

Und dort steht auch ganz unten, dass diese Zonen möglicherweise auf unzureichender Dokumentation basieren. In den USA zum Beispiel sei seit der Einführung von Geburtenregistern „die Zahl der vermeintlich über Hundertjährigen um mehr als zwei Drittel" gesunken (t1p.de/ph3n)[1].

Psychologische Erklärungen wie der bessere beziehungsweise sehr ausgeprägte Zusammenhalt dieser kleinen Gemeinschaften werden neben der maßvollen Nahrungsmittelaufnahme und einer gemüse- und fischreichen Ernährung auch immer wieder erwähnt. Der größere soziale Zusammenhalt soll dann auch ein weiteres Phänomen erklären, das allen diesen Zonen gemein ist: eine ungefähr halbierte Freitodrate – die ja schon alleine einen erheblichen rechnerischen Einfluss auf das durchschnittliche Lebensalter hat.

Endgültig überzeugend erklären kann bislang keine der Studien, worin die Einzigartigkeit dieser regionalen Langlebigkeitszentren besteht. Spekulationen über die Blauen Zonen werden uns also wohl noch weiterhin begleiten. Ein Bericht allerdings (den selbst Google nicht mehr wiederfindet) hatte mich elektrisiert: Im Grund- und Trinkwasser wollte man – in allen vier Gebieten – einen deutlich erhöhten Gehalt an Lithium gefunden haben.

Lithium? Lithium!

Mein Interesse an Lithium hatte seinen Anfang mit einem Wissenschaftsartikel über eine Studie mit Fadenwürmern genommen. Ich meine, so gut wie alle Printmedien hätten damals darüber berichtet. Wissenschaftler*innen in Japan und Deutschland hatten festgestellt, dass C. Elegans, die in der Medizin gerne genutzt werden um al-

---

1 t1p.de/ph3n 

lerlei zu testen, wie zum Beispiel den programmierten Zelltod, bis zu 45 Prozent länger lebten, wenn das Nährmedium, auf dem sie gehalten wurden, Spuren von Lithium enthielt. Bis zu 45 Prozent längere Lebenszeit hatte man bei C. Elegans auch schon für eine Restriktionsdiät gefunden, sprich, wenn man ihnen nur etwa 80 bis 50 Prozent ihres normalen Futterbedarfs zur Verfügung stellte. So sieht das grafisch aus:

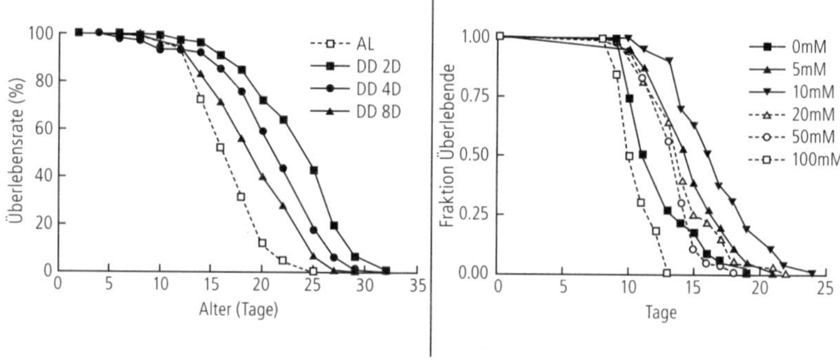

Links Diät (dietary deprivation) und rechts Lithium auf NGM plates (mM)

Die beste Überlebenszeit bestand also für Fasten ab dem zweiten Lebenstag (DD 2D) und für Lithium mit 10 Millimol (t1p.de/8v8w[1] und t1p.de/46hy[2]). Interessant an den Lithiumkurven (mM steht für Millimol): Die Quasi-Vergiftung mit 100 Millimol fällt sehr steil ab, die 0-mM-Kurve ist überall die zweitschlechteste, selbst eine hohe Dosis von 50 Millimol ist für die meisten Würmer besser. Aber schon magere 5 Millimol bringen einen drastischen Zuwachs von circa 25 Prozent und liegen damit sogar besser als die 20-mM-Kurve, heraus-

1 t1p.de/8v8w  2 t1p.de/46hy 

ragend allerdings die 10-mM-Kurve. Wo bei der 0-mM-Kurve schon nach 12 Tagen die Hälfte der Fadenwürmer das Zeitliche gesegnet hat, dauert es 17 bis 18 Tage auf der 10-mM-Kurve (-▾-), ein Zuwachs von knapp 50 Prozent.

Ähnliches zeigt die Fastenkurve: Nach 16 Tagen bei freiem Fressen (AL = ad libitum) lebt nur noch die Hälfte der Würmer. Wird schon ab dem zweiten Tag gefastet, dann dauert das knapp 24 Tage, auch hier fast 50 Prozent plus. Und diese Art der „Diät", also ein quasi andauerndes mehr oder weniger moderates Fasten, ist ja schon an vielen Labortieren getestet worden. Das Ergebnis war immer dasselbe: bessere Gesundheit, längeres Leben. Man könnte daraus schließen, dasselbe müsse auch für Menschen gelten. Wer also 90 oder 100 werden wolle, müsse immer schön Maß halten und aufhören zu essen, wenn er oder sie erst zu drei Vierteln satt ist. Es gibt ja so eine japanische Tradition, die genau das einfordert, und in Japan … etc. pp. …

Und nun sollte Lithium einen ähnlichen Effekt haben? Ähnlich lebensverlängernd wirken? Na ja, bei C. Elegans vielleicht … Und was ist mit den Blauen Zonen? Erklärt die Fadenwürmer-Theorie etwa die Langlebigkeit und Fröhlichkeit der Menschen dort? Ist es so einfach?

Ich komme aus einer Familie, in der die bipolare Krankheit, also Manie und Depression, nicht unbekannt ist. Zu Zeiten meiner Jugend war Lithium das Standardmedikament, um sowohl schwere Manien, aber auch schwere Depressionen möglichst rasch, das heißt binnen weniger Wochen, zu neutralisieren und den Patienten mit einer Dauermedikation auf gesundem Level zu stabilisieren. Allerdings hat die Lithiumtherapie auch äußerst unschöne Nebenwirkungen. Viele Patienten erleben eine deutliche Gewichtszunahme. Die therapeutische Wirkung erfordert vergleichsweise sehr hohe Dosen, und die Grenze zur Vergiftung kann leicht überschritten werden, daher ist eine enge Laborkontrolle notwendig. Es ist ein bisschen wie das Balancieren am Abgrund. Und solch hohe Dosen können über zehn und mehr Jahre hinweg auch zu Nierenschäden führen – insbesondere dann übrigens, wenn Selenmangel vorliegt, denn Selen ist unerlässlich für die Ausscheidung des Lithiums durch die Niere. Das alles – bis auf die Nummer mit dem Selen – war mir wohlbekannt, und trotzdem war ich elektrisiert. Im Manuskript zum Zuckerbuch hatte ich ausgeführt: „Bei uns liegt die tägliche Lithiumzufuhr bei weniger als zwei Milligramm pro Tag. Das scheint zu wenig zu sein, denn in den betroffenen Regionen [gemeint waren die Blauen Zonen] ist das deutlich mehr. Dass die Menschen dort nicht nur gesünder älter werden, sondern dabei auch weniger depressionsanfällig zu sein scheinen, ist ziemlich plausibel, wenn man bedenkt, dass es, viel, viel höher dosiert, eben auch gegen schwere Depressionen eingesetzt wird. Lithium erhöht die Abgabe des Hirnbotenstoffes GABA als auch die Ausschüttung von Serotonin (und hemmt seine Wiederaufnahme), beides führt zu besserer Stimmung. Ich denke darüber nach, natürlich in Absprache mit meinem Hausarzt, fünf bis zehn Milligramm täglich zu testen, das sollte genügen und die Gefahr von Muskelzittern, dem bei den Lithiumpatienten gefürchteten Tremor, sicher ausschließen. Und vielleicht brauche ich dann das Johanniskraut im Winter auch nicht mehr?“

Wenn Lithium in hohen Dosen ein wirksames Antidepressivum ist, könnte es dann nicht in sehr kleinen Dosen einfach nur das allgemeine Wohlbefinden stabilisieren? Beim Einzelnen nicht messbar, aber bei großer Anzahl dann doch ablesbar an der Freitodrate? Und würden diese Minidosen von Lithium im Trinkwasser, wenn schon nicht statistisch die Lebensverlängerung, so doch eventuell die niedrigen Freitodraten in den Blue Zones erklären? Von welchen Dosierungen reden wir da? Und wo kriegt man medizinisches Lithium her, wenn man keine Depression hat, die behandlungswürdig wäre?

Wo ist Lithium drin? Im Grundwasser. Ein bisschen. Und natürlich auch in vielen Mineralwässern. Die Inhalte reichen von 0 bis gut 12 Milligramm pro Liter, fast alle Mineralwässer bewegen sich aber im untersten Bereich, nämlich unter oder um ein Milligramm pro Liter, nur ganz wenige Wässer haben mehr als 10 Milligramm. Und die enthalten dann auch gerne sehr viel Uran. Das will ich lieber nicht konsumieren. Bei der Suche nach Wasser mit hohem Lithiumgehalt stieß ich auch auf eine Seite eines uralten Buches, trotz alter Frakturschrift offenbar als Text gescannt, auf der die Rede von einem Mineralbrunnen mit einem exorbitant hohen Lithiumgehalt war. 18 Milligramm Lithiumchlorid pro Liter. Ich suchte also weiter nach diesem Brunnen und fand einen historischen Bericht, in dem es hieß, er werde im Volksmund auch „Champagnerbrunnen" genannt. Unter den Kurenden dieses Heilbades sei es guter Brauch gewesen, sich dort zur Mittagszeit zu versammeln und fleißig von dem lithiumhaltigen Wasser zu trinken, denn, so die allgemeine Übereinstimmung, das mache fröhlich wie ein Glas Champagner.

Suche ich heute danach, finde ich diese alte Stelle nicht mehr, stattdessen nur die eher nüchterne Erklärung, dass der Name sich von den gegenüber anderen Brunnen feinen Perlen des CO2 herleite. Und der damit gemeinte Brunnen in Bad Soden hat auch nur 2,6 Milligramm Lithium pro Liter. Der wird es nicht sein, denn das erklärt die allgemeine Fröhlichkeit und Heiterkeit nicht, die die Kurenden nach dem Genuss bemerkt haben wollen. Der Bonifaciusbrunnen in Bad Salzschlirf dagegen mit unglaublichen 21 Milligramm Lithium pro Liter, den ich im Bäderalmanch von 1895 gefunden habe, liegt zwar in Hessen, aber nicht im Taunus. Da sieht man mal wieder, wie das Gehirn nicht ganz Passendes zusammenfügt und eine „Erinnerung" erzeugt, die im Detail dann doch nicht stimmt. Unser Gehirn ist äußerst formbar und, wie man im Falle des Champagnerbrunnens sieht, das meine auch, man möge mir das nachsehen. Und ich hoffe, Sie wissen meine Ehrlichkeit an dieser Stelle auch zu schätzen.

Sucht man weiter, dann findet man Studien, die eine deutliche Korrelation von Lithium im Grundwasser und Freitodrate feststellen. Der Wikipedia-Artikel zur Lithiumtherapie weist auf drei solcher Studien hin (Texas 1990, Japan 2009, Wien 2011, t1p.de/mgbq)[1]. Und eine Studie über „Low Dose Lithium Uptake" vom August 2011 konnte die Lebensverlängerung in japanischen Gemeinden auch statistisch signifikant belegen (t1p.de/lage)[2]. Wenn das alles richtig ist, wenn Spuren von Lithium im Grundwasser eine allgemeine Stimmungsaufhellung verursachen und in einer geringeren Freitodrate resultieren – warum sollte ich dann nicht kleine Dosen Lithium nehmen, um meine sporadische Winterdepression zu bekämpfen? Und vielleicht hätte das ja auch gesundheitlich einen positiven Effekt, Fadenwürmer bringen sich ja nicht mal so eben um, leben aber trotzdem mit Lithium länger als ohne?

Von welchen Mengen reden wir da? Grundwasser enthält, sagt das Internet, zwischen 0 und 500 Mikrogramm (= 0,5 mg) Lithium pro Liter. In meiner Heimatstadt zum Beispiel „zwischen 5 und 20 mcg/l", wie mir Frau Hartmann-Mühle von den Wasserwerken schrieb. Das ist weit näher an der Null als an den 500 Mikrogramm. An manchen Orten ist es möglicherweise auch mehr. Beim vermeintlichen Champagnerbrunnen hatten wir 18 000 Mikrogramm pro Liter (18 mg). Wenn schon der Unterschied zwischen nichts und eigentlich sehr geringen 0,5 Milligramm pro Liter zu statistisch signifikanten Effekten wie der deutlichen Senkung der Freitodrate führt, dann wundert es mich überhaupt nicht, wenn 18 Milligramm Lithium Heiterkeitsgefühle auslösen sollten. 18 Milligramm, die als Lithiumchlorid sehr, sehr wasserlöslich sind und genau wie Natriumchlorid, also Kochsalz, schnell vom Körper aufgenommen werden. Lithiumchlorid ist übrigens dem Kochsalz zum Verwechseln ähnlich, es sieht aus wie Salz, es schmeckt sehr salzig, und man könnte es vermutlich ohne Probleme unters Kochsalz mischen, wie man das ja mit Jod auch tut. In Amerika hat man das in den Fünfzigern tatsächlich auch mal getan, aber schnell wieder

---

1 t1p.de/mgbq 
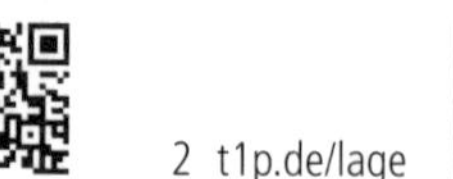
2 t1p.de/lage 

eingestellt, als es zu tödlichen Vergiftungen kam, weil die Dosierung viel zu hoch war. Lithiumchlorid wird aber – wie Kochsalz – auch sehr schnell wieder ausgeschieden. Als Medikament gibt es deshalb auch andere Lithiumsalze, die eine etwas längere Verweildauer im Körper haben. Der Mittelwert für alle medizinisch verwendeten Lithiumsalze liegt aber trotzdem nur bei 24 Stunden bis zur Ausscheidung, es muss also täglich nachgelegt werden.

Wenn man „Mineralwasser" und „Lithiumgehalt" sucht, findet man viele Internetseiten, auf denen Lithium als möglicherweise durchaus notwendiges Spurenelement bezeichnet wird. Immer wieder werden Studien zu Freitodrate versus Lithiumgehalt zitiert, und es wird über einen gesunden Tagesbedarf spekuliert. Der wird mal mit ein bis zwei Milligramm angegeben, an anderer Stelle mit zehn Milligramm, wobei aber auch behauptet wird, dass wir über Nahrung und Trinkwasser schon drei Milligramm täglich aufnehmen. Wenn das Trinkwasser aber nur 0,5 Milligramm pro Liter enthält, müsste man schon sehr viel trinken, denn auch in Nahrungsmitteln ist Lithium nicht in großen Mengen vorhanden: „Der Lithiumgehalt im Fleisch beträgt ungefähr 12 µg/kg. Dagegen befinden sich in Vollwertgetreide und Gemüse wie Zwiebeln, Knoblauch, Zuckerrüben und Kartoffeln nennenswerte Lithiumanteile mit 0,5–3,4 mg/kg." (t1p.de/cnt5)[1] Na, wenn das so ist, muss ich ja täglich nur ein Kilo Knoblauch und ein Kilo Zwiebeln essen – was ich aber wegen der damit verbundenen Produktion von Treibhausgasen lieber doch vermeide, ich will ja keinen Ärger mit Greta Thunberg riskieren. Spaß beiseite: Auch mit Kartoffeln und Vollwertgetreide gehe ich eher sparsam um, der Low-Carb-Ernährung wegen.

Die Deutsche Gesellschaft für Ernährung hat natürlich wieder mal gar keine Meinung zum Lithium, obwohl es noch sehr viel mehr

---

1 t1p.de/cnt5 

Hinweise darauf gibt, dass der Lithiumgehalt des Trinkwassers zum Beispiel auch mit der Rate für Gewaltverbrechen negativ korreliert – also mehr Lithium, weniger Gewalt – und Nagetieren eine lithiumfreie Ernährung schlecht bekommt: „[…] Wir wissen, dass Lithium auf den Menschen eine antidepressive Wirkung hat – aber wir haben keine Ahnung, warum. Und Nagetiere, die man lithiumfrei ernährt, vermehren sich schlecht und werden krank. Aber auch da ist uns die Ursache unbekannt", sagte der damalige Jenaer Forscher Michael Ristow (heute ETH Zürich) dem *SPIEGEL* schon 2011. Er erwähnte auch, dass Lithium wohl eine lebensverlängernde Wirkung von drei bis fünf Jahren haben könne: „SPIEGEL: Nehmen Sie jetzt Lithiumtabletten zum Frühstück? Ristow: Nein, noch nicht. Aber ich gehe davon aus, dass es nun in anderen Regionen der Welt ähnliche Studien geben wird. Wenn sich der Zusammenhang erhärtet, sollte man ernstlich über die Einnahme nachdenken." (PW: t1p.de/up3q)[1]

Nun also: Ich habe mich mit mir auf eine Dosis geeinigt, die bei ungefähr einem Zwanzigstel der sogenannten therapeutischen Dosis zur Bekämpfung der bipolaren Krankheit liegt und die laut Wikipedia zum Beispiel in einzelnen Regionen der vielzitierten texanischen Lithiumstudie höchstens erreicht wird: zehn Milligramm Lithium täglich. Das entspricht einem halben Liter Champagnerbrunnenwasser. Ich scheine damit goldrichtig zu liegen: „Der tägliche Bedarf an Lithium wird, wenn überhaupt in der Fachliteratur angegeben, nach einer Quelle von 1960 (Reis) meist auf 10 mg täglich geschätzt." (t1p.de/zgsp)[1].

Das von mir genutzte Medikament Lithiofor gibt es natürlich nur auf Verschreibung einer Ärztin. Ich habe meinem klugen Hausarzt des Langen und Breiten erklärt, was ich vorhabe und warum (Fadenwurmversuch), und er hat mir das entsprechende Rezept ausgestellt. Bezahlt habe ich das dann selbst – warum soll-

---

PW

1 t1p.de/up3q

2 t1p.de/zgsp 

te meine Krankenkasse meine Experimente bezahlen und warum sollte sie mich für depressiv halten? Wegen 30 Euro, die mir 100 Tabletten bescheren, die ich achtmal teile und die damit 800 Tage oder 26 Monate weit reichen? Macht 1,15 Euro pro Monat oder weniger als 4 Cent pro Tag!

Die therapeutische Tagesdosis bei der Behandlung einer bipolaren Krankheit liegt nach einer Einschleichphase bei circa 200 Milligramm „metallischem" Lithium täglich für den 70-Kilogramm-Normmenschen. „Metallisches" Lithium oder „Lithium-Ion" heißt es, weil die unterschiedlichen Lithiumsalze pro Lithiumanteil unterschiedlich viel wiegen. Bei Lithiumcarbonat zum Beispiel hat das Lithium selbst einen Gewichtsanteil von knapp 19 Prozent, bei Lithiumsulfat nur etwas mehr als 12 Prozent. Lithiumtabletten enthalten daher häufig auch die Angabe, wie viel Mol oder Millimol Lithium enthalten ist. Lithium ist sehr leicht, die Mol(ekular)masse beträgt nur circa 7 Gramm. 200 Milligramm, die therapeutische Tagesdosis, wären dann circa 30 Millimol. Und meine 10 Milligramm dementsprechend nur 1,5 Millimol.

Auf dem Beipackzettel für Lithiofor findet man auch die folgenden Angaben: „Inhalt pro Tablette: 660 mg Lithiumsulfat entsprechend 12 mmol Lithium". Und als Standardtherapie sollte man – langsam steigernd – zweieinhalb Tabletten pro Tag erreichen. Macht? Genau die oben genannten 30 Millimol. Und 12 / 8 Millimol macht 1,5 Millimol – genau die 10 Milligramm, die ich mir pro Tag ausgedacht habe.

Im Gegensatz zu anderen Tabletten kann man Lithiofor teilen. Durchbrechen geht noch einigermaßen auf dem Daumenballen, Vierteln erfordert dann den Tablettenteiler, Achteln erst recht. Sonderlich genau klappt das nie, aber ich habe bislang nichts Besseres gefunden. Aber ehe ich einen Dreiviertelliter Mineralwasser mit einem entsprechenden Gehalt an Lithium, das aber gleichzeitig auch Uran enthält, für mindestens den 20-fachen Preis kaufe … genau.

Lithium gibt es auch als Nahrungsergänzung im Internet. Es kommt dann aus England und kostet circa 25 Euro für 100 Stück zu je 5 Milligramm reinem Lithium als Aspartat oder Orotat. Macht 25 Cent pro Tablette. Mir ist das zu teuer. Dann schon besser das Rezept vom Doc, dem man das natürlich genau erklären muss.

Zweimal habe ich mittlerweile meinen Lithiumspiegel im Rahmen eines großen Blutbildes messen lassen. Leider ist der normale Labortest nur auf die großen therapeutischen Mengen ausgelegt, deshalb bekam ich zweimal das Ergebnis: unter der Nachweisgrenze. Der therapeutische Bereich liegt laut Laborblatt zwischen 0,6 und 1,2 Millimol pro Liter im Blut, die Nachweisgrenze liegt bei 0,1 Millimol pro Liter – einem Zwölftel des Höchstwertes. Und ich war mit einem Zwanzigstel der therapeutischen Tagesdosis, die zwischen 0,9 und einem Millimol pro Liter erzeugen sollte, logischerweise unter der Nachweisgrenze, vermutlich bei circa 0,05 Millimol pro Liter im Blut. Die letale Dosis (LD50-Wert) für Lithiumsulfat liegt laut Wikipedia bei 613 mg·kg-1, also circa 65 der von mir verwendeten Tabletten, die ich ja überdies noch achtele. Ich nehme also circa ein 520stel der letalen Dosis täglich zu mir – ich komme noch nicht mal in einem ganzen Jahr zusammen auf die toxische Menge. Vielleicht würden auch 5 Milligramm genügen, das wäre dann ein Tausendstel – diesem Wert werden wir später noch einmal begegnen.

Und hat es was gebracht? Den letzten Winter (zur Erinnerung: 2018/19) habe ich ohne Johanniskraut und ohne Lichttherapie ungewohnt gut gelaunt überstanden. Und diesen Winter (2019/20) scheint es ähnlich zu sein. Ich muss mich nicht aufraffen, um Dinge zu erledigen, die halt erledigt werden müssen, und selbst ein Projekt wie dieses Buch geht mir einigermaßen flott von der Hand, obwohl ich mich vor der Fülle des Stoffs, den ich im Kopf hatte, einigermaßen gefürchtet habe. Der Schreibtisch hat immer noch Unaufgeräumtheitsphasen, aber es behauptet ja auch niemand, dass Aufräumen wie Champagnertrinken sei, nicht einmal Frau Kondō. Auffällig ist allerdings, dass ich die vielen kleinen Lästigkeiten, die man, wenn einem ein wenig „murmelig“ zumute ist (ein quasi lautmalerischer Ausdruck für eine gedrückte Stimmung mit unbekannter Ursache; bei uns ein „Familiensprichwort“, das eine meiner Schwestern als Kind mal geprägt hat), gerne auch für morgen liegen lässt, jetzt im Vorbeigehen schnell erledige. Und dabei natürlich innerlich grinse.

Selbstredend gibt es beim Lithium keine schlagartig einsetzende Hammerwirkung wie beim Mittwochmorgen-Wunder, aber es hat sich ganz allmählich ein Wohlbefinden eingestellt, das mir nach einer Weile vollkommen selbstverständlich wurde. Wenn ein ganzer Abend schlechter Karten beim Skatspielen nicht mehr zu Selbst- oder Fremdärger führt und ein aus Dummheit teuer verlorenes Spiel herzlich belacht werden kann, ohne dass ich innerlich koche, dann sind das natürlich nur momentane und anekdotische Eindrücke. In ihrer Gesamtheit sind sie aber doch überzeugend. Wenn die „dunkle Stunde“ zwischen drei und vier Uhr morgens, die viele Erwachsene kennen, in der man aufwacht, wachliegt und viel zu lange schwarze Gedanken wälzt, schnell und sorgenlos vorbeizieht wie Schäfchenwolken, dann ist auch das nicht wissenschaftlich mess-, aber sehr deutlich fühlbar.

Und wie ich dieses Kapitel nun nochmals lese, lange nachdem ich es geschrieben habe, und mühselig die Quellen dazu zusammensuche, fällt mir auf, dass der echte Champagnerbrunnen ja auch immerhin 2,6 Milligramm Lithium pro Liter enthält, das heißt zwei- bis dreimal so viel wie die meisten anderen Brunnen. Vielleicht trägt er seinen Namen doch zu Recht und ich habe mir die imaginierte Geschichte seiner Beliebtheit gar nicht ausgedacht?

Egal. Ich kaufe mir für ganze 15 Euro im Jahr einen wunderbar wirksamen Schutzschirm gegen die dunklen Stunden und den immer lauernden Winterblues. Dazu bekomme ich auch noch Entscheidungsfreude mit vielen klitzekleinen Erfolgserlebnissen, Heiterkeit und Gelassenheit. Wenn es mein Leben rein biologisch zusätzlich noch um drei, vier gute Jahre verlängern sollte, dann danke ich den Fadenwürmern, die mir den Weg gewiesen haben. Und vor Alzheimer fürchte ich mich jetzt auch nicht mehr, aber davon … später.

Q10 – Zehn braune Kühe und das Fuchsloch

Frage an Radio Eriwan: Kann man zehn braune Kühe in ein Fuchsloch stecken? Antwort: Im Prinzip ja, wenn es sich dabei nicht um zehn braune Kühe, sondern um braune Qu-Zehn-Weichkapseln handelt. Gegenfrage: Wozu sollte das gut sein? Kann ich beantworten: Wenn ich beim Wandern mit den spießigen, aber saupraktischen Stöcken über dieses Buch nachgedacht habe, hatte ich natürlich keine Hand frei, um mir mal eben selbst per WhatsApp eine Notiz zu schicken. Da bedurfte es also einer guten Eselsbrücke, wenn mir spontan etwas einfiel. Und da ich über das Wandern zum Fuchsrondell und dessen Zusammenhang mit Q10 schreiben wollte, habe ich mir diese lautmalerische Gedächtnisstütze zusammengereimt.

Was ist denn das nun wieder? Q10? Ich sehe schon den ein oder anderen die Augenbrauen zusammenkneifen und sich fragen, wo man das schon mal gehört oder gelesen hat. Richtig, in der TV-Zeitschrift gab es doch neulich eine Werbung für das „Coenzym“, das wundersam alles in Ordnung bringen und neue Energie freisetzen soll. Und deshalb unbedingt für Senioren … Treffer!

Und das Fuchsrondell? Ist einfach eine Station, eine Wegmarke am Heiligenberg, mit einer kleinen, sechseckigen, spitzüberdachten Aussichtsplattform mit schönem Blick auf Heidelberg (t1p.de/fjek)[1]. Es geht steil den Berg hinauf, und was dem Rad-Rennfahrer der Mont Ventoux, ist dem ungeübten Wanderer diese Steigung hoch zum

---

1 t1p.de/fjek 

Fuchsrondell. Na ja, leicht übertrieben. Nein, stark übertrieben. Die 15 Kilometer den Mont Ventoux hinauf haben im Schnitt immerhin eine Steigung von 8,8 Prozent und sogar 13,6 Prozent auf den letzten Metern (t1p.de/osp2)[1], das Ganze ist eine echte Quälerei mit „Treten, [F]luchen, [S]chwitzen“, wie der Hobbyradler Schweikle es beschreibt (t1p.de/9wkg)[2]. Da sind die paar Schritte zum Fuchsrondell rauf natürlich gar nichts. Auch wenn die Steigung immerhin 12,7 Prozent aufweist, es sind halt nur 300 Meter. Aber es macht einen Unterschied, ob man diese 300 Meter im selben Tempo durchlaufen kann, das man vorher im Flachen draufhatte, oder ob man langsamer wird, schnauft und ein Ziehen und Brennen in den Oberschenkeln klarmacht: Es ist eine Steigung, und es geht rauf, nicht runter! Das nun widerfuhr mir, der ich solch Ziehen und Brennen nun gar nicht mehr gewohnt war, ausgerechnet bei einer Wanderung mit dem älteren Töchterlein, das mir davonzog, dass ich nur neidisch werden konnte. Jaja, sie macht HIT (High Intensitiy Training), und das dreimal die Woche, ernährt sich vegetarisch oder vegan, raucht natürlich nicht, ist über vier Jahrzehnte jünger als ich, aber trotzdem! Ich kenne die Strecke doch, bin sie seit dem Mittwochmorgen-Wunder auf verschiedenen Wanderungen schon mehrfach gelaufen, bin nie langsamer geworden, und die Oberschenkel haben sich doch auch nie beschwert? Was ist denn jetzt schon wieder los? Und am nächsten Tag: Muskelkater? Muskelkater! Zwar nicht wirklich schlimm, aber trotzdem: Grrrrrr! Das Mittwochmorgen-Wunderöl (ja, das kommt später), das hatte mir doch versprochen, dass so etwas nie wieder vorkommt? Grübel … grübel … grübel … Fadamp. Die zehn braunen Kühe! Anfang März waren meine Q10-Kapseln aufgebraucht gewesen, und ich hatte sie nicht nachbestellt. Warum auch? Ich hatte nicht das kleinste bisschen gemerkt. Hammerharte Wirkung? Fehlanzeige. Denn das Ausbleiben des Mus-

---

1 t1p.de/osp2  2 t1p.de/9wkg 

kelkaters und meine neue Fitness waren doch auf das Mittwochmorgen-Wunderöl zurückzuführen? Mal nachrechnen, wann habe ich die Kühe und wann das Öl bestellt? Zeitgleich. Das Wunderöl, weil schon klar war, dass das gut sein muss. Die Q10-Kapseln mehr aus Jux und Tollerei, ein Experiment mit ungewissem Ausgang, aber vermutlich doch nur Seniorenabzocke, oder? Und nun waren die braunen Kühe seit einer Woche alle. Meine Oberschenkel stöhnten auf dem Weg zum Fuchsrondell und am nächsten Tag die ernüchternde Erkenntnis: Muskelkater gibt es auch für mich noch. Schlimmer noch: Das Pedometer sagt, dass wir mit nur 3,8 km/h gelaufen sind. Normalerweise bin ich mit allen Aufs und Abs eher mit 4,1 oder sogar 4,3 km/h unterwegs, also um einiges schneller. Lachen Sie jetzt nicht, wenn Sie locker mit 4,8 km/h laufen: Ich habe kurze Beine, ist halt so.

Also gut, Probe aufs Exempel. Neue braune Kühe bestellt. Eingeworfen. Ein paar Tage abgewartet, damit sich die Mitochondrien wieder eingrooven können. Gleiche Strecke noch mal gelaufen. Hurra. Ich ziehe den Berg rauf wie ein Uhrwerk. Etwaige Beschwerden der Oberschenkel beim Anstieg zum Fuchsrondell bleiben aus. Das Pedometer weist es später aus: 4,1 km/h! Und am nächsten Tag: kein Muskelkater, ha!

Was ist denn dieses Q10 eigentlich? Darauf gestoßen bin ich eher zufällig: In meinen Multivitamin-Tabletten, die ich schon oben beschrieben hatte, war auch noch ein bisschen Q10 enthalten, besser gesagt Ubiquinon. Ich mache es kurz. Als Q10 werden zwei Formen eines Wirkstoffs verkauft, Ubiquinon und Ubiquinol. Ubiquinol gehört zum Energiesystem der Zellen, ist also wichtig für unsere Leistungsfähigkeit.

Q10 wird von unserem Körper selbst hergestellt, und es ist auch in einigen Lebensmitteln enthalten. Im Bedarfsfall machen wir aus Ubiquinon das aktive Ubiquinol. Die Konversionsrate soll allerdings eher schlecht sein, unter 1:10, wird behauptet. Ubiquinol wiederum hilft den Mitochondrien, den Kraftwerken in den Zellen, bei der Herstellung von ATP aus zum Beispiel Kohlenhydraten. ATP wiederum ist der universelle Brennstoff, der genutzt wird, wenn die Zelle Energie braucht. Ubiquinol liefert also Energie an die Zelle, ist also so etwas wie ein Biokatalysator. Und Ubiquinon ist die Vorstufe dazu, wobei der Prozess auch revers ablaufen kann, also Ubiquinol => Ubiquinon.

Ich habe nur eine wissenschaftliche Untersuchung zu Q10 gefunden, nämlich als ich nach „Ubiquinol Doping“ gesucht habe: Wenn das Zeug leistungssteigernd ist, müsste es doch eigentlich auf der Doping-Liste stehen? Tut es aber nicht. An der Sporthochschule Köln hat man es getestet. Austrainierten Olympiaathleten wurden 300 Milligramm pro Tag verabreicht, dann trainierten sie ein paar Wochen hart. Das Ergebnis war, sagen wir mal: ganz nett. 8,5 Prozent Leistungssteigerung in der Placebo-Gruppe, elf Prozent in der Ubiquinol-Verum-Gruppe. Kein wirklich großer Unterschied, aber statistisch signifikant (t1p.de/0y8q)[1]. Wenn man bedenkt, dass diese Athleten ohnehin schon sehr gut trainiert waren, kann man sich vorstellen, dass Q10 bei älteren Couchpotatos wie mir einen viel stärkeren Effekt haben könnte. Im Netz findet man auch einen launigen Zeitungsbericht über den fast 60-jährigen Deutschlehrer Martin Fluch, der für einen guten Zweck mal eben binnen 83 Tagen über 4000 Kilometer weit auf Cross-Skates geskatet ist, nämlich „vom Kaukasus zum Königstuhl“, und der fröhlich strahlend meinte, er habe diese Extrembelastung – jeden Tag circa 50 Kilometer in einer Kombination aus Skilanglauf und Eisschnelllaufstil – nur dank Ubiquinol so gut überstanden (t1p.de/uwxr)[2]. Anekdotisch halt, kein wirklicher Beweis. Last, not least ein Interview mit dem Bodybuilder Holger Gugg: „Dann gibt es noch verschiedene Untersuchungen,

---

1 t1p.de/0y8q  2 t1p.de/uwxr 

die deutlich zeigen, dass Muskelkater durch eine Supplementierung mit Ubiquinol vorgebeugt werden kann“ (t1p.de/m88h)[1]. Mir hat das – und natürlich meine Fuchsrondell-Erfahrung – als Erklärung völlig genügt, auch wenn beide Artikel auf einer Website des Ubiquinol-Herstellers Kaneka zu finden sind. Denn ich habe beide Berichte überhaupt erst entdeckt, nachdem ich meine eigene Kein-Muskelkater-mehr-Erfahrung längst hinter mir hatte und nach einer Erklärung dafür suchte. Warum Ubiquinol dem Muskelkater vorbeugt, ist leider ungeklärt, denn es passt nicht sehr gut zur vorherrschenden Theorie der Mikrorisse, auch wenn es auf der Kaneka-Website heißt, dass „trainingsbedingte Mikroverletzungen des Muskelgewebes deutlich zurückgehen und schneller verheilen“ (t1p.de/4vol)[2]. Ein entsprechender Wirkmechanismus müsste wohl erst noch gefunden werden. Im Kapitel „The Big Grand Theory“ will ich später darüber spekulieren, was Q10 mit dem ausbleibenden Muskelkater zu tun haben könnte. Hier nur so viel: Anders als bei vorher geschilderten Mangelzuständen kann man nicht davon ausgehen, dass der Körper bei normaler Ernährung einen Q10-Mangel hätte, denn er stellt es ja selber her (genau wie das Cholesterin). Diese Synthese lässt allerdings – Überraschung – im Alter nach. Außerdem macht unser schlauer Körper ja auch immer nur so viel, wie er denkt, dass wir brauchen – bloß kein unnötiger Energieaufwand. Bei jugendlichen Springinsfelden reicht das auch mal für einen ungeplanten Zwischenspurt. Für alte Couchpotatos wie mich heißt das: Fürs Sitzen auf dem Sofa reicht's, nicht aber für eine 30-Kilometer-Wanderung, die den Körper überrascht und für die er keinen Q10-Überschuss bereithält.

Übrigens, „[f]ür die Erkenntnisse über die Rolle von Q-10 im Q-Zyklus des Komplex III der Atmungskette erhielt der britische Wissenschaftler Peter D. Mitchell 1978 den Nobelpreis für Chemie“,

---

1 t1p.de/m88h  2 t1p.de/4vol 

heißt es in der Wikipedia (t1p.de/kzr9)[1] – so ganz windig kann es mit dem Q10 also nicht her sein, Nobelpreis ist Nobelpreis. Nur wissen muss man, ob man lieber das teure Ubiquinol oder das günstige Ubiquinon kauft.

Ende März 2019, also circa neun Monate nach dem Wundermittwoch, habe ich auch angefangen, Tischtennis zu spielen. Zweimal die Woche. Zwei bis drei Stunden ohne Pause. Ich habe sogar das Spiel noch beschleunigt: Jeder nimmt gleich drei Bälle in die Hand, und die verschlagenen Bälle lassen wir liegen und sammeln erst ein, wenn alle sechs weg sind. Das geht viel schneller, als wenn man jedem einzelnen Ball hinterhertrottet. Man spielt und springt viel länger an der Platte herum, ehe man dann kurz mehrere beieinanderliegende Bälle aufsammelt. Dadurch wird das Training intensiver, logisch. Im Gegensatz zu meinen Kolleg*innen, von denen einige älter, die meisten aber auch jünger und manche viel jünger sind als ich, mache ich auch keine Spiel- oder Trinkpausen. Ich stehe praktisch ununterbrochen am Tisch und kann durchspielen. Natürlich bin ich groggy, wenn ich nach Hause trotte. Aber Muskelkater gibt das keinen! Wer jetzt meint, „haha, du bist fit, weil du zweimal die Woche mehr als zwei Stunden sportelst“, dem muss ich entgegenhalten: Es war umgekehrt. Ich habe mir zugetraut, wieder mit Tischtennis anzufangen, weil ich diese längst vergessene Leichtigkeit gespürt habe, an die man sich aus Jugendjahren manchmal noch wehmütig erinnert. Und mich dabei so zu verausgaben, dass mir anderntags die Muskeln zwicken müssten. Tun sie aber nicht. Zugegeben, ich nehme vor dem Tischtennis jetzt noch mal eine fette 200-Milligramm-Kuh extra. Funktioniert prima, jedenfalls so gut, dass ich nicht mehr darauf verzichten mag – die Erfahrung am Fuchsrondell hat mich eines Besseren belehrt. Rech-

---

1 t1p.de/kzr9 

nerisch war das eine Leistungssteigerung von 7,5 Prozent (3,8 gegen 4,1 km/h), und das beschreibt noch nicht, wie toll es sich anfühlt, völlig mühelos hochzulaufen und am nächsten Tag keinen Muskelkater zu haben. Schon eine 2,5 Prozent bessere Leistung entscheidet übrigens in den meisten Sportarten über Sieg oder vielleicht Platz 10, wenn nicht sogar schlechter. Also wenn ich Sportler wär' … aber im Geiste höre ich schon die Profis lachen: Tun wir doch längst, was denkst du denn? Tun sie wirklich. Und das schon lange, nur wir Normalos wussten das nicht. Ein Testleser, früher recht erfolgreicher Handballer (2. Liga), simst mir zu diesem Kapitel: „Angekommen am Fuchsloch, ist Q10 das Wundermittel? Falls ja, das haben wir per Ampulle unter der Zunge konsumiert ;))" (16. Januar 2020, 07:01 Uhr). Und später noch: „Bei uns hieß das ViQ10, war 'ne Ampulle wie Orthomol in der Art …" (16. Januar 2020, 08:35 Uhr). Mittags schiebt er nach: „Was da drin war, weiß ich nicht genau, nur Q10, weil's im Namen drin war." (16. Januar 2020, 13:14 Uhr)

Tatsächlich gibt es das Produkt noch, aber außer dass es neben Q10 noch Guaranin, Papaya-Extrakt, Zink, Vitamin C und anderes, gelöst in Honigwein, enthält, findet man leider keine genauen Mengenangaben. Vor allem nicht die Angabe, um welches Q10 es sich handelt. Normalerweise ist das teure Ubiquinol auf allen Präparaten, in denen es enthalten ist, ausgezeichnet. Wenn nur Q10 draufsteht, steht das normalerweise für einfaches Ubiquinon. Eine Ampulle kostet um die 2,50 Euro, mehr als mein ganzer Zaubertrank zusammen. Das aktive Ubiquinol ist ganz schön teuer, und es kommt immer von einer japanischen Firma, Kaneka, die wohl ein Patent darauf hat. 100 Milligramm (eine Weichkapsel) kosten überall mindestens 45 Cent (zum Beispiel: t1p.de/dfzn), und die Weichkapseln wie auch die Plastikdosen von zumindest zwei Lieferanten sehen völlig gleich aus – meine braunen Kühe halt.

---

1 t1p.de/dfzn 

Weil ich faul bin und alt und meine interne Q10-Synthese altersgemäß schwächelt, leiste ich mir den Luxus von 50 Cent Ubiquinol pro Tag. Montags und mittwochs nehme ich noch eine dicke 200-Milligramm-Kuh extra, also einen Euro drauf fürs Tischtennis. Damit kostet mich der vergnügliche Sport 18 Euro statt nur 10 Euro im Monat. Und gegen den Durst gibt es anschließend zwei Kellerbier in der Max Bar. Die kosten schon mehr als die braunen Kühe in einer ganzen Woche. Passt.

Nachtschweiß – Trocken wie die Sahara

Jetzt wird es mysteriös. Und vielleicht werden Sie, meine geneigten Leser*innen, alles, was ich vorher so plausibel begründet habe, auch wenn es erst mal wundersam oder sogar abseitig erschien, wie die Kapitel über Lithium oder über Q10, in die Tonne treten. Mit der Begründung, dieses Kapitel zeige doch, dass ich mich dem Esoterischen verschrieben und in allzu luftige Sphären abgehoben häbe (schwäbischer Konjunktiv) – aber um ehrlich zu sein: Das ist mir wurscht, denn die Erleichterung, die ich erfahren habe, ist dermaßen groß, dass mir egal ist, was andere davon halten. Es ist ja peinlich genug, überhaupt von all dem zu berichten. Leider ist das Kapitel auch lang. Wir bekommen es mit einem toxischen und karzinogenen Stoff zu tun, da ist höchste, allerhöchste Penibilität angesagt. Und mit einer gerade im letzten Jahr stark kontrovers geführten öffentlichen Diskussion um einen Zweig unseres medizinischen Komplexes.

Der Volksmund nennt das Phänomen, um das es im Folgenden geht, „Nachtschweiß“. Die Wikipedia schreibt: „Nachtschweiß als vermehrtes, unphysiologisches Schwitzen (Hyperhidrose) während des Schlafs kann in unterschiedlicher Ausprägung auftreten und ein Alarmzeichen darstellen, da es ein Symptom verschiedener, auch schwerer systemischer Erkrankungen sein kann.“ „Unphysiologisch“

meint: unnormal, also etwa tropfend nasse Haare und großflächig durchnässte Bettwäsche. Alle möglichen Ursachen werden dann aufgezählt. Banale, wie zu hohe Umgebungstemperatur beziehungsweise Luftfeuchtigkeit oder Albträume, und weniger banale, wie Hormonstörungen, oder auch Schwerwiegende wie Alkoholismus, Malaria, Krebs, Autoimmunerkrankungen und anderes. Abschließend heißt es: „Eine spezifische Therapie gibt es nicht, die Symptomatik verschwindet nach Behandlung der Grunderkrankung." Und weiter (sehr beruhigend): „Schwitzen im Schlaf ist ein sehr häufiges Symptom. Patientenbefragungen lassen auf Zahlen von bis zu vierzig Prozent schließen. Als Dauer wurde eine Zeitspanne von einem Tag bis 27 Jahren angegeben. Bei fünfzig Prozent war der Schweregrad mild, bei 24 Prozent war er moderat und bei 26 Prozent war er schwerwiegend." (t1p.de/3jyj)[1]

Bei mir war in den letzten zehn Jahren so ungefähr alles dabei. Von einer Nacht binnen vieler Wochen bis zu wochenlang jede Nacht. Von mild (leichte Feuchte auf der Brust) bis hin zu den tropfend nassen Haaren und durchgeschwitzten Kopfkissen. Die heftigeren Nächte waren auch auf der Waage ablesbar, am Abend noch murkelige 70,3 Kilogramm, morgens dann beruhigende 69,9 Kilogramm – vor dem Toilettengang! Der fast halbe Kilo Unterschied ging also nur auf das Konto des Nachtschweißes. Der Nachtschweiß hat meine Schlafqualität beeinträchtigt, aber ich habe mich – wie offenbar viele andere Menschen – damit als lästige Begleiterscheinung des Alterns abgefunden. Es war mir zur Gewohnheit geworden, das Kopfkissen mit einem Handtuch abzudecken, weil man das leichter wechseln kann als das Kissen selbst, oder ein zweites Kissen in Reserve zu haben. Und wenn ich ohne langärmliges Nachtshirt und in Seitenlage lag, ein Stück Bettde-

---

1 t1p.de/3jyj 

cke dazwischenzumogeln, damit die aufeinanderliegenden glatten Innenseiten der Unterarme nicht sofort schweißfeucht und klebrig wurden. Mich manchmal abends noch einmal zu rasieren, weil Bartstoppeln alles noch viel unangenehmer machen.

Von zu warm im Schlafzimmer bis zu ganz schön kalt war alles dabei – ohne dass jemals klar wurde, wie das die Nacht beeinflussen würde. Von klimatisch tropischer Feuchte bis wüstenähnlicher Trockenheit, von mit Schlafanzug und Decke bis ohne Schlafzeug und nur Leintuch. Es war und blieb unvorhersehbar, wann und unter welchen Bedingungen ich nachts aufwachen würde, um a) das Kopfkissen umzudrehen und/oder b) die feuchtkalte Decke mit dem Kopfende ans Fußende zu drehen und/oder c) das T-Shirt auszuziehen, was auch immer. Oder eben auch durchschlafen würde ohne jede Belästigung. Es gab – allerdings eher selten – warme Sommernächte mit vorher (zu) viel Alkohol und ohne Nachtschweiß. Dafür gab es alkoholfreie und kühl-trockene Nächte mit durchnässten Haaren. Kein Muster erkennbar, alles weitgehend unerklärlich. Hormonschwankungen möglicherweise, männliche Wechseljahre vielleicht – aber eine Hormontherapie nur deswegen? Auf Verdacht? Nein, danke. Wirklich nicht. So schlimm war das ja nun alles auch nicht, oder? Lästig ja, aber auszuhalten. Na gut, nicht ganz so gut auszuhalten, immerhin habe ich mir eine Vorteilspackung eines der stärksten Aluminium-Deos besorgt (sechs Sprühflaschen mit je 150 Milliliter) und, wenn die Nacht zuvor ganz schlimm war, prophylaktisch abends Brust und Hals, teilweise auch den Kopf eingesprüht.

Nun also stellt mir eines Tages die kluge PTA ein kleines Glasfläschchen auf den Tisch. Das habe sie heute einer Kundin auf deren Bitte hin verkauft, die habe es ausdrücklich gegen Nachtschweiß verlangt. Schüssler Salz Nr. 13. Und ich solle das doch mal probieren.

Schüssler Salze? Vielleicht auch noch Bachblüten? Ach, herrje. Das mir, ausgerechnet mir. Für die, die es nicht wissen: Bachblüten und Schüssler Salze gehören zwar nicht zur reinen Lehre der Homöopathie, aber ins „Sympathisanten-Umfeld“, zu den „alternativen" Heilmethoden. Den meisten Menschen, die sich mit Homöopathie beschäftigen, durchaus wohlbekannt.

Nun also Schüssler Salz Nr. 13 (t1p.de/21ut)[1], 243 Milligramm pro Tablette, fast ein Viertelgramm. Nein, das ist ja D6-verdünnt, das sind dann – hm, mikro, also Tausendstel mal Millionstel: 243 Milliardstelgramm oder kurz 243 Nanogramm. Sehr witzig. Aber auch garantiert unschädlich, egal was drin ist – auch wenn es Schlangengift wäre –, da kann man ruhig mal drei Stück einwerfen. Eine Sekunde später hatte ich es schon vergessen. Und am nächsten Morgen bin ich aufgewacht: trocken wie die Sahara. Staubtrocken. Alles. Brust, Hals, Haare, Kopfkissen, Bettdecke, alles staubtrocken. Ziemlich ungewöhnlich, weil mich der Nachtschweiß in den Monaten zuvor doch sehr zuverlässig heimgesucht hatte. Aber die Nr. 13 konnte es ja nicht sein, da ist ja nichts drin.

Nur damit die liebe Seele Ruhe hat, habe ich die Nr. 13 grinsend meinen anderen Pillen hinzugefügt, eine morgens, abends zwei – für eine Woche Experiment würde das ja nichts ändern, und natürlich würde ich sie beim ersten Schweißausbruch wieder aussortieren und triumphierend sagen können: „Hab's ja gewusst!"

Nächster Morgen: trocken. Übernächster: trocken. Alles! Absolut kein Vergleich zu den Tagen, Wochen und vielen Monaten zuvor. Jetzt wollte, musste ich es genauer wissen: Was, zur Hölle, ist in der Nr. 13 drin? Außer Milchpulver?

Wenn wir uns homöopathische Potenzen anschauen, dann finden wir auch häufig solche, die weit unterhalb von Potenzen wie C12 liegen. Jenes C12, das von Kritikern immer als Beispiel angeführt wird, weil da schon rein mathematisch die Chance, dass auch nur ein einziges Wirkstoffmolekül in einer Tablette oder einem Globulo drin ist, bei circa 1:500 oder weniger liegt, 499 aber komplett wirkstofffrei sein müssen.

---

1 t1p.de/21ut 

Avogadrosche Zahl: ein Mol (= Molgewicht in Gramm, zum Beispiel Kaliumarsenit: 76 g) enthält 6 x 10^23 Moleküle, übrigens gut zehnmal mehr, als es Sterne im Universum geben soll. Daher kann bei C12 (= D24 = 10^24) nur noch in der Hälfte von Trilliarden von C-12-Zubereitungen, die einzeln genauso viel wiegen wie das Mol, also hier 74 Gramm, überhaupt ein einziges Kaliumarsenit-Molekül vorhanden sein. Und 74 Gramm wären bei der DHU circa 300 Tabletten. Durch 0,6 = ~ 1:500.

Es gibt aber als homöopathisch deklarierte Zubereitungen, die deutlich geringer verdünnt sind als ebenjenes C12, mit trilliardenfach mehr Wirkstoff. Zum Beispiel D6, das entspricht einer Verdünnung von eins zu einer Million. Die Nr. 13 besteht pro Tablette aus 243 Milligramm Kaliumarsenit – aber als D6 eben verdünnt auf 1:1 000 000. Bei zwei Tabletten pro Tag nimmt der Patient circa 0,5 Mikrogramm echtes Kaliumarsenit zu sich. Und im Namen schon können Sie erkennen, was drin ist: Kalium und Arsen, genauer ist es „das Kaliumsalz der Arsenigen Säure" (t1p.de/9mia)[1], chemisch: K3AsO3.

Kalium können wir abhaken, das ist ein essentieller Grundstoff, von dem wir normalerweise ausreichend im Körper haben. Manager*innen auch mal nicht, wenn sie Hektik haben, keine Mittagspause machen und dann Herzrhythmusstörungen bekommen. Das hat dann gerne mit einer Kaliumunterversorgung zu tun, dagegen helfen aber eine oder zwei Bananen, that's all. Wir sprechen da aber von deutlich größeren Mengen als Nanogramm, wir brauchen täglich einige Gramm Kalium. Referenzwert für Erwachsene: 4000 Milligramm pro Tag, also vier Gramm! Eine Banane liefert davon schon ein Zehntel, das heißt 400 Milligramm, da machen Bruchteile eines Milligramms einfach gar nichts.

---

1 t1p.de/9mia 

Und wie ist das mit dem Arsen? Das kennen wir Älteren ja noch aus den Agatha-Christie-Krimis als das ultimative Mördergift, oder? Nun, die LD50-Dosis für Kaliumarsenit (Ka3AsO3), das ist die letale (tödliche) Dosis für 50 Prozent der Proband*innen, wird mit 14 mg·kg-1, das heißt 960 Milligramm für den 70-Kilogramm-Durchschnittsmenschen, angegeben. Das ist das Zweimillionenfache der oben angeführten 0,5 Mikrogramm. Kann es sein, dass ein Zweimillionstel dieser tödlichen Giftmenge im Körper doch etwas bewirkt? Das klingt zunächst abwegig, aber bei Botox wissen wir, dass die millionenfache Verdünnung aus dem tödlichen Gift ein hochpotentes Arzneimittel macht, zum Beispiel gegen fokale Dystonien.

Suchen wir mal zum Vergleich einen Stoff, den wir nur in Kleinstmengen benötigen, dessen völlige Absenz aber andererseits zum Tode führt. Vitamin B12 wäre so ein Kandidat. Wir haben zwar einen 3- bis 5-Jahres-Speicher dafür im Körper, aber wenn der leer ist und wir kein B12 bekommen, entwickeln sich erst Nervenschäden, dann Lähmungen der Extremitäten, dann funktioniert das Gehirn nicht mehr, und vermutlich stirbt man alsbald. Wir benötigen nur drei Millionstelgramm B12 pro Tag. Aber das ist doch immerhin sechsmal mehr als die erwähnten 0,5 Mikrogramm Kaliumarsenit? Nun, das B12-Molekül ist riesig (C72-H100-Co-N18-O17-P), aber ohne das eine zentrale Kobalt-Atom wäre es völlig nutzlos. Vergleicht man mal nur das Gewicht der Kobaltatome in diesen drei Mikrogramm B12 (Tagesdosis) mit dem Gewicht der Arsenatome in der oben angeführten Menge Kaliumarsenit (K3AsO3) in der millionenfachen D6-Verdünnung, dann kommt man auf 0,11 Mikrogramm Kobalt gegenüber 0,15 Mikrogramm Arsen pro Tagesmenge. Das ist dieselbe Größenordnung, Kobalt ist allerdings auch etwas leichter als Arsen (58:74), die angegebenen Mengen (zwei Tabletten Nr. 13 / drei Mikrogramm B12) enthalten deshalb annähernd gleich viele der beiden Atome – und zwar ungefähr 12 x 10^17, also 1 200 000 000 000 000 000 Atome Kobalt respektive Atome Arsen. Beziehungsweise auch gleich viele Moleküle B12 wie Moleküle Kaliumarsenit.

Niemand würde die drei Mikrogramm Vitamin B12 mit 0,11 Mikrogramm Kobalt als homöopathisch im Sinne von wirkstofffrei abqualifizieren, denn wir wissen, dass sie essentiell sind. Dann sollten wir das D6-Kaliumarsenit mit insgesamt 0,15 Mikrogramm Arsen aber auch nicht als homöopathisch bezeichnen, solange wir nicht wissen, welche Wirkung das Arsen in dieser – zugegeben – Kleinstmenge tatsächlich hat. Sicher wissen wir bisher nur, dass es in größeren Mengen giftig ist, über Kleinstmengen aber bislang nichts. Können wir ausschließen, dass dieses Arsen eine Wirkung hat, auch wenn die Menge sehr, sehr klein ist? Bei Lithium waren es die Nagetiere, die sich „ohne alles" nicht recht entwickeln oder fortpflanzen wollen. Bei Arsen sind es Hühner und Ratten, die bei einer völlig arsenfreien Ernährung deutliche Entwicklungsstörungen zeigen und sogar sterben können. Natürlich gibt es Höchstgrenzen für die Arsenbelastung von zum Beispiel Trinkwasser. Für meine Heimatstadt darf ich sagen: Da ist einfach gar nichts drin. Jedenfalls liegen die meisten Brunnen, oder wie das offiziell heißt: Wasserentnahmestellen, bei einem Wert von weniger als < 0,001 Milligramm pro Liter, also weniger als einem Mikrogramm pro Liter. Nur eine hat einen Wert bis zwei Mikrogramm pro Liter und eine bis zu drei Mikrogramm pro Liter, wie mir Frau Hartmann-Mühle von der Kundenbetreuung der Stadtwerke nach einem wunderbar fröhlichen Telefonat per Mail mitteilte. In unseren Lebensmitteln gibt es auch eher wenig Arsen. Der Höchstwert ist also festgeschrieben, aber es gibt keine erforschte Untergrenze. Wie war das doch beim Lithium? Je weniger, desto eher wählen die Menschen den Freitod? Und werden gewalttätiger? Wer verrät mir, was die Auswirkungen von Unterversorgung mit Mikromengen Arsen sind?

Da ich – selbst inklusive Kaffee – auf kaum mehr als einen Liter Leitungswasser pro Tag komme und mein Wasser vielleicht nur 0,5 Mikrogramm pro Liter oder weniger Arsen enthält, bleibt die Frage: Bekomme ich Arsen nicht auch über die Nahrung? Und ist da nicht vielleicht viel mehr drin als im Trinkwasser? Man liest doch immer, man müsse Reis gut wässern, mehrfach spülen und – ganz dramatisch – Vollkornreis sei am höchsten belastet? Zu Arsengehalt in Lebensmitteln habe ich diese Werte gefunden (t1p.de/9t4l)[1]:

Fisch: 45 mcg/kg
Meeresfrüchte: 130 mcg/kg
Algen: 11 000 mcg/kg
Reis: 130 mcg/kg

Fisch kommt bei mir vielleicht dreimal im Monat auf den Tisch. 125 Gramm Lachs zum Beispiel, die fünf Mikrogramm Arsen enthalten könnten, wären dann umgerechnet circa 0,5 Mikrogramm pro Tag. Allerdings findet man auch die Aussage, bei Arsen im Fisch handele es sich um die weniger giftigen organischen Verbindungen von Arsen (Arsenit ist anorganisch). Leider habe ich überhaupt nichts darüber gefunden, wie viel Arsen in Zuchtlachs enthalten ist und wie es um die Verweildauer der organischen Arsenverbindungen im Körper bestellt ist. Was würde es bedeuten, wenn das Fischarsen zwar mit fünf Mikrogramm pro Portion anflutet, den Körper aber nach 24 Stunden schon wieder verlassen hat? Was ist dann an den restlichen 27 Tagen?

Meeresfrüchte esse ich noch viel seltener, drei- bis viermal im Jahr? Das rechne ich erst gar nicht aus. Und Sushi gibt es ähnlich „häufig". Wie viel Algen da gewichtsmäßig drum herumgewickelt sind? Keine Ahnung, ansonsten aber esse ich keine Algen.

Bleibt der Reis. Die Arbeiterkammer Österreich hat Reissorten getestet: „Beim Reis enthielt die Sorte Basmati die geringste Belastung. […] Vergleichsweise schlecht schnitt im Test Vollkorn-Reis ab. Das Schlusslicht im Test war der Parboiled-Reis […] mit 0,175 mg/kg anorganischem Arsen." (t1p.de/gwtz)[2] Die sicher interessan-

---

1 t1p.de/9t4l     2 t1p.de/gwtz 

ten Einzelergebnisse sind leider nicht abrufbar, die Seite lädt nicht. Der WDR listet aber unter anderem diese Daten auf (t1p.de/j9e0)[2]:

Kochbeutel Spitzen-Langkorn-Reis
Anorganisches Arsen: 0,09 mg/kg
ORYZA IDEAL Reis Langkorn Parboiled
Anorganisches Arsen: 0,10 mg/kg
Camargue Naturreis Spitzen-Langkorn
Anorganisches Arsen: 0,17 mg/kg
Edeka Langkorn Spitzenreis Naturreis
Anorganisches Arsen: 0,13 mg/kg

Warum gibt es keine besseren Daten als eine Untersuchung des öffentlich-rechtlichen Rundfunks? Gute Frage. Das Bundesamt für Risikobewertung hat zwar 2015 eine reichlich unspezifische Warnung vor Arsen in Reisprodukten herausgegeben, dort scheint man aber auch nichts Genaues zu wissen. Und die Stiftung Warentest listet bei ihrem großen Basmatireis-Test 2018 unter den Schadstoffen leider nur Pesti- und Fungizide auf.

Ich nehme einfach mal den besten obigen Wert, also 0,07 Milligramm pro Kilo (= 70 mcg/kg) für meinen Tilda-Reis, ist ja ein Basmati. Ich wässere ihn vorher so lange, bis das Abgusswasser klar ist, also drei- bis viermal! Damit sollte sich der Arsengehalt um gut ein Drittel bis maximal zwei Drittel verringern. Ich nehme mal konservativ an, auf knappe 60 Prozent reduziert. Das wären dann also 0,04 Milligramm pro Kilo oder 40 Mikrogramm je Kilogramm Trockenreis. Ich dämpfe ihn in einem kleinen Plastik-Reis-Kochtopf in der Mikrowelle und gebe dabei gute vier Messbecher Wasser (4 x 150 = 600 ml) auf drei Messbecher Reis (3 x 133 = 400 g Reis) für

1 t1p.de/iwxa  2 t1p.de/j9e0 

später fünf Portionen zu je 200 Gramm, von denen eine für zwei Personen ausreicht, wenn man zwar genuss-, aber trotzdem maßvoll zu essen gewohnt ist. Eine Portion von 100 Gramm enthält also circa 40 Gramm Trockenreis. Mal 40 mcg/kg = 1,6 mcg Arsen. Bei mir vielleicht einmal die Woche oder auch nur zweimal im Monat. Umgerechnet 0,1 bis 0,2 Mikrogramm pro Tag. Natürlich relativ viel mehr an den paar Tagen, an denen ich Reis esse, aber auch dann kaum mehr, als in einem Liter Trinkwasser sein könnte. Und Nullkommanix an den anderen Tagen. Das heißt, an den meisten Tagen habe ich, vom Trinkwasser abgesehen, fast keine Arsenzufuhr. Außer seit Neuestem die Nr. 13 natürlich. Mit täglich 0,5 Mikrogramm (zwei Tabletten) oder 0,75 Mikrogramm (drei Tabletten) Kaliumarsenit – die Hälfte einer Portion Reis.

Wenn ich jetzt wüsste, ob die unerwartet trockenen Nächte, die es ja auch gab, immer nach Lachs-mit-Reis-Mahlzeiten aufgetreten sind … penible Aufzeichnungen, wie sie Allergiker*innen für ein Ernährungstagebuch anlegen, hätten helfen können, aber wer ahnt denn schon, dass vielleicht das Arsen im Reis mit Lachs den Nachtschweiß vertreibt?

Egal. Für mich genügen die oben aufgeführten Mengen und Fakten, um eine naturwissenschaftlich nicht völlig auszuschließende Wirkung von Arsen gegen meinen Nachtschweiß vermuten zu können, auch wenn das Haupteinsatzgebiet der Nr. 13 viele andere Krankheiten sind – googeln Sie das ruhig und wundern Sie sich, gegen was es noch alles helfen soll. Zumal ich dann noch entdeckt habe, dass auch die Nr. 24 der Schüssler Salze unter anderem gegen übermäßiges Schwitzen helfen soll. Und was ist das? Der Wirkstoff, auch circa 250 Milligramm pro Tablette, auch D6-verdünnt, ist: Arsentrijodid. Schon wieder Arsen. Zufall? Das Jod in dieser Verdünnung, 80 Prozent von 250 Nanogramm (= 0,2 mcg), ist nutzlos, davon brauchen wir täglich deutlich mehr, etwa das Tausendfache (200 mcg), das kann man mit zwei bis drei Tabletten Nr. 24 also weder auffüllen noch groß beeinflussen.

In der Wikipedia steht bei Arsen unterhalb des Abschnitts, der beschreibt, wie Arsen als Medizin schon seit dem Altertum verwendet wurde, auch dieses: „Die biologische Bedeutung des Arsens für den Menschen ist nicht vollständig geklärt. Es gilt als Spurenelement im Menschen, Mangelerscheinungen wurden bisher aber nur an Tieren nachgewiesen. Der notwendige Bedarf liegt, falls er bestehen sollte, zwischen 5 und 50 mcg pro Tag." (t1p.de/z6d6)[1] Lustig finde ich dabei die Formulierung „falls er bestehen sollte" zusammen mit einer dann doch präzisen Mengenangabe: mindestens fünf Mikrogramm! Wie gesagt, man weiß, dass Hühner und Ratten bei arsenfreier Ernährung krank werden und sterben können. Das zu wissen, wäre ja immerhin hilfreich, wenn man Hühnerhalter wär'. Und dass Pferde früher illegal mit Arsen gedopt wurden, weil es die Bildung von roten Blutkörperchen fördert, weiß man auch. „Die stimulierende Wirkung des Arsens ist vermutlich auch Ursache des früher in einigen Alpengegenden verbreiteten Arsenikessens. Im 17. Jahrhundert verzehrten manche der dortigen Bewohner lebenslang zweimal wöchentlich bis zu 250 Milligramm Arsen – bei Männern, weil es bei der Arbeit in den Höhenlagen half", heißt es weiter in der Wikipedia (t1p.de/z6d6)[1]. Höhenlage? Rote Blutkörperchen? Erinnert das nicht stark an das Höhentraining von Sportler*innen, wo es ja auch um die vermehrte Bildung von roten Blutkörperchen gehen soll? Sollte da ein Zusammenhang bestehen? Da kann doch der Sportler-Elektrolyt-Energydrink mit Arsenzusatz nicht mehr lange auf sich warten lassen? Scherz, weil: Die oben genannten 500 Milligramm pro Woche wären 70 Milligramm pro Tag – Milligramm, nicht Mikrogramm – 7000-mal mehr, als die WHO als obersten Grenzwert für Trinkwasser empfiehlt (10 mcg/l). Das erscheint mir selbst unter den bekannten Gewöhnungstendenzen bei Arsenikessern (t1p.de/56zt)[2] nicht recht glaubhaft, schon gar

---

1 t1p.de/z6d6   2 t1p.de/56zt 

nicht, dass es auf die Dauer gesund sein sollte. Denn sind nicht selbst geringe Dosen von Arsen dauerhaft gefährlich? Da gibt es doch die sogenannte Schwarzfuß-Krankheit, bekannt aus einer Studie (Tseng et al., 1968) in Taiwan. „Schwarzfuß-Krankheit", weil die Füße der Menschen schwarz wurden und amputiert werden mussten. Und die arsenverseuchten Brunnen in Bangladesh?

Die WHO schreibt auf ihrem „fact sheet" (t1p.de/jfn3)[1] dazu: „Langfristige Exposition mit Arsen aus Trinkwasser und Lebensmitteln kann Krebs und Hautveränderungen verursachen. Es wurde auch mit Herz-Kreislauf-Erkrankungen und Diabetes in Verbindung gebracht. In der Gebärmutter und im frühen Kindesalter wurde die Exposition mit negativen Auswirkungen auf die kognitive Entwicklung und einem Anstieg der Todesfälle bei jungen Erwachsenen in Verbindung gebracht" (übersetzt aus dem Englischen). Dito auf der Hauptseite (t1p.de/ufm7)[2]: „Der Richtwert der WHO für Arsen in Trinkwasser liegt bei 0,01 Milligramm pro Liter. Das sind also zehn Mikrogramm pro Liter.

In einem Papier der U.S. Environmental Protection Agency zum Thema Arsen (t1p.de/xjjm)[3] wird zudem ausgeführt, dass in der untersuchten Bevölkerung, deren Trinkwasser durchschnittlich neun Mikrogramm Arsen je Liter enthielt, absolut „keine erkennbaren und messbaren Schädigungen" entdeckt werden konnten. Daraus bezieht der WHO-Grenzwert seine Berechtigung. Erste Schädigungen konnten erst ab einem Durchschnittswert von 170 Mikrogramm pro Liter festgestellt werden, also fast das 20-Fache.

Mit meiner Dosierung lande ich bei knapp einem Mikrogramm Kaliumarsenit pro Tag, davon ist knapp ein Drittel reines Arsen. Also etwa ein Sechzigstel dessen, was die Gruppe, bei der die Auf-

---

1 t1p.de/jfn3  2 t1p.de/ufm7  3 t1p.de/xjjm 

nahme unter dem von der WHO vorgeschlagenen Grenzwert lag, mit nur zwei Litern Wasser pro Tag aufnähme – ohne erkennbare Schädigungen.

Tatsächlich wird bei der Umrechnung auf Arsen je Kilogramm Körpergewicht allerdings mit 4,5 Litern pro Tag gerechnet – was mir unrealistisch erscheint. Das wäre dann eine Zufuhr von 40 Mikrogramm pro Tag alleine aus dem Wasser, und dazu werden noch zwei Mikrogramm pro Tag aus Kartoffeln und Reis addiert. Der letzte Wert wurde geschätzt, weil keine Messdaten vorlagen. Das Ganze wurde, um eine Dosis pro Kilogramm Körpergewicht zu ermitteln, durch 55 geteilt. „Konservativ" ist das nicht zu nennen, ein vorsichtiger Wissenschaftler würde genau umgekehrt vorgehen und davon ausgehen, dass nur wenig Wasser getrunken wird, und auch das Körpergewicht nicht unterdurchschnittlich annehmen, um eine Sicherheitsgrenze schon für eher geringfügige Belastungen zu ermitteln. Egal, was zählt, ist, dass man bei durchschnittlich neun Mikrogramm pro Liter Trinkwasser, also vermutlich wenigstens 18 Mikrogramm pro Tag, keine Schädigungen ermitteln konnte.

Ich habe inzwischen viele Wochen mit circa einem Mikrogramm, aktuell sogar nur noch 0,75 Mikrogramm Kaliumarsenit täglich hinter mir, in denen nicht das kleinste Tröpfchen Schweiß meine Nachtruhe gestört hätte. Oder den Nachmittagsschlaf auf der Couch, der in den vergangenen Jahren, falls länger als ein Viertelstündchen, leider auch oft als Schwitzbad endete. Eine so lange und völlig trockene Periode gab es in den letzten Jahren noch nie.

Ich meine auch, ich würde beim Tischtennis weniger schwitzen. Früher sind mir die Schweißbäche über die Stirn in die Augen gelaufen, ein dickes Frottee-Stirnband war deshalb unausweichlich. Und das war nach drei Stunden so klitschnass, dass man es auswringen konnte. Jetzt ist es nur mehr feucht. Neulich habe ich überhaupt vergessen, es aufzusetzen, und kein Schweiß ist mir in die Augen gelaufen.

Eines meiner alltäglichen Rituale hat sich auch verändert: Genauso, wie ich vor Reisen meine Schmerzmittelvorräte mittlerweile nicht mehr kontrolliere, vergesse ich inzwischen auch öfter mal, den Deo-Stift zu benutzen. Weil – wahrscheinlich kommen Sie selbst drauf – nichts mehr schwitzt, nichts mehr riecht, wozu dann also noch Deo? Ich finde solche quasi unbewussten Veränderungen im Verhalten immer besonders eindrucksvoll. Die Bettwäsche ist der optische Beweis: Wenn man sich nachts dreht und die Haut bremst, weil sie feucht ist, kriegt das Laken schon nach einer Nacht viele Falten, der Molton krumpelt, und nach drei Tagen spätestens muss man seitlich nachstopfen, es sieht trotzdem bescheiden aus. Jetzt sieht das Laken noch nach einer Woche aus, als wäre es erst am Vorabend aufgezogen worden.

Alles nur anekdotisch, nicht beweisbar, das ist mir durchaus klar. Wenn ich einen wissenschaftlichen Versuch zum Arsen machen wollte, müsste ich erst mal genau eruieren, was es außer Trinkwasser und Reis noch für Arsenquellen gibt und wie viel ich damit wirklich aufnehme. Man könnte dann – ehe man eine teure Doppelblindstudie aufsetzt – erst mal per Umfrage feststellen, ob die Menschen in den Gebieten, in denen die Brunnen die oben angeführten drei Mikrogramm pro Liter enthalten, signifikant seltener an Nachtschweiß leiden als in den Gebieten, in denen der Wert unter einem Mikrogramm liegt. 2000 Antworten, davon 1000 hier und 1000 dort, könnten schon einen einigermaßen handfesten Hinweis geben, falls das Ergebnis deutlich ist. Und statt einer teuren Umfrage könnte man erst mal je ein Dutzend Hausärzte in diesen Gebieten nach Patient*innen befragen, die über Nachtschweiß klagen. Dann bekäme man zumindest eine gefühlte Tendenz. „Könnte, müsste, sollte" oder auch „wäre, wäre, Fahrradkette …". Ich tu's nicht, ich bin ja, wie schon ganz zu Anfang geschrieben, bequem und habe eine für mich komfortable Lösung gefunden.

Eine gute Freundin meinte, ich solle doch das Experiment einfach umdrehen, die Nr. 13 absetzen und warten, dass der Schweiß wiederkommt. Ich denke gar nicht daran. Meine neu gewonnene Nachtruhe, der erholsame Schlaf, das ist mir viel zu wichtig, als dass ich das auch nur für eine Nacht riskieren würde. Und wenn es nun doch nur Placebo wäre? Ist mir wurscht. 130 Tage (400 Tabletten) kosten mich circa 12 Euro, also circa 9 Cent pro Tag. Ich werde einen Teufel tun, wegen neun Cent meine Nachtruhe zu riskieren.

Update Januar 2020: Nachdem ich ein paar Wochen vier Tabletten pro Tag (zusammen ein Mikrogramm) genommen hatte, fiel mir auf, dass mir manchmal ein leicht strenger Geruch in die Nase stieg – und dass ich das selber bin beziehungsweise mein weniger Schweiß. Ich habe trotz Rauchens eine verflixt feine Nase, vor allem für Gerüche, die ich nicht mag. Wenn der Barkeeper den Tresen vor drei Stunden mit einem feuchten Küchentuch, das ein paar Stunden zusammengeknüllt herumgelegen hat, abgewischt hat und selbiger längst wieder trocken ist: Ich rieche es trotzdem. Der Keeper auch, aber dazu muss er sich den Lappen vor die Nase halten. Wenn ich also finde, dass etwas unangenehm riecht, ist das für andere Nasen oft gar nicht wahrnehmbar. Arsenwasserstoff riecht übrigens unangenehm nach Knoblauch (t1p.de/3qtv)[1], und Arsenüberkonsum soll an Knoblauchgeruch im Schweiß erkennbar sein (t1p.de/mpgu)[2]. Tatsächlich war mein empfindsames Näschen ähnlich irritiert wie von Menschen, die am Abend vorher türkisch oder griechisch essen waren. Da ich nichts anderes als das Arsen für den strengen Geruch verantwortlich machen konnte, habe ich die Dosis wieder auf zwei Tabletten, also 0,5 Mikrogramm, reduziert. Alles gut. Das passt jetzt so.

Übrigens, und jetzt kriegen die Homöopathiekritiker*innen gleich den alpinen Superfön (ich jedenfalls musste echt lachen, als Google das bei meiner Suche nach dem Geruch zufällig mit ausge-

---

1 t1p.de/3qtv  2 t1p.de/mpgu 

spuckt hat): Gegen Arsenvergiftung hilft? Knoblauch! (t1p.de/xc9r)[1]. „Similia similibus curentur“, ist das Heilprinzip der Homöopathie, es bedeutet so viel wie: „Ein Stoff, der ähnliche Symptome verursacht wie eine Krankheit, taugt als Heilmittel dieser Krankheit. Kurzfassung: Man kann Ähnliches mit Ähnlichem heilen.“ (t1p.de/sxam)[2] Ist das also Wasser auf die Mühlen der Homöopath*innen, wenn Knoblauch gegen zu viel Arsen helfen soll, das als Arsenwasserstoff unangenehm nach Knoblauch riecht und im Menschen einen strengen, an Knoblauch erinnernden Körpergeruch erzeugt? Ich muss leider – genau wie Christian Buggisch in seinem oben zitierten Blog (t1p.de/sxam)[2] – ein volles Schnapsglas bitteren Wermuts in den Wein schütten: Es war die Rede von vier Knoblauchzehen täglich gegen die Arsenvergiftung, nicht etwa von einem Billionstel einer Zehe, etwa D12. Wenn es das schwefelhaltige Allicin im Knoblauch ist, das das Arsen bindet und aus dem Körper transportiert, dann brauchen wir eine Menge an Allicin-Molekülen, die nicht nur die tägliche Neuaufnahme neutralisiert, sondern auch das im Körper zu viel gebundene Arsen langsam ausspült.

Knoblauch enthält zwischen 5 und 14 Milligramm Allicin pro Gramm, das heißt circa 25 bis 70 Milligramm Allicin pro 5-Gramm-Zehe. Mal 4 = 100–280 mg, Molgewicht 177 g, 180 mg Alliin = ~1 mmol Allicin. 30 Prozent der Brunnen in Bangladesh führen mehr als 50 Mikrogramm Arsen pro Liter, Belastung also 100–150 Mikrogramm pro Tag. Atommasse: 75 g: 2–3 mcmol Belastung. Faktor 300- bis 500-mal mehr Allicinmoleküle gegenüber der täglichen Arsen-Aufnahme, bei einer einprozentigen Wirkung der Ausfällung des Arsens durch eine Reaktion mit schwefelhaltigen Verbindungen genügt das wohl zur Neutralisation. Und könnte binnen einiger Jahre auch das

---

1 t1p.de/xc9r  2 t1p.de/sxam 

im Körper zu viel vorhandene Arsen ausschwemmen. Schon eine D3-Verdünnung enthielte aber definitionsgemäß nur noch ein Tausendstel. Eine D3-Tablette mit 250 mg/D3 enthielte also nur 250 mcg Allicin oder 2 mcmol (Mikromol), da müssten wir eine einhundertprozentige Wirkung der Ausfällungsreaktion voraussetzen, nur um die Neuaufnahme zu konterkarieren. Und bei D6 oder gar D12 ist schon Hopfen und Malz verloren.

Knoblauch als unverdünnte Urtinktur ist ja durchaus als Phytotherapeutikum bekannt, als pflanzliches Heilmittel wie zum Beispiel Kamille, Minze, Brennnessel, Chinin (aus der Chinarinde) und andere. Das hat aber mit Homöopathie rein gar nichts zu tun. Selbst wenn Arsen in Mikrodosen physiologisch beweisbar die von mir erfahrene Wirkung haben sollte, würde das nämlich nicht beweisen, dass die Homöopathie Recht hat. Das Gegenteil allerdings auch nicht. Damit stellt sich eine weitere Frage: Gibt es unter den vielen Hundert als homöopathisch etikettierten und mit „nur Placebo“ abgetanen „Wirkstoffen“ vielleicht noch das ein oder andere essentielle Spurenelement mit echter biophysikalischer Wirkung? Was die Kritiker*innen – wie das Kind – zugleich mit dem Bade ausschütten wollen würden? Nicht alles, was als homöopathisch etikettiert ist, enthält nachweislich unwirksame oder gar keine Mengen irgendwelcher Wirkstoffe, denn nur aufgrund der Verdünnung D6 müsste dann auch Botox als homöopatisch gelten. Das geglättete und mimikfreie Gesicht so mancher Celebrity beweist ganz klar das Gegenteil. Kaliumarsenit, also Schüssler Salz Nr. 13, wollen Sie aber sicher nicht in D3, also tausendfach höherer Konzentration als D6, zu sich nehmen. Das gibt es übrigens auch gar nicht zu kaufen. Und D6, das habe ich oben gezeigt, muss keineswegs eine physiologisch unwirksame Verdünnung sein. Könnte sein, muss aber nicht, die Anzahl der Wirkstoffmoleküle ist ja nicht kleiner als bei Vitamin B12 in der täglich von uns unbedingt benötigten Menge.

Ich jedenfalls erkläre hiermit Arsen zu den für mich essentiellen Spurenelementen – und beanspruche alle Verwertungsrechte daran. Haha, Späßle. Vielleicht könnte ich auch einfach jeden Tag Fisch mit nur wenig gewaschenem Reis essen, um meinen Arsenbedarf zu decken. Die Nr. 13 ist da allerdings um Größenordnungen billiger – und zuverlässiger in der Dosierung.

Aber es bleiben Fragen: Ist der tägliche Konsum von arsenbelastetem Reis in Indien und anderen asiatischen Ländern vielleicht ein Grund dafür, dass die Menschen das dortige schweißtreibende Klima besser aushalten können? Immerhin liegt der Reiskonsum in Asien bei 150 Kilogramm pro Kopf, in Deutschland bei nur circa fünf Kilogramm pro Jahr. Und bei mir ist das weit weniger als die Hälfte, vielleicht ein Kilo (trocken) pro Jahr. Macht bei durchschnittlich 0,12 Milligramm pro Kilo für durchschnittlichen Reis in Asien pro Kopf circa 50 Mikrogramm pro Tag, bei 0,07 Milligramm für mich und meinen stark gewaschenen und niedrig belasteten Basmatireis aber nur 0,1 bis 0,2 Mikrogramm. Besser gesagt: zehn Tage nichts, dann vielleicht zwei Mikrogramm auf einmal, dann wieder lange nichts. Vielleicht gibt es ja irgendwann mal Forschung dazu. Irgendwann mal, denn wir müssen zunächst dafür sorgen, dass viele Millionen Menschen vor einer gesundheitsschädlichen Überdosierung durch hoch arsenbelastetes Trinkwasser bewahrt werden!

Eines ist übrigens lästig an der nicht mehr vorhandenen Hyperhidrose: Wenn abends 70,3 Kilogramm auf der Waage stehen, dann tun sie das am Morgen leider immer noch – jedenfalls bevor ich den in Wasser verwandelten Wein entsorgt habe. Luxusprobleme …

Alles Jod, oder was?

Ich hatte zur letzten Jahreswende schon gedacht, der Jungbrunnen-Cocktail, mein Zaubertrank, wäre fertig. Alles dran, alles drin. Dann bin ich über einen Artikel zu Jod und Jodmangel gestolpert und habe angefangen, das nachzulesen. Obwohl ich natürlich schon seit Jahren mit jodiertem Salz würze. Ich salze ordentlich, mehr als andere – und das mit bestem Gewissen, denn der angeblich von zu hohem Salzkonsum verursachte Bluthochdruck ist eine schöne, nein blöde Mär. Das wusste ich, seitdem ich das Zuckerbuch geschrieben hatte. Nicht nur braucht der Körper ganz schön viel Salz als „Elektrolyt", vor allem wenn man viel schwitzt (Radrennfahrer wissen das). Eine verstärkte Ausscheidung bei Durchfallerkrankungen, wie zum Beispiel Cholera, ist sogar lebensgefährlich. Aber unser Körper hat auch ein raffiniertes System, Salz aus dem Urin zurückzugewinnen, wenn zu wenig nachkommt. Und auszuscheiden, wenn es zu viel ist. Das macht die Niere ganz hervorragend, genauso wie die Leber unseren Blutzuckerspiegel perfekt in der Waage hält, wenn wir da nicht mit viel zu viel Industriezucker reinpfuschen und damit die Bauchspeicheldüse in Nöte bringen. Aber das ist ein anderes Thema, Zuckerbuch, sage ich nur. Bei zu viel Zucker springt aber auch die Salzausscheidung durch die Niere aus dem Gleis, der Rückhaltemechanismus wird angeworfen, obwohl genug Salz da ist. Und dann folgen Durst, vermehrte Flüssigkeitsaufnahme und erhöhter Blutdruck. Denn das tatsächliche Zuviel an Salz muss unbedingt mit zusätzlichem Wasser verdünnt werden (dafür der Durst), weil sonst der Elektrolythaushalt aus der Balance kommt. Wie bei einem Fahrradschlauch, in den man mehr Luft reinpumpt, als seinem Normalvolumen entspricht, steigt dann mit der größeren Flüssigkeitsmenge auch der Druck in den Adern. Natürlich dehnt der Schlauch sich aus, das können unsere Adern auch, aber für diese Dehnung der Gefäßwände braucht es mehr Innendruck, ergo: Bluthochdruck.

Die Dehnbarkeit und die Elastizität der Gefäßwände lässt im Alter auch noch nach; bei einem jungen Adersystem, das unter körperlicher

Belastung mal eben auch einen Blutdruck von 180 zu 110 locker wegsteckt und nach zwei, drei Minuten Ruhe wieder zu einem Ruhedruck von 120 zu 80 zurückkehrt, ist das unproblematisch. Ein alter Mensch braucht da viel, viel länger. Eine Blutdruckmessung sollte deshalb frühestens nach fünf Minuten Ruhe stattfinden, weil schon das einfache Herumlaufen den Blutdruck um 20 bis 40 Millimeter-Quecksilbersäule ansteigen lässt. Und es eben bei steigendem Alter länger dauern kann, bis sich das wieder beruhigt hat.

Übrigens, die normalen 120 Millimeter-Quecksilbersäule (mm HG = Torr) muss man mit 1,33 multiplizieren, um zur SI-Einheit Bar beziehungsweise hier Millibar zu gelangen. Unser Blutdruck in Ruhe entsprich also circa ~0,16 Bar systolisch, also wenn das Herz pumpt, und ~0,1 Bar diastolisch. Auf die Höhe einer Wassersäule umgerechnet sind das 1,6 Meter, das reicht rein rechnerisch selbst bei einem Basketballriesen noch, um das Blut durch den Aderdruck vom Fuß bis zum Herzen zurückfließen zu lassen. Allerdings würde es dann nur noch sehr langsam fließen, zu langsam. Deshalb hat Mutter Natur uns mit einem ähnlichen System ausgestattet, wie es Bäume haben: Normalerweise müssten Bäume, die mehr als zehn Meter Höhe erreichen, in den Spitzen vertrocknen. Das tun sie nicht, weil es so etwas wie Zwischenpumpstationen gibt, ähnlich wie Absätze in einer langen Treppe, auf denen man sich ausruhen kann. In unserem Adersystem, genauer gesagt in den Venen, gibt es dafür die sogenannten Segelklappen, die den Rückfluss des Blutes stoppen, so wie das Ventil am Fahrradschlauch beim Aufpumpen. Wenn sich die Beinmuskeln bewegen, drücken sie die Adern unterschiedlich zusammen, die schieben dann das Blut vorwärts beziehungsweise aufwärts, und der Weg zurück ist ja dicht: Klappe zu. Wenn man eine ererbte Gewebeschwäche hat und/oder die Beine zu wenig bewegt, bleibt zu viel Blut in den Venen, und die werden über die Jahre gedehnt. Damit werden die Klappen zu klein und undicht, was das Problem verschärft, und dann entstehen die sichtbaren Krampfadern. Und natürlich Durchblutungsprobleme aller Art und mit allen möglichen Folgen. Schon deshalb steht an meinem PC-Arbeitsplatz schon seit vielen Jahren ein Sitzfahrradtrainer, und während ich diesen Text tippe, strample ich ganz gemächlich unterm Tisch die Pseudo-Kilometer weg.

Genau wie beim Cholesterin, auf das ich später zu sprechen komme, kann man den Bluthochdruck durch verminderte Salzaufnahme nur sehr wenig beeinflussen, deshalb sind Salzreduktionsdiäten auch nur wenig wirksam. Wir reden hier von fünf Millimeter-Quecksilbersäule, die schon als großer Erfolg gefeiert werden. Und schmecken tut eine salzarme Diät schon gleich gar nicht. Nein, man muss den übermäßigen Zucker weglassen, dann funktioniert die Salzausscheidung über die Niere wieder normal, dann passt es wieder. Auch das können Sie beim oben erwähnten Journalisten Gary Taubes nachlesen, wenn Sie es nicht glauben. So viel zum Salz, jetzt also Jod! Vorweg ein Zitat aus der Wikipedia zum Thema Jodmangel: „Geistige Retardierung infolge von Jodmangel war in früheren Zeiten ein endemisches Phänomen in Jodmangelgebieten. Im Jahr 1748 beschrieb der schottische Philosoph David Hume bei einer Reise durch die Steiermark schockiert seine Eindrücke: ‚So ansprechend das Land in seiner Rauheit ist, so wild, entstellt und monströs sind die Bewohner in ihrer Erscheinung. Sehr viele von ihnen haben hässliche geschwollene Hälse. Kretins und Taubstumme tummeln sich in jedem Dorf herum. Der allgemeine Anblick der Leute ist der Schockierendste, den ich jemals gesehen habe.'" (t1p.de/28vv)[1] Wie man in demselben Artikel ebenfalls nachlesen kann, hat der mutige Schweizer Arzt Otto Bayard schon 1918 die richtigen Schlüsse gezogen und gezeigt, dass die oben beschriebenen Folgen durch die Beimischung von Jodkali zum Speisesalz vermieden werden können. Auf diese Erkenntnisse aufbauend empfahl die „Schweizerische Kropf-

1 t1p.de/28vv 

kommission [1922] der Bevölkerung und den fünfundzwanzig kantonalen Behörden den Gebrauch jodhaltigen Speisesalzes". Und weiter heißt es in der Wikipedia: „Die in den folgenden Jahren gesamtschweizerisch durchgesetzte Einführung einer strukturierten Jodprophylaxe nach Bayard hatte weltweiten Pioniercharakter. Eine gesetzliche Jodprophylaxe gibt es in der Schweiz, in Österreich, in den USA, in Taiwan sowie bis zur Wiedervereinigung in der DDR. Im vereinigten Deutschland gibt es dagegen keine gesetzliche Jodprophylaxe." Aber immerhin darf unser Salz mittlerweile jodiert werden, das ist ja schon mal ein Fortschritt, oder? Und seit wann? „Jodsalz war zwar schon seit 1959 verfügbar, jedoch bis 1981 zunächst nur für Krankenbehandlungen zugelassen. Erst 1989 wurde es in die Zusatzstoffzulassungsverordnung aufgenommen." Huch, 1989? Und etwas weiter oben liest man dort auch: „Zahlreiche epidemiologische Arbeiten der letzten Jahrzehnte belegen den natürlichen Jodmangel in Deutschland." In einem 2005 veröffentlichten Papier von Prof. Dr. med. Rainer Hehrmann, einem der renommiertesten Schilddrüsenspezialisten Deutschlands, findet sich Folgendes: „Vor der Verbesserung der gesetzlichen Regelungen zur Verwendung von jodiertem Speisesalz in der BRD 1993 war der Jodgehalt der Nahrungsmittel zu niedrig, um den physiologischen Jodbedarf (100–200 µg pro Tag) zu decken. Vor 1990 bestand für > 90 % der Bevölkerung ein Jodmangel Grad I bis III." t1p.de/55i7)[1]

Über 90 Prozent der Bevölkerung hatten einen Jodmangel! Das hat dann auch entsprechende Krankheiten erzeugt: „Die Mangelsituation führte noch Ende der 1990er Jahre in Deutschland zu 100.000 Schilddrüsen-Operationen jährlich." Und wie sieht es aktuell aus? Die Schweiz hat den Jodgehalt im Salz 2014 von 20 auf 25 Mikrogramm pro Gramm Salz erhöht, und 70 Prozent der Fertiglebensmittel in der Schweiz werden mit jodiertem Salz zubereitet. In Deutschland hat das

---

1 t1p.de/55i7 

Salz immer noch nur 20 Mikrogramm pro Gramm und: „Der Anteil des Jodsalzes bei den gewerblichen Lebensmitteln liegt in der Schweiz: um 70 Prozent und in Deutschland: um 30 Prozent."

Wen wundert da, dass in Deutschland nach wie vor zwei Drittel aller Menschen eine Jodunterversorgung haben? „Mindestens 25 Prozent der deutschen Bevölkerung (entsprechend 20 Mio. Personen) haben eine Struma [Vergrößerung des Schilddrüsengewebes]. Zirka ein Drittel haben zusätzlich Knoten. Behandelt werden maximal fünf Mio. Personen (25 Prozent der Betroffenen), mehr als 15 Mio. bleiben unbehandelt. 100 000 Schilddrüsenoperationen pro Jahr werden in Deutschland durchgeführt, davon 80 Prozent wegen einer Struma plus Folgeerkrankungen", schreibt die Apothekerzeitung 2001 (t1p.de/3iv6)[1]. Und weiter: „Täglich fehlen 100 µg Iod: Iod muss mit der Nahrung und dem Trinkwasser aufgenommen werden. Da unsere Umwelt (Boden) iodverarmt ist, enthält die Nahrung zu wenig Iod. Das konnte landesweit belegt werden. Die Iodausscheidung im Urin ist ein gutes Maß für die Iodversorgung. Werte unter 100 µg/g Kreatinin bzw. unter 10 µg/100 ml Urin weisen auf eine Mangelversorgung hin. Durchschnittlich nehmen die Deutschen zurzeit täglich nur ca. 100 µ Iod auf (in den 70er-Jahren lagen die Werte bei ca. 30 bis 40 µg/Tag). Das von der WHO empfohlene Optimum liegt für Erwachsene bei 150–300 µg/Tag." Wenn Sie jetzt meinen, das schreibt das Branchenblatt, weil die Damen und Herren Apotheker*innen am Jod verdienen, liegen Sie ganz schön falsch, denn Jod kostet praktisch nichts. Eine Dreimonatspackung mit 100 Mikrogramm Jod kostet um die 4 Euro, also etwa 4 Cent pro Tag. Und an etwas, das nichts kostet, kann man auch nichts verdienen.

Aber sind 200 Mikrogramm pro Tag nicht zu viel? Die WHO warnt ab einer Jodausscheidung von 300 Mikrogramm pro Liter

---

1 t1p.de/3iv6 

Urin. Und Jod wird zwar in der Schilddrüse zwischengespeichert, es geht aber letztlich immer so viel raus wie rein. Wenn wir zwei Liter Urin am Tag ausscheiden, weil wir zwei Liter trinken, dann entsprechen die oben angegebenen 300 Mikrogramm pro Liter einer Zufuhr von 600 Mikrogramm. Die sogenannte sichere Obergrenze wird von der EU auch genau mit diesen 600 Mikrogramm pro Tag angegeben. Sie entspricht damit allerdings auch der vierfachen Menge der von der EU empfohlenen Tagesdosis. Bleibt noch die Frage, ob man sich nicht mit dem jodierten Salz und den jodierten gewerblichen Lebensmitteln schon so viel Jod zuführt, wie man braucht, und zusätzliche Jodtabletten deshalb ganz und gar überflüssig oder gar schädlich sind. Spannende Frage. Als man begonnen hat, das Kraftfutter für Kühe zu jodieren, gab es in Einzelfällen Milch mit sagenhaften 1500 Mikrogramm pro Liter. Daraufhin hat man offenbar EU-weit die Jodierung von Kraftfutter für Kühe und Hühner halbiert (t1p.de/28vv)[1]. Am besten hält man sich ohnehin von Kraftfuttermilch fern, das ist auch aus anderen Gründen ratsam, aber davon später. Was bleibt? Heumilch ist eine EU-weit geschützte Bezeichnung. Da wird überwiegend frisches Grünfutter, also Gras, Kräuter und im Winter eben Heu gefüttert, dazu noch sogenanntes Raufutter, wie Grünraps, Futterrüben, Grünmais und Grünroggen. Verboten sind dabei Silage (vergorenes Grünzeug) und zum Beispiel Brauereiabfälle etc. pp. Und nein, Weidemilch ist nicht die Milch von Kühen, die ganzjährig draußen gehalten werden und sich nur bio ernähren. Die Bezeichnung sagt nämlich leider nur, dass die Tiere wenigstens ab und an auf die Weide dürfen und nicht den ganzen Tag im Stall stehen. Die industrielle Kuhhaltung ist leider genauso schlimm wie die Hühnerhaltung, da kann einem der Appetit durchaus vergehen. Also wenn, dann Heumilch

---

1 t1p.de/28vv 

für mich und Eier von in natürlichen Kleingruppen freilaufenden Hühnern. Aber wer garantiert mir das? Der Bio-Supermarkt vielleicht – und mit Bio-Milch sollte ich dann auch kein Jod-Überversorgungsproblem mehr haben.

Zurück zum Jod und der Schilddrüse. Wie schon erwähnt hat die Schilddrüse, wie vieles andere im Körper, die Fähigkeit, auf einen Mangelzustand zu reagieren. Den Jodmangel versucht sie zum Beispiel durch bessere Verwertung des Jods auszugleichen, es kommt zur Knotenbildung und zur Vergrößerung (Struma/Kropf). Wenn man nun plötzlich viel Jod supplementiert, reagiert die empfindlich gewordene Schilddrüse wie eine normale bei dauerhafter massiver Überversorgung, es kann sich die Autoimmunkrankheit Morbus Basedow verstärkt ausbilden. Und Hashimoto, die andere Autoimmunerkrankung, die zu einer chronischen Entzündung der Schilddrüse und manchmal auch zu ihrer kompletten Zerstörung führt. Hier ist ebenfalls Vorsicht angesagt, Hashimoto kann durch sehr hohe Dosen Jod ausgelöst werden, und auch eine dauerhafte Überversorgung ist derzeit als Auslöser in der Diskussion. Auch deshalb wird andernorts die noch sichere Tagesmenge mit nur 500 Mikrogramm, also nicht den oben angeführten 600, angegeben. Beides ist aber wirklich weit entfernt von den circa 142 Mikrogramm, die ich mir täglich zuführe (5 x 200 = 1000 mcg/Woche). Und da ich Milch nur im Kaffee trinke, im Schnitt vielleicht ein Ei pro Tag verzehre und mit dem Jodsalz auch nur höchstens 30 bis 40 Mikrogramm pro Tag zu mir nehme, bin ich wohl eher nicht überversorgt. Gut, es fehlen noch die Meerestiere, Fisch und so weiter. Da gibt es Jodwerte von 35 Mikrogramm pro 100 Gramm Lachs bis 240 Mikrogramm pro 100 Gramm Schellfisch. Krabben und Garnelen liegen mit 130 Mikrogramm genau dazwischen. Schellfisch esse ich nie oder nicht, dass ich wüsste. Garnelen höchst selten. Lachs mit den unbedenklichen 35 Mikrogramm vielleicht einmal die Woche oder auch nur zweimal im Monat, das sind bei einer typischen 125-Gramm-Portion auch keine 50 Mikrogramm oder 7 Mikrogramm pro Tag. Und ab und an Kabeljau. Der hat auch stolze 155 Mikrogramm, und da darf es gerne eine 200-Gramm-Portion sein. Das sind dann gleich 300 Mikrogramm. Aber wie oft? Einmal im Monat vielleicht, 10 Mikrogramm pro Tag.

Übrigens, um 120 Mikrogramm Jod aus Salz zu generieren, müsste man mit sechs Gramm Jodsalz würzen. Das ist mehr als ein halbes von diesen kleinen Salzfässchen aus Glas mit dem silbernen Schraubdeckel drauf. Wenn die voll sind, sind knapp 12 Gramm Salz drin, ich hab's gewogen. Davon die Hälfte an einem Tag? Einen gehäuften Teelöffel voll? Das schaffe noch nicht mal ich!

Die Schilddrüse hat eine sehr große Speicherkapazität, und man kann sie mit einer Einmaldosis kaum überlasten oder schädigen. Das sieht man leicht, wenn man sich die Jodtabletten anschaut, die bei einem Atomunfall eingenommen werden sollen. Da geht es darum, alle Jodspeicher im Körper bis zum Überlaufen zu füllen, damit das radioaktive Jod 131 aus dem havarierten AKW keine Chance hat anzudocken, sondern möglichst schnell wieder ausgeschieden wird. Und solche Tabletten enthalten den tausendfachen Tagesbedarf, also zum Beispiel 100 Milligramm, nicht Mikrogramm.

Nun, da ich das alles gelesen hatte, dachte ich bei mir, warum sollte ich mir noch im Alter irgendetwas an der Schilddrüse einfangen, muss ja nicht sein, oder? Denn die Situation bei den Schilddrüsen-OPs hat sich seit 2001 offenbar kaum verbessert: „Trotzdem wurden 2012 in Deutschland etwa 44 000 Schilddrüsen vollständig entfernt und rund 42.000 Teilresektionen vorgenommen“, liest man in einem 2014 in der *WELT* erschienenen Artikel über eine Studie an der Charité in Berlin (t1p.de/r4ss)[1]. Und: „Ein Erwachsener sollte am Tag rund 200 Mikrogramm Jod zu sich nehmen. Der durchschnitt-

1 t1p.de/r4ss 

liche Deutsche konsumiert aber nur etwa 120 Mikrogramm täglich", sagt Gärtner [Schilddrüsenspezialist am Uniklinikum München]. Durch eine dauerhafte Unterversorgung mit Jod wächst die Schilddrüse, und es können Knoten entstehen. Etwa jeder fünfte Deutsche hat diese Knoten in der Drüse am Hals." Ich begann also vorsichtig mit nur 100 Mikrogramm am Tag. Nicht überdosieren und dann auch mal messen lassen.

Ein Messwert für die Aktivität der Schilddrüse, der im großen Blutbild auftaucht, ist der TSH-Wert. Er rangiert normalerweise von 0,5 bis 5 Milli-Units pro Liter, anderswo findet man auch Angaben wie 0,3 für die Untergrenze oder 5,8 für die Obergrenze, das ist schon eine ganz schöne Bandbreite. Verwirrend ist, dass ein hoher TSH-Wert, also über fünf (und das kann tatsächlich bis zehn gehen) das Zeichen für eine unteraktive Schilddrüse ist, unter 0,5 eher für einer hyperaktive. Na gut. Mein TSH hat sich von 1,35 vor der Supplementierung auf 2,0 nach einem halben Jahr mit Jodtabletten bewegt. Da hatte ich also vorher eine eher zu aktive Schilddrüse gehabt? Nimmt man an, dass ein gesundes Mittelmaß das Beste ist, und das läge ja rechnerisch bei 2,75, dann geht das bei mir von 1,35 auf 2,0 jedenfalls in die richtige Richtung. Und der FT4-Wert bestätigt das. Bei einer hyperaktiven Schilddrüse ist er im Gegensatz zu TSH hoch, bei mir ist er durch die regelmäßige Einnahme von Jod von 1,22 auf 1,12 gesunken – und damit immer noch gut über den 0,8, die als Referenzuntergrenze gelten.

Und siehe da, meine nur leicht ausgeprägte Schilddrüsenüberfunktion hat sich durch die Supplementierung reduziert. Fein. Kann ich die paar kleinen Knoten, die der Hausarzt beim Schallen gefunden hat, also vergessen? Hoffentlich. Das hätte es aber nicht gebraucht, wenn ich mit dem Jod mal 40 Jahre früher angefangen hätte – aber wer verrät einem das? Oder wussten Sie davon? Nein? Eigentlich erstaunlich, angesichts der Zahlen. Immer noch werden in Deutschland 86 000 Schilddrüsen-OPs im Jahr durchgeführt. Wissen Sie, was das heißt? Es gibt 82 Millionen Menschen in Deutschland, und sie leben im Schnitt circa 80 Jahre. 86 000 x 80 = 6,8 Millionen Schilddrüsen-OPs. Das sind 8,6 Prozent aller 82 Millionen Menschen, die im Lauf ihres Lebens wegen der Schilddrüse unters Messer müssen. Wer, bitte schön, findet denn das normal? So fehlerhaft arbeitet die Natur normalerweise nicht. Der normalgesunde Bereich sollte innerhalb von zwei Standardabweichungen der Gauß'schen Glockenkurve (siehe auch S. 165) liegen. Wenn Unterversorgung das Problem sein sollte, sind es auf der einen Seite nur 2,3 Prozent, dito 2,3 Prozent auf der Überversorgungsseite. Für Letztere müsste man aber schon ein paar spezielle Algen essen, mit normalem Seafood schafft man das eher nicht. Wenn 8,6 Prozent aller Deutschen sich einmal im Leben einer Schilddrüsen-OP unterziehen müssen und die Bevölkerung im Schnitt nur 120 Mikrogramm Jod täglich zu sich nimmt, obwohl die in Sachen Nahrungsergänzung eher zurückhaltende DGE doch 200 Mikrogramm als nötig ansieht, dann sage ich einfach dies: Wer den Zusammenhang nicht sieht, will ihn nicht sehen oder hat eine ziemlich dunkle Sonnenbrille auf. Ich jedenfalls sehe ihn klar und deutlich. Und deshalb nehme ich Jod, die erwähnten circa 142 Millionstelgramm täglich – ich will nicht unters Messer, danke. Und die paar Knoten in der Schilddrüse, die hätte ich auch gerne nicht, aber dazu ist es jetzt zu spät. Aber vielleicht gehen sie ja auch zurück.

Gleichzeitig ist aber auch etwas ganz Unerwartetes passiert, das mich komplett umgehauen hat: Mein eigentlich immer zu hoher Gesamtcholesterinspiegel ist binnen sechs Monaten stark gesunken. Wie das mit einer erhöhten Zufuhr von Jod zusammenhängen kann, erkläre ich im nächsten Kapitel.

Das böse, böse Cholesterin?

„Was? Über 230? Also wenn ich Ihr Arzt wäre, ich würde Ihnen sofort Statine verschreiben.“ Der angesehene Kardiologe mir gegenüber ist sichtlich erregt. Ich habe ihm auf der lustigen Luciafest-Party – die Gastgeberin ist halbe Schwedin und es gibt Fisch satt, der dabei auch noch sehr lecker ist – gerade von meinem Zuckerbuch erzählt, das noch im Entstehen ist. Und auch davon, dass ich schon seit jungen Jahren mit einem Gesamtcholesterinlevel von 230 Milligramm pro Deziliter und mehr herumrenne und mir darüber gar keine Sorgen mache, über den Zuckerkonsum der Gesellschaft aber umso mehr. Dass ich alle paar Jahre meine Halsschlagadern (ultra)schallen lasse, beide frei sind und mein Doc keinerlei Ablagerungen erkennen kann, will er nicht gelten lassen. „Den jedenfalls habe ich nicht überzeugen können“, denke ich bei mir. Und dabei sind einige Fakten doch nun wirklich bekannt und unstrittig.

Zunächst mal dieses: Der Körper stellt Cholesterin selber her. Wenn er das nicht täte, würden wir in kürzester Zeit tot umfallen. Cholesterin ist ein Grundbaustoff aller Zellwände, aber auch der Synapsen im Gehirn. Neulich ging sogar die Meldung herum, Kinder, deren Mütter in der Schwangerschaft einen höheren Cholesterinspiegel als andere gehabt hätten, wären im Schnitt intelligenter. Zum Zweiten hat eine große Studie mit 40 000 amerikanischen Krankenpflegerinnen gezeigt, dass sich der Cholesterinspiegel durch Ernährungsumstellung kaum beeinflussen lässt. Das ist auch nicht so verwunderlich, weil nur 10 Prozent des Tagesbedarfs aus der Nahrung gewonnen werden, die anderen 90 Prozent aber von uns selbst hergestellt werden. Und einen Einfluss auf kardiovaskuläre Ereignisse, also Herzinfarkte und Schlaganfälle, konnte die Studie schon gar nicht ausmachen. Bei anderen Faktoren (Stress zum Beispiel) dagegen schon. Zum Dritten, und das wird nur selten erwähnt, deshalb wissen es leider nur wenige, haben Menschen einen äußerst unterschiedlichen, individuellen Cholesterinspiegel. Damit meine ich, es gibt Menschen mit nur 160 Milligramm pro Deziliter, aber auch mit mehr als dem Doppelten. In meiner Verwandtschaft gibt es ein Geschwisterpaar, das sich äußerlich unverkennbar ähnlich ist. Er hat 162, sie sage und schreibe 349 Milligramm pro Deziliter – und beide sind herzgesund und haben eher kein kardiovaskuläres Risiko. Zumindest sie ganz sicher nicht, sie lässt sich nämlich sehr regelmäßig umfassend untersuchen. Last, not least: Meine Werte vor 40 Jahren, noch als Student, lagen über 230 Milligramm pro Deziliter. Das war das Einzige, was der Internist damals kritisch anmerkte, den ich wegen vermeintlicher Herzrhythmusstörungen aufgesucht hatte. „Rauchen Sie? Wie viel Kaffee trinken Sie? Reduzieren Sie beides!", war sein Rat. Das Herz beruhigte sich alsbald wieder. Der hohe Cholesterinspiegel allerdings blieb mir erhalten, mal 228, mal 244, wie die Blutbilder der letzten Jahre ausweisen. Und trotzdem sind meine Adern frei von Ablagerungen. Und das ist einerseits keineswegs ungewöhnlich, andererseits gibt es vielleicht sogar einen Grund dafür, davon aber später.

Eigentlich hätte ich mir dieses Kapitel ersparen können, indem ich einfach auf den Artikel einer klugen Wissenschaftsjournalistin verweise, die im *Spektrum der Wissenschaft* schon 2013 eine ausgezeichnete Zusammenfassung der Diskussionslage veröffentlichte, an der sich bis heute kaum etwas verändert hat. Das Magazin *Spektrum der Wissenschaft* wurde Ende der 1970er-Jahre als deutsche Ausgabe des *Scientific American* gegründet und versteht sich laut Wikipedia als „Mittler zwischen dem Bereich wissenschaftlicher Fachpublikation und einer interessierten und wissenschaftlich vorgebildeten Öffentlichkeit" (t1p.de/lxzv)[1].

„Cholesterin verstopfe keine Blutgefäße und sei nicht für Herzinfarkte oder Schlaganfälle verantwortlich. Es bringe nichts, auf Butter, Wurst und Käse zu verzichten oder gar Statine zu schlucken, weil ein niedriger Cholesterinspiegel das Leben nicht verlängert. Dieser

---

1 t1p.de/lxzv 

Meinung sind die Mitglieder von THINCS (The International Network of Cholesterol Sceptics), einem losen Netzwerk von Wissenschaftlern, die die so genannte Cholesterinhypothese anzweifeln. Sie stellen damit ein Dogma in Frage, das seit einem halben Jahrhundert existiert, das Mediziner und Gesundheitsbehörden weltweit vertreten und das jeder verinnerlicht hat: Je niedriger der Cholesterinspiegel, desto besser für die Gesundheit", schreibt Juliette Irmer einleitend, um dann ein ums andere Argument gegen das alte Dogma anzuführen (t1p.de/0mbp)[1]. Es sind starke Argumente von respektierten Wissenschaftler*innen. Leider sind die angeführten Studien im Onlinetext zwar mit Fußnoten gekennzeichnet, aber nicht verlinkt oder unten aufgeführt. Aber wer sucht, wird sie sicher finden. Ich versuche es trotzdem mal mit eigenen Worten. Das alte Dogma, hohes Cholesterin bedeute hohes Herzinfarkt- oder Schlaganfallrisiko, krankt vor allem an drei Widersprüchen:

- Rein zufällige Stichproben haben ergeben, dass die Hälfte aller Herzinfarktpatient*innen einen hohen Cholesterinspiegel hatte. Die anderen aber einen niedrigen.
- Das Herzinfarktrisiko geht zwar durch die Einnahme von Statinen zurück, die Sterblichkeit bleibt aber praktisch unverändert, die Menschen sterben dann an etwas anderem, aber kaum später.
- Die Ursache für die Plaque (Ablagerungen an den Aderwänden) ist vielleicht eine ganz andere als ein zu hoher Cholesterinspiegel.

Die immer noch gültige Theorie zur Entstehung von Arteriosklerose stammt aus dem Jahr 1977 von Ross et al. Sie ist bekannt unter „Response-to-injury-Theorie" und Ross et al. formulierten damals: „We postulate that the lesions of atherosclerosis arise as a result of

---

1 t1p.de/0mbp 

some form of ‚injury‘ to arterial endothelium.“ (t1p.de/u52f)[1] Oder auf Deutsch aus dem DocCheck-Flexikon: „Die Response-to-injury-Theorie oder auf Deutsch ‚Antwort-auf-Verletzung-Theorie‘ ist das nach derzeitigem Wissensstand (2009) aktuelle Erklärungsmodell für die Pathogenese der Arteriosklerose. […] Als ‚Antwort‘ einer durch die Risikofaktoren der Arteriosklerose bedingten Intimaläsion (‚injury‘) kommt es zu einer subintimalen LDL-Akkumulation mit nachfolgender Entzündung.“ (t1p.de/vzry)[2] Ähm, ja. Kurz und knapp: offenbar keine Änderung der Theorie zwischen 1977 und 2009: Kleine Verletzung in der Aderwand führt zu Schorfbildung und Entzündung. „LDL-Anhäufungen innerhalb der Intimaläsion locken Makrophagen in das Schädigungsgebiet. Mittels ihres membranständigen oxLDL-Rezeptor (Scavenger-Rezeptor) sind Makrophagen zur Phagozytose von LDL befähigt. oxLDL steht dabei für ‚oxidiertes LDL‘. Fehlende negative Feedbackmechanismen bewirken eine exzessive LDL-Phagozytose und Transformation der Makrophagen zu sogenannten Schaumzellen. Makroskopisch erscheinen diese im histologischen Präparat als Fettstreifen (‚fatty streaks‘).“ Ah, jetzt kommt das böse LDL-Cholesterin ins Spiel. Makrophagen, das sind Fresszellen. Die, das bedeutet Phagozytose, sich das LDL einverleiben. Bis sie platzen: „Die überladenen Makrophagen nekrotisieren schließlich, ihr Inhalt entleert sich ins umliegende Gewebe und erzeugt dort eine lokale Entzündung im Bereich des Arterioskleroseherdes. Interleukine stimulieren die Proliferation und Einwanderung von Myofibroblasten der Media, die durch Transformation zu Fibrozyten die atheromatöse Kappe bilden. Freigesetztes Calcium fällt im fortgeschrittenen Stadium der Arteriosklerose aus und bildet die starren Gefäßwandverkalkungen.“ Nekrotisieren heißt hier „Tod durch Überfressen“. Und was nach dem Platzen übrig bleibt, ist leider

1 t1p.de/u52f 

2 t1p.de/vzry 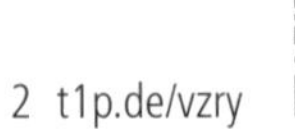

inflammatorisch, also entzündlich, und löst so eine Immunreaktion des Körpers aus. Der Rest ist dann nur Reparatur des Schadens. So wie eine Notreparatur des lecken Gartenschlauchs mit einem ganz dicken Pflaster. Leider nicht außen, sondern innen. Ist doch klar. Wenn die Makrophagen weniger LDL-Cholesterin zum Fressen zur Verfügung haben … Hm. Wirklich klar? Wie wenig darf's denn sein, bis andernorts keine neuen Synapsen mehr gebildet werden, Zellwände nicht mehr aufgebaut werden können? So wenig, dass wir die Phagen aushungern können? Oder fängt der fressgierige Phage nicht einfach alles ein, was rumschwimmt, egal ob da jetzt 150 Milligramm pro Deziliter LDL im Blut sind oder nur 80? Warum denn haben die Hälfte aller CVD-Patienten (CVD = Cardio Vascular Disease, Herz-Kreislauf-Krankheit) einen niedrigen Cholesterinspiegel? Und kriegen trotzdem einen Infarkt?

Die viel wichtigere Frage ist aber vielleicht: Was meinen die Autoren eigentlich mit „injury", also „Verletzung" oder eben auf Ärztisch „Läsion"? Pikst da jemand in die Halsschlagader, oder was? Sind unsere Adern vielleicht Fahrradraser, die gegen den Bordstein brettern und sich dann beim Sturz verletzen? Oder Heimwerker, die sich auf den Daumen kloppen? Verletzungen, seltsam, seltsam. Seltsam unspezifisch vor allem. Vielleicht sollten wir mehr nach den Verletzungen schauen und herausfinden, warum einige Menschen solche entwickeln, die dann auch bei wenig Cholesterin im Blut zu einer Plaque und dem Herzinfarkt oder Schlaganfall führen (bei viel natürlich genauso). Und andere Menschen haben keine und dann trotz viel Cholesterin im Blut auch kein kardiovaskuläres Risiko? Oder haben wir alle solche Verletzungen, aber aus irgendeinem Grund werden sie beim einen schnell geheilt beziehungsweise abgeräumt, beim anderen aber kommt dieser unheilvolle Teufelskreis mit den Phagen und dem LDL zustande?

Interessant ist in diesem Zusammenhang auch noch Folgendes: „Begünstigender Faktor der Pathogenese ist nach heutigem Kenntnisstand die endotheliale Dysfunktion im Bereich des Arterioskleroseherdes. Durch die Verminderung des Stickstoffmonoxids kommt es zu einer Aufhebung der NO-vermittelten Gefäßprotektion." Soll heißen: Die Krankheitsentstehung wird durch eine Fehlfunktion in der Gefäßwand in der Nähe der Plaque begünstigt: Es wird zu wenig Stickstoffmonoxid (NO) gebildet. Und damit eine „Schutzfunktion" vermindert.

Wie gesagt war mein Cholesterinspiegel zeit meines Lebens über dem angeblich gesunden Wert gelegen. Und dann passierte etwas Unglaubliches. Innerhalb von sechs Monaten fiel mein Gesamtcholesterin auf nur noch 208 Milligramm pro Deziliter. Das gute HDL-Cholesterin hat sich von 49 auf 50 Milligramm pro Deziliter um einen Punkt erhöht, das „böse" LDL-Cholesterin dagegen von 163 auf nur noch 131 Milligramm pro Deziliter verringert. Damit ist auch der Faktor LDL/HDL von 3,3:1 auf 2,6:1 gesunken. Und das ist: Gesund, denn HDL löst LDL auf und transportiert es zurück in die Leber. „Bei gesunden Erwachsenen ohne Risikofaktoren, so gibt die Europäische Atherosklerose Gesellschaft an, gelten LDL/HDL-Werte bis 3,5 als in Ordnung. Wer zwar gesund ist, aber Risikofaktoren aufweist, sollte einen LDL/HDL-Wert unter 3,5 haben." (t1p.de/moy0)[1] Fein, dann ist ja alles in Ordnung. Hatte diese positive Entwicklung etwa mit der erhöhten Jodzufuhr zu tun? War der Grund für die Normalisierung meines Cholesterinspiegels, dass ich meinen Jodmangel beseitigt habe?

Also mal googeln: „Jodmangel" und „Cholesterin". Ups? Keine populärwissenschaftlichen Artikel dazu in *WELT, ZEIT, SPIEGEL ONLINE* oder *FAZ*? Keine wissenschaftlichen Studien? Das gibt's doch gar nicht. Nach langem Suchen habe ich dann doch noch etwas gefunden: „Iodine Supplementation Decreases Hypercholes-

---

1 t1p.de/moy0 

terolemia in Iodine-Deficient, Overweight Women: A Randomized Controlled Trial“ (t1p.de/a1yw)[1]. Ich übersetze die wichtigen Textstellen: „Bei Jodmangel kann Thyrotropin (TSH) ansteigen, um die Jodaufnahme der Schilddrüse zu stimulieren. In Populationen mit ausreichendem Jodgehalt sagt ein höherer TSH einen höheren Gesamtcholesterinspiegel voraus. Ob ein durch Jodmangel verursachter höherer TSH-Wert die Serumlipide beeinflusst, ist ungewiss.“ Das klingt doch ganz verständlich, oder? Man weiß also, dass ein höherer TSH-Wert sehr stark mit einem höheren Cholesterinspiegel korreliert, diesen quasi voraussagt. Und dass Jodmangel einen höheren TSH-Wert erzeugt, weil das TSH die Schilddrüse zu einer stärkeren Aufnahme des Jods aus dem Blut anregt, sprich, auf einen Mangel reagiert. Die Studie, die an 163 übergewichtigen bis fettleibigen marokkanischen Frauen mit Jodarmut durchgeführt wurde, zeigt deutlich, dass eine erhöhte Jodzufuhr zu einer Senkung des Gesamtcholesterinspiegels führen kann.

„Bei dieser randomisierten kontrollierten Intervention erhielten jodarme übergewichtige oder fettleibige marokkanische Frauen (n = 163) 6 Monate lang täglich 200 µg orales Jod oder ein Placebo.“ Und das Resultat? „Nach sechs Monaten blieben nur 21,5 Prozent der behandelten Frauen hypercholesterinämisch (Gesamtcholesterin > 5 mmol / l) gegenüber 34,8 Prozent der Kontrollpersonen (Ausgangswert: 44,2 Prozent bei der Intervention und 36,8 Prozent bei der Kontrollgruppe; P = 0,015).“

Zu Beginn waren alle Frauen entweder übergewichtig (BMI > 25) oder adipös (BMI > 30). In beiden Gruppen war der durchschnittliche BMI circa 32, und über 40 Prozent der Frauen hatten ein zu hohes Gesamtcholesterin (über fünf Millimol pro Liter, entsprechend

---

1 t1p.de/a1yw 

195 Milligramm pro Deziliter). Bei uns liegt die Normgrenze bei 200 Milligramm pro Deziliter. In der Placebogruppe hatten 37 Prozent einen Cholesterinspiegel über 195 Milligramm pro Deziliter, in der Jod-Gruppe 44 Prozent. Die unterschiedliche Verteilung ist der Zufallsauswahl zuzuschreiben.

Nach einem halben Jahr Behandlung mit 200 Mikrogramm Jod pro Tag lagen aus der Jod-Gruppe nur noch 22 Prozent über fünf Millimol pro Liter (195 mg/dl), die Hypercholesterinämie wurde in der Jod-Gruppe also halbiert. In der Kontrollgruppe hatte sie dagegen nur ein kleines bisschen abgenommen, von ungefähr 37 auf ungefähr 35 Prozent. Die Botschaft ist dann: In der Jod-Gruppe (71 Frauen) haben von den 31 Frauen mit zu hohem Gesamtcholesterinspiegel circa 15 einen normalen Spiegel erreicht. Schaut man sich die Originalstudie an (t1p.de/ex1k)[1], dann sieht man den Unterschied im Durchschnitt des Cholesterinspiegels zwischen den beiden Gruppen sehr deutlich: Zu Beginn liegen sie mit 190 Milligramm pro Deziliter in der Kontrollgruppe und 187 Milligramm pro Deziliter in der Jod-Gruppe fast ununterscheidbar gleichauf, nach sechs Monaten aber lag die Kontrollgruppe bei 180 Milligramm pro Deziliter, hatte also Cholesterin um sieben Milligramm pro Deziliter beziehungsweise 3,7 Prozent reduziert, die Jod-Gruppe aber bei 167 Milligramm pro Deziliter, also eine Absenkung um 20 Milligramm pro Deziliter beziehungsweise stolze 10,5 Prozent.

Nachdem ich die Studie gelesen hatte, habe ich begonnen, auch das mirakulöse Absinken meines Cholesterinspiegels, die Verbesserung des HDL und das Absinken des LDL zu verstehen: Das bisschen zusätzliche Jod hat offenbar geschafft, wofür ich eine massive Dosis Statine hätte nehmen müssen. Na gut, ich bin nicht übergewichtig,

---

1 t1p.de/ex1k 

das unterscheidet mich von den marokkanischen Frauen. Aber ist es wirklich sehr wahrscheinlich, dass das Sinken meines Cholesterins, sogar um fast das Doppelte (36 mg/dl; 244 mg/dl => 208 mg/dl), nur ein ganz blöder Zufall war, nur weil ich im Gegensatz zu den marokkanischen Frauen nicht übergewichtig bin? Doch dann der Schock: Ein Bluttest Anfang Dezember 2019 zeigt schon wieder ein Gesamtcholesterin von über 240! Zwar ist das HDL mit 65 Nanogramm pro Milliliter verdammt gut, aber ich bin trotzdem entsetzt. Wie konnte das passieren? Nun, es war mal wieder Weihnachtszeit, das heißt Nikolaus- und Weihnachtsfeiern, dazu noch viel zu viel Rotwein, sogar am Abend vor dem Test. Kann es daran liegen? Also im Januar nach drei Tagen Alkoholpause wieder getestet: Puh, wieder runter auf 208. Natürlich habe ich gleich nach „Alkohol" und „Cholesterin" gesucht und dies gefunden: Vor einem Cholesterintest sollte man besser eine Alkoholpause von sieben Tagen einlegen. Jetzt lege ich also wirklich mal eine Pause ein, nicht nur vor dem nächsten Test im April. Und für den Durst nach dem Tischtennis habe ich in der Max Bar ein schönes Getränk entdeckt: alkoholfreies Bier mit Tonic, also ein Bier-Tonic-Radler. Schmeckt klasse. Zu Hause gibt es nur noch Zitronenwasser, das ist lecker, erfrischend und gesund.

Zu Cholesterin gibt es übrigens noch eine andere als die Response-to-injury-Theorie.

Bei meiner Recherche zu Cholesterin bin ich auf noch etwas gestoßen: Der Blogger H. C. Fricke, selbst wohl eher ein Anhänger der Wenig-Cholesterin-ist-besser-Theorie, verlinkt in seinem Beitrag „Gibt es einen Cholesterin-Bluff?" auf einen genau gleichnamigen Beitrag der Food-Bloggerin Silke Rosenbusch. Sie schreibt nun dort: „Ich hasse es, dass ich schon wieder dieses elende Thema Cholesterin ansprechen muss, aber es gibt einfach immer wieder LowCarber, Fleischesser und Paleo-Anhänger, die versuchen sich einzureden, dass ein hoher Cholesterinspiegel absolut kein Problem ist. Und kürzlich strahlte ARTE eine Doku aus, die das Thema aufgriff, welche mir jetzt als Link zugespielt wird, als ‚Beweis', dass Cholesterin kein Problem ist und die Schulmedizin die Menschen verarscht." (t1p.de/qk4u)[1]

H. C. Fricke und Silke Rosenbusch sind zwei sehr gesundheitsbewusste Menschen, die sich viel mit gesunder Ernährung und Blutwerten beschäftigen und mit der Cholesterin-ist-alles-nur-Bluff-These gar nichts am Hut haben. Sie propagieren eher eine fettarme Ernährung; Fricke gibt sein eigenes Gesamtcholesterin mit 130 Milligramm pro Deziliter an. Später zitiert Fricke dann Rosenbusch noch mal: „Das Schlimme an Cholesterin in nicht das Cholesterin selbst, sondern dass es ggf. oxidiert, acetyliert oder malondealdehydkonjugiert und dann von Scavenger-Rezeptoren erkannt wird. Dieser Rezeptor ist wie ich, wenn ich mit Schokolade anfange ;-) Er hat keinen Feedbackmechanismus, der ihm sagt, ‚jetzt ist aber gut', was der Cholesterinrezeptor hat. Er nimmt immer mehr von dem veränderten Cholesterin in die Zelle auf, auch wenn es viel zu viel wird. Makrophagen versuchen das Cholesterin zu beseitigen, dabei werden sie aber zu Schaumzellen, welche nekrotisieren und dann ihren Fettinhalt als Ablagerungen in das Endothel, also die Wände der Blutgefäße ablagern. Das sind dann die Plaques, die Arterienverkalkung, auf deren Grundlage dann eine Herz-Kreislauferkrankung, ein Schlaganfall oder ein Herzinfarkt entsteht."

Fricke kommentiert das mit: „Je weniger Antioxidanzien dann mit der Nahrung aufgenommen werden (—> vollwertige Frischkost mit viel Gemüse), je geringer der Q10-Spiegel im Blut ist, je schlechter der T3-Spiegel ist (—> Schilddrüsen-Hormone), desto mehr Cholesterin oxidiert. Vor-oxidiertes Cholesterin aus gebratenen Eiern hilft da dann auch nicht." (t1p.de/qmlt)[2]

Also mal gucken: „Scavenger-Rezeptoren wurden das erste Mal in den 1970er Jahren als Rezeptoren beschrieben, die modifiziertes

---

1 t1p.de/qk4u 

2 t1p.de/qmlt 

(oxidiertes oder acetyliertes) LDL binden. […] Scavenger-Rezeptoren werden auch Fress-Rezeptoren genannt, weil sie dafür sorgen, dass funktionslose oder potentiell toxische Komponenten aus extrazellulären Flüssigkeiten (Blutplasma, interstitielle Flüssigkeit und Lymphe) entfernt werden." (t1p.de/a5jp)[1]

Die Theorie geht davon aus, dass oxidiertes LDL vorliegt, weil durch die Nahrung zu wenig Antioxidantien aufgenommen werden. Das oxidierte LDL wird von sogenannten Scavenger-Rezeptoren eingefangen, die damit nicht mehr aufhören wollen. Dann kommen die Makrophagen und versuchen den Schaden zu beseitigen, übernehmen sich dabei aber und lagern das ganze schlechte Cholesterin in die Gefäßwand ab. Folgt man dieser Theorie weiter, wäre der Ausgangspunkt für den späteren Schaden, dass es oxidiertes LDL gibt, weil wir zu wenig Antioxidantien, wie etwa das gute Resveratrol im Rotwein der Mittelmeerdiät, aufnehmen. Als Antioxidantien werden viele Mikronährstoffe genannt: Vitamin A, Vitamin E, Vitamin C, Polyphenole und Flavonoide. Und es wird immer darauf hingewiesen, dass eine Überdosierung bestenfalls wirkungslos sei, schlimmstenfalls aber, wie beim Tocopherol (Vitamin E), in Studien zu einer Erhöhung der Lungenkrebsrate geführt habe. Über die Folgen einer eventuellen Unterversorgung wird allerdings leider wenig bis nichts gesagt.

Googelt man noch etwas gezielter, kann man herausfinden, dass es Stoffe gibt, die selbst zwar keine Antioxidantien sind, aber die Entstehung antioxidativer Enzyme fördern. Sulforaphan im Brokkoli zum Beispiel soll die Bildung der sogenannten Phase-II-Enzyme in der Leber aktivieren, die für die Entsorgung von Giftstoffen unerlässlich sind (siehe auch „Biotransformation"). Ist ja toll, dass ich das

---

1 t1p.de/a5jp 

Sulforaphan schon täglich einnehme. Auch Vitamin D, selbst nicht als Radikalenfänger bekannt, bewirkt offenbar so etwas: „Neueren Untersuchungen zufolge scheint Vitamin-D aber die Fähigkeit zu besitzen, die Synthese von Metallothionein (MT) in der Haut zu induzieren (Lee, 1998). […] Die intrazellulären Funktionen von MT sind noch nicht im Detail geklärt (Karin, 1985). Allerdings ist beschrieben, dass es ein potenter Radikalfänger insbesondere gegen Hydroxyradikale ist (Thornalley & Vasak, 1985), die in der Haut u. a. durch Bestrahlung mit UV-Licht entstehen“, schreibt Birte Kortendieck in ihrer Dissertation 2005 (t1p.de/5ylo)[1]. Wie ist die Natur doch schlau. Sonneneinstrahlung macht Hydroxyradikale, die die Haut schädigen, aber das Vitamin D, das durch die Sonneneinstrahlung entsteht, arbeitet direkt dagegen an. Ist das nicht klasse? Und die von Vitamin D induzierten „Metallothioneine besitzen die Fähigkeit, giftige Schwermetalle wie Quecksilber zu binden, sodass diese nicht mehr ihre schädliche Wirkung entfalten können“, sagt die Wikipedia unter dem nämlichen Eintrag. (t1p.de/89ka)[2] Vitamin D also? Na, dann haben wir es ja endlich dahin geschafft.

---

1 t1p.de/5ylo   2 t1p.de/89ka 

Vitamin D: Des Rätsels Wunder?

Was also, glaubte ich, war denn der entscheidende Grund für das Mittwochmorgen-Wunder gewesen – was könnte, nein musste es gewesen sein? Zur selben Zeit, als ich das Q10, das Ubiquinol, bestellt hatte, Mitte 2018 also, hatte ich auch Vitamin D bestellt. Irgendetwas hat mich darauf gebracht, wahrscheinlich wieder mal ein lautstarker FOCUS-Artikel über die günstigen Wirkungen des „Sonnenvitamins“. Ich habe mich also eingelesen. Es gibt Tonnen von Webseiten dazu und einen mindestens meterhohen Stapel von Büchern. Teilweise wilde Heilsversprechen machen schon die Titel der Bücher. Da wird Gesundheit binnen einer Woche versprochen, die Heilung von Multipler Sklerose durch hochdosiertes Vitamin D, ja sogar Krebsheilung. Das macht das Thema ein wenig ambivalent, es riecht ein wenig nach Scharlatanerie. Wenn sich aber andererseits so viele Menschen berufen fühlen, ganze Bücher dazu zu schreiben, also viel Aufwand für wenig Gewinn zu betreiben, kann da schon was dran sein. Ich werde alle Links, die ich im Lauf meiner Recherche gefunden habe – manch' obskure genauso wie viele valide –, auflisten. Ich setze darauf, dass der geneigte Leser selbst genug gesundes Urteilsvermögen besitzt, die Spreu vom Weizen zu trennen (S. 262 ff.).

Alle, buchstäblich alle Autor*innen plädieren dafür, sehr viel Vitamin D zu nehmen. Viel mehr, als offiziell empfohlen wird, unbedingt, das Fünffache, das Zehnfache, jetzt und sofort! Ich habe mich also über die offiziellen Referenzwerte informiert. Und bin auf offizielle Aussagen gestoßen, man könne im Winter mit 800 I.E. ein wenig zufüttern, um einem eventuellen Vitamin-D-Mangel vorzubeugen. Schaden werde das jedenfalls nicht. Man kann aber überall finden – und das wird auch nirgendwo bestritten –, dass der Körper in unseren Breiten zwischen Mai und Mitte September in der Mittagssonne unbedeckt innerhalb von zwanzig Minuten immerhin 10 000 I.E. Vitamin D synthetisiert. 10 000! In den nächsten 20 Minuten dann deutlich weniger, Mutter Natur hat nämlich eine Bremse eingebaut. Und überall wird erklärt, dass der Körper einen Dreimonatsspeicher für Vitamin D habe. Was ist dann bitte im Winter?

Ich habe eine Solaranlage auf dem Dach und kenne mich mit solarer Einstrahlung ziemlich gut aus. Im Januar bei strahlendem Sonnenschein produzieren meine 16 Module zur Mittagszeit gerade noch 100 Watt, im Juni/Juli sind es über 1600, 16 Mal mehr also. Deshalb werden Sie im Januar auch nur auf 2000 Meter Höhe beim Skifahren noch braun, im Flachland sicher nicht. Und Vitamin D wird da auch keins mehr produziert, zumal man sich ja sowieso eher drinnen aufhält, der Kälte wegen. Ab Oktober, heißt es überwiegend im Web, kommt in Europa und Nordamerika die Vitamin-D-Synthese über die Haut zum Erliegen und springt bis März nicht mehr richtig an. Dreimonatsspeicher? Der dürfte dann ziemlich leer sein. Und da sollen 800 I.E. pro Tag zum Nachfüttern ausreichen? Ja, Vitamin D ist auch in Lebertran enthalten, weswegen wir Kinder damals noch … würg! Aber Rachitis, die sichtbare Folge eines Vitamin-D-Mangels, war nach dem Krieg noch sehr gefürchtet, und so haben gestrenge Nachkriegsmütter den Lebertran zum Muss erklärt – bevor es den Nachtisch gab. Lebertran? Heutzutage?

Nachdem ich also vieles gelesen hatte, ließ ich beim Hausarzt einen Vitamin-D-Test machen. Kostet 30 Euro, und die muss man leider selbst bezahlen. Gute 32 Nanogramm pro Milliliter D(25), lese ich im Laborbericht vom 21. Juni 2018. Ich war, ich sagte es ja bereits, immer viel in der Sonne, gebräunt von März bis Oktober, da ist dieser Wert nicht so verwunderlich.

Die offiziellen Empfehlungen (fragen Sie Ihre Ärztin oder die DGE) halten 20 Nanogramm pro Milliliter und mehr für eine gute, das heißt völlig ausreichende Versorgung. Weniger als 20 bis 10 Nanogramm pro Milliliter gelten als unzureichend, unter 10 Nanogramm pro Milliliter als behandlungswürdiger Mangel. Als maximaler, aber immer noch sicherer Wert findet man durchweg 140 Nanogramm pro Milliliter, darüber wird's eventuell kritisch. Eine große Schwankungsbreite also.

Zu den Maßeinheiten: Gemessen wird in Deutschland Vitamin D(25) im Blut in Nanogramm pro Milliliter (ng/ml), international eher in Nanomol pro Liter (nmol/l). Der Umrechnungsfaktor ist ~2,5. Das heißt „deutsche" 20 ng/ml entsprechen internationalen 50 nmol/l, 160 ng/ml sind dann 400 nmol/l. Es gibt auch deutsche Labore, die Nanomol pro Liter ausweisen, da muss man aufpassen. Wenn mir jemand sagt: „Ich habe gute 50", dann will ich wissen, ob das Nanogramm pro Milliliter waren oder Nanomol pro Liter, das wären dann ja nur 20 Nanogramm pro Milliliter, also die obige offizielle Grenze zwischen angeblich ausreichender und unzureichender Versorgung.

Ich hatte mich entschieden, doch lieber einen Wert von 50 bis 60 Nanogramm pro Milliliter anzustreben. Indigene Völker in Afrika und Südamerika, die in Äquatornähe leben, haben solche Werte, und Mutter Natur wird sich etwas dabei gedacht haben. Auch frei lebende Schimpansen, unsere nächsten Verwandten, haben immerhin 48 Nanogramm pro Milliliter – im Gegensatz zu ihren europäischen Zoo-Cousinen, die mit 24 Nanogramm pro Milliliter nur die Hälfte aufweisen. Quellen für beide Werte später. Deshalb habe ich Vitamin-D3-Öl bestellt, natürlich versetzt mit der ausreichenden Menge von Vitamin K2 mk7 alltrans (erkläre ich gleich), und in MCT-Öl gelöst. Vitamin D braucht zur Aufnahme in den Körper nämlich Fett, dafür ist das Öl sehr praktisch – spart das Butterbrot.

2500 I.E. pro Tropfen. Zu Beginn habe ich gleich vier Tropfen pro Tag eingenommen, also 10 000 Einheiten. In den lauwarmen Kaffee, aufs Spiegelei, auf den Toast, direkt auf die Zunge, egal. Und schon drei Tage später kam der legendäre Skatabend mit dem Mittwochmorgen-Wunder am darauffolgenden Tag. Morgens um sieben die Treppe hinauffedern, ohne Aspirin und ohne Kater. Wahnsinn! Zufall? Nein, denn ich habe seither viele Skatabende gehabt, an denen ich es noch mehr auf die Spitze getrieben habe – noch mehr geraucht, noch mehr getrunken, versucht, den Kater regelrecht zu provozieren, hervorzulocken. Nichts. Seit Anfang August 2018 keine einzige verdammte Schmerztablette mehr – außer den sechs Ibuprofen nach der Stirn-OP. Das muss erlaubt sein, oder? Keine nennenswerte Erkältung mehr, kein Tag im Bett deswegen. Kein Sodbrennen mehr, noch nicht einmal, wenn ich es mit Weihnachtsplätzchen massiv provoziert habe. Alkohol- und nikotinlastige Weihnachtsfeiern – nichts. Dazu die Wanderungen, untrainiert, aber ohne den danach eigentlich fälligen Muskelkater. Irre. Ein Hausarzt, der mir das Ergometer auf „Sportler" hochdreht, weil die Normaleinstellung nicht für mich alten Couchpotato passt. Stundenlang Tischtennis ohne Pause, ohne Muskelkater. Fabulöse Wundheilung nach zwei kleinen OPs, die ich hatte. Und, und, und …

Der nächste D(25)-Test? 97 Nanogramm pro Milliliter am 18. Oktober 2018 und sogar 101 Nanogramm pro Milliliter am 11. Februar 2019. Aber da hatte ich die Dosis bereits auf 5000 I.E. reduziert. Dabei bleibe ich auch. Das letzte Blutbild weist für den 4. Juli 2019 nur noch moderate 62 Nanogramm pro Milliliter auf.

Was ist denn jetzt dieses K2 mk7 alltrans? Und wie kommen eigentlich die Empfehlungen zustande, dass 20 Nanogramm pro Milliliter ausreichend wären? Dazu gibt es eine hübsche Geschichte, die ich nacherzählen muss, weil ich sie trotz stundenlangem Suchen im Web nicht mehr wiedergefunden habe. Der oder die Erste, der oder die sie findet und mir den Link mailt, kriegt eine gute Flasche Schampus. Oder Rum. Oder ein Kilo Bioäpfel. Es geht um Experiment, Irrtum und die Lehren, die daraus gezogen werden können. Die ganze Wissenschaftsgeschichte ist voller Irrtümer, das muss sie auch sein. Wenn wir nichts ausprobieren, können wir nichts Neues entdecken. Notwendigerweise müssen wir uns dabei auch sehr häufig irren, ein Beispiel dafür ist mein THC-Experiment. Aber am Ende steht – nach vielen Irrtümern – irgendwann immer der Erkenntnisgewinn. Oder wie der Physiker und Philosoph Gerhard Vollmer es sehr hübsch formulierte: „Wir irren uns empor."

Unsere Mutter hat uns Kindern eine kleine Geschichte erzählt, die ich nie vergessen habe. Sie hätten in den Zeiten der größten Not nach dem Krieg mit den Fingernägeln den brüchigen Kalkputz von den Wänden gekratzt und – aufgegessen. Sie fand erstaunlich, dass ihre Nase ihr gesagt hat, dass der Körper das brauche. Sie habe es buchstäblich gerochen. Calciummangel war eines der Probleme nach dem letzten Krieg. Auf der anderen Seite waren alle Menschen zwangsweise schlank und Herzinfarkte oder Schlaganfälle eher selten. Beides wird nun gleich wichtig werden. Die Webgeschichte, die ich nicht wiederfinden kann, geht so: Aufgrund des Calciummangels war Osteoporose nach dem Krieg ein Problem. Ende der Vierziger-, Anfang der Fünfzigerjahre sollte eine Studie eine mögliche Lösung verifizieren. Die Proband*innen bekamen 7000 I.E. Vitamin D und zusätzlich Calcium-Tabletten. Nach ein oder zwei Jahren bekam man ein völlig überraschendes Ergebnis, leider ein unangenehmes: Die Osteoporosewerte hatten sich noch mal um zwei bis drei Prozent verschlimmert, und dazu hatten auch noch Herzinfarkte und Schlaganfälle um zehn Prozent zugenommen. Weitere Untersuchungen ergaben bei vielen Proband*innen eine Hypercalcämie, also zu viel freies Calcium, das im Blut vagabundierte. Das erklärte den Anstieg der CVD (Cardio Vascular Diseases), also der Herzinfarkte und Schlaganfälle. Aber warum war dieses Calcium nicht im Knochen? Und die Osteoporose schlimmer geworden? Des Rätsels Lösung: Die Menschen hatten aufgrund von Unterernährung auch einen Vitamin-K-Mangel. Dieses Vitamin war erst 1929 postuliert worden, ohne dass man gewusst hätte, was es genau wäre. Man wusste nur eines: Die Blutgerinnung funktionierte nicht ohne. 1935 fand man es schließlich, 1943 gab es dafür den Nobelpreis. K2, das bei der Calciumverwertung aktiv ist, entdeckte man aber erst 1986.

Vom K2 gibt es gleich mehrere Ableger, nämlich kurzkettig (Metachinon 4, kurz mk4) und langkettig (mk7). Und das auch noch als „cis" und „trans". Die Cisform ist – wie bei vielen Medikamenten auch – leider nicht gut wirksam.

Ohne K2 mk7 trans kann Calcium aber nicht in die Knochen eingebaut werden. Vitamin D macht Calcium einfach nur verfügbar, löst es aus der Nahrung – im Zweifel aber auch aus den Knochen. Das alles wusste man damals nicht.

Wenn also die Folgen von 7000 I.E. Vitamin D so schwerwiegend waren, man aber andererseits auch wusste, dass Vitamin-D-Mangel zu Rachitis bei Kindern und Knochenerweichung bei Erwachsenen führt, was sollte man dann empfehlen? Man hat sich dann wohl ausgedacht, dass ein Zehntel dieser Dosis nicht schaden könne, aber hoffentlich ausreichend sei, um schwere Erkrankungen zu verhindern. Daher kommt die 700-I.E.-Empfehlung, die über Jahrzehnte galt und die erst heute ganz vorsichtig auf 800 I.E., manchmal auch 1000 I.E., angehoben wurde.

Diese Geschichte soll also die Erklärung dafür sein, dass es zu so niedrigen Standardwerten und Empfehlungen für Vitamin D gekommen ist. „Se non è vero, è molto ben trovato" (Giordano Bruno) – „wenn es nicht wahr ist, dann ist es doch sehr gut erfunden", denn die Geschichte schlägt zwei Fliegen mit einer Klappe. Sie belegt, dass bei hohen Vitamin-D-Dosen eine gute K2-Versorgung notwendig ist, und zeigt gleichzeitig das Dilemma, in dem die Forscher*innen damals waren. Und sie begründet die wahrscheinlich falsche, weil viel zu niedrige Supplementierungsempfehlung.

Israelische Strandwachen haben, wie man immer wieder im Internet liest, aufgrund der hohen Sonneneinstrahlung einen sehr hohen Vitamin-D-Level, teilweise weit über den 60 Nanogramm pro Milliliter. Aber leider auch vermehrt Nierensteine. Das kann passen, wenn man davon ausgeht, dass sie sich von Burgern und Ähnlichem ernähren, also gewerblichen Lebensmitteln, die zwar eine ordentliche Calcium-, aber keine entsprechend hohe Vitamin-K2-Versorgung leisten können. Sie scheinen also an Hypercalcämie zu leiden, die sich eben auch in Nierensteinen äußern kann.

K2 ist leider nur in wenigen Lebensmitteln in relevanten Mengen enthalten. Nicht irre machen lassen darf man sich vom K1-Gehalt, das ist vor allem in Grünpflanzen enthalten. Die Umwandlung von K1 ist nur auf sehr geringem Level möglich, im Darm wird es hauptsächlich in Methachinon-4 (mk4) verwandelt. K2 wird von Bakterien hergestellt und stammt meist aus tierischen Lebensmitteln. In großen Mengen ist K2 mk7 aber auch in „Natto" enthalten, das ist fermentierte Soja. Daraus wird es auch als Nahrungsergänzungsmittel gewonnen. Mein Öl von Sunday.de, einer Firma mit Sitz in Berlin, enthält zu den 5000 I.E. Vitamin D3 auch 200 Mikrogramm K2 mk7 alltrans (t1p.de/mbx7)[1]. 300 Tropfen, die reichen mir fast ein Jahr. Damit sollte ich auf der sicheren Seite sein.

Update Januar 2020: Eine Knochendichtemessung ergibt, dass ich mit 115 Milligramm pro Kubikzentimeter nur knapp unter den 120 Milligramm pro Kubikzentimeter liege, die für mein Alter durchschnittlich wären. Immerhin besser als vor zwölf Jahren, als ein „Männerarzt" meinte, meine Knochendichte sei nicht gut, da solle ich mal was tun. Habe ich damals noch ignoriert.

1000 Milligramm Calcium pro Tag solle man insgesamt aufnehmen, heißt es allerorten, aber das sei ja alles schon in der Nahrung drin, Milch, Käse, Brokkoli … Trotzdem liegt die durchschnittliche Zufuhr in Deutschland nur bei circa 800 Milligramm pro Tag. Zusätzliche 300 bis 500 Milligramm pro Tag können da wohl nicht schaden. Und den Knochendichte-Test wiederhole ich in zwei Jahren. Wollen doch mal sehen, ob das nicht besser geht.

---

1 t1p.de/mbx7 

„Entgegen der früheren Ansicht ist Vitamin D aber nicht ausschließlich für den Kalzium- und Knochenstoffwechsel von großer Bedeutung. Es wirkt sich günstig auf Muskulatur und Herz-Kreislauf-System aus, schützt vor Autoimmunerkrankungen und Krebs und steigert die Infektabwehr. Epidemiologische Untersuchungen zeigen, dass mit zunehmender Entfernung des Wohnortes vom Äquator das Risiko ansteigt, an verschiedenen malignen Tumoren (u. a. Mamma-, Ovarial-, Kolon- und Prostatakarzinom) zu erkranken oder zu versterben. Ein Zusammenhang dieser Beobachtungen mit erniedrigten Vitamin-D-Serumspiegeln wurde nachgewiesen. [...] Auch viele andere chronische Erkrankungen (u. a. Herz-Kreislauf-, Autoimmun- und Infektionskrankheiten) treten mit zunehmender Nähe zum Äquator seltener auf. Diese Beobachtung sowie bestätigende epidemiologische und klinische Studien sprechen dafür, dass ein Vitamin-D-Mangel auch für diese Erkrankungen einen Risikofaktor darstellt. [...] Die Exposition des Körpers in Badebekleidung mit einer minimalen Erythemdosis (MED) Sonnenstrahlung – jener UV-Dosis, die eine gerade sichtbare Hautrötung hervorruft – entspricht nach Schätzungen in etwa der oralen Einnahme von 10 000 bis 25 000 IE Vitamin D", schreibt Prof. Dr. med. Jörg Reichrath vom Universitätsklinikum des Saarlandes in einem langen und ausführlichen Beitrag über Vitamin D schon 2014 (t1p.de/46ox)[1]. Die Quellen sind zwar im Onlinetext nicht aufgeführt, aber wer den ganzen, sehr wissenschaftlichen Text liest, wird selbst feststellen können, wie sehr sich der Autor um Ausgewogenheit bemüht, wie oft „kontrovers diskutiert" oder „einerseits, andererseits" auftaucht und mit welch hoher Präzision er auch in Detailfragen schreibt und jedes Faktum mit genauer Quellenangabe belegt. Nur ein kleines Beispiel: „Bei der Bewertung der positiven und negativen Effekte von UV-Strahlung befinden wir uns in einem Dilemma [12,

---

1 t1p.de/46ox 

21, 22].“ Alleine drei Quellenangaben zum doch allgemein bekannten Problem, dass UV-Strahlung einerseits positiv (Vitamin-D-Bildung), andererseits aber auch negativ ist (Hautkrebs).

Neugierig gemacht hatte mich vor allem die Erkenntnis, dass das Risiko, an bösartigen Tumoren und anderen chronischen Krankheiten zu erkranken, zunimmt, je weiter weg man vom Äquator lebt. Zwei der erwähnten Krankheiten habe ich mir vorgenommen: den Darmkrebs und den Diabetes-I, eine Autoimmunerkrankung, bei der das eigene Immunsystem die Insulin produzierenden Zellen der Bauchspeicheldrüse angreift und vernichtet. Diese Krankheit bricht fast immer schon in der Jugend aus, und über die Ursachen wird immer noch geforscht und geforscht. Es gibt sogar eine eigene internationale Forschungsgemeinschaft, der weltweit 200 Staaten angehören, die International Diabetes Foundation mit Sitz in Brüssel. Die IDF hat einen eigenen „instant atlas“ zur Verbreitung beziehungsweise der Inzidenz, also der Auftrittswahrscheinlichkeit, von Diabetes-I weltweit.

Ich habe einen etwas autistischen Blick auf tabellarische Daten. Mir fallen Dinge auf, die andere nicht bemerken. Und die Daten hatten mich neugierig gemacht. Ich habe also der IDF eine lange Mail geschrieben, und die wiederum hat meine Anfrage an den Leiter ihrer Forschungsabteilung, Professor Chris Patterson an der Queen's University Belfast, weitergeschickt. Folgende Einleitung haben sie vorangestellt, hier in meiner Übersetzung: „Nachstehend haben wir eine interessante Frage zu den Unterschieden in der Typ-1-Prävalenz bei Kindern in Algerien im Vergleich zu Deutschland, Großbritannien, Libyen, Ägypten, Indien und Tunesien erhalten. Für all diese Länder haben wir Originaldatenquellen. Sollte ich also davon ausgehen, dass keine Extrapolation durchgeführt wurde? Hast du irgendeine Antwort darauf, der du mit den Daten vertrauter bist? Völlig in Ordnung, wenn du Lorenz Borsche direkt antwortest, aber ich wäre auch neugierig auf deine Erwägungen.“ Professor Patterson hat mir tatsächlich sehr schnell und sehr freundlich geantwortet und ein Dokument geschickt, in dem die Hauptmerkmale der Berechnung in den von mir erwähnten Ländern verzeichnet waren. Teil des Anhangs war eine Weltkarte, die ich aber etwas umgestaltet habe, da das, was ich zeigen möchte, nicht gut genug ersichtlich ist.

Die jeweils dunkle Ausprägung der Farben ist darin entweder ganz schlecht (dunkelrot) oder auch sehr gut (dunkelblau). Mittlere Werte dagegen sind schwach und wechseln dann irgendwann von Rot auf Blau. Die jeweils dunkle Ausprägung der Farben ist darin entweder ganz schlecht (dunkelrot) oder auch sehr gut (dunkelblau) (t1p.de/r8v2)[1]. Auf einen einheitlichen Farbverlauf von Rot (schlecht) nach Gelb (gut) gebracht (t1p.de/6i8l)[2], in diesem Fall in Graustufen, weil das Buch in Schwarz-Weiß gedruckt ist – das schlechte Rot ist schwarz und das gute Gelb hellgrau –, und mit eingefügtem Äquator und Wendekreisen, sieht das Ganze dann folgendermaßen aus:

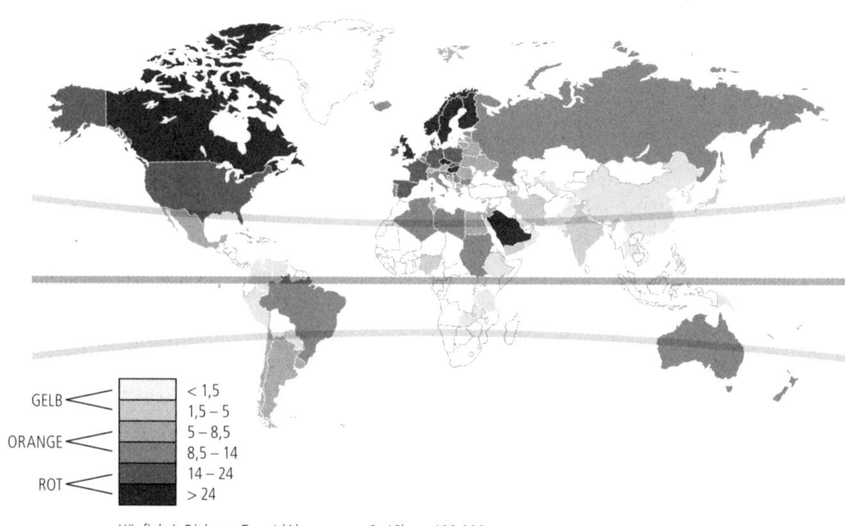

Häufigkeit Diabetes Type I (Altersgruppe 0–18) pro 100.000

1 t1p.de/r8v2 

2 t1p.de/6i8l 

Dabei erinnert das Rot natürlich an eine tiefstehende Sonne, also wenig Sonneneinstrahlung, das Hellgelb an Sonne zur Mittagszeit, hochstehend, starke Einstrahlung. Ich gebe zu, es sieht aus wie ein optischer Trick, aber zum einen habe ich mir dieses Farbschema woanders abgeguckt – Darmkrebs, kommt noch –, und zum anderen ist es keines, das verwirren oder verfälschen, sondern nur etwas leichter erkennbar machen soll. Denn jetzt fällt es – mir zumindest – wie Schuppen von den Augen. Was vorher nicht sichtbar war, wird jetzt überdeutlich: Je weiter weg vom Äquator, desto höher die Inzidenz von Diabetes-I. Zwei Länder fallen dabei optisch deutlich aus der Reihe: Australien und Saudi-Arabien. Was man aber meist vergisst: Die bevölkerungsreichen Gebiete Australiens (Sidney, Melbourne etc.) liegen vom südlichen Wendekreis ungefähr so weit weg wie Spanien oder Nordamerika vom nördlichen. Dazu passt die Farbe (14–24 Fälle je 100 000) dann schon besser. Und bei Saudi-Arabien müssen wir davon ausgehen, dass die einheimischen Kinder, da sehr wohlhabend, so gut wie nicht auf der Straße spielen, so wie das ägyptische Jugendliche tun, sondern sich in klimatisierten Räumen zu Hause oder in Malls aufhalten, also wenig direktes Sonnenlicht bekommen. Die Abweichungen von einer strikt linearen Korrelation auf dem südamerikanischen Kontinent sind zwar sichtbar (Brasilien schlechter als Chile und Patagonien), aber nicht dramatisch genug, um die absolut augenfällige Korrelation: „Je weniger Sonne, desto mehr Diabetes-I", zu verdecken.

Das PDF, das Patterson mir geschickt hat, kann ich leider nicht verlinken, hier ist aber der volle Titel und ein Link auf die Textversion: „Diabetes in the young – a global view and worldwide estimates of numbers of children with type 1 diabetes. Patterson et al." (t1p.de/v5nv)[1] In der Diskussion der Risikofaktoren heißt es in dem Paper:

---

1 t1p.de/v5nv 

„[…] type 1 diabetes in childhood is associated with estimates of general wealth such as gross domestic product [96]“, dass also höherer Wohlstand verbunden sei mit einem Anstieg von Diabetes-I. Unter der zitierten Quelle (96) findet sich ein Aufsatz von Patterson et al., und da heißt es, wieder übersetzt von mir: „ERGEBNISSE: Die standardisierte durchschnittliche jährliche Inzidenzrate im Zeitraum 1989–94 reichte von 3,2 Fällen pro 100 000 Personenjahre in der ehemaligen jugoslawischen Republik Mazedonien bis zu 40,2 Fällen pro 100 000 Personenjahre in Finnland. Indikatoren für nationalen Wohlstand wie Kindersterblichkeit (r = -0,64) und Bruttoinlandsprodukt (r = 0,58) korrelierten am stärksten und signifikantesten mit der Inzidenzrate, und zuvor gemeldete Zusammenhänge mit dem Milchkonsum (r = 0,58), dem Kaffeekonsum (r = 0,50) und Breitengrad (r = 0,40) wurden ebenfalls beobachtet.“ (t1p.de/u10i)[1]

Der Milch werden wir viel später noch begegnen, einfach nur merken. Die negative, also umgekehrte Korrelation mit der Kindersterblichkeit ist am höchsten. Dass aber mehr Jugendliche Diabetes-I bekommen sollen, wenn weniger Kinder zwischen null und fünf Jahren sterben, ist nicht unbedingt selbsterklärend. Und natürlich hat das Bruttoinlandsprodukt (BIP), also der Reichtum pro Kopf, eine direkte Korrelation mit guter medizinischer Versorgung und damit auch mit geringerer Kindersterblichkeit. Aber warum sollte mehr Wohlstand zu viel mehr Diabetes-I führen? Und wenn es so ist, warum hat dann Österreich einen recht niedrigen Faktor (5–8,5), Finnland aber über 24? Ist Finnland dreimal reicher als Österreich? Oder gar als die Schweiz, die auch 5–8,5 hat? Haben Österreich und die Schweiz eine viel höhere Kindersterblichkeit als Finnland? Nein, haben sie nicht.

Oder liegt es nicht am ehesten doch am Sonnenstand und dem damit fehlenden Vitamin D? Ja, die „latitude“, also die geografische

---

1 t1p.de/u10i 

Breite, hat nur mit 0,4 korreliert. Schaut man sich die Veröffentlichung aber im Detail an (t1p.de/7k3j)[1], dann findet man Korrelationsgrafiken, die zumindest mich stutzig machen, denn die Ausreißer, die eine gute Korrelation verderben, sind zu augenfällig, um ignoriert zu werden. In Fig. 1, der Zuordnung des BIP zur Diabetes-I-Häufigkeit, wird Sardinien ein höheres (!) BIP zugeordnet als etwa Schweden und Grossbritannien. Gleich groß wie Italien, dann aber verbunden mit einer mehr als vierfach höheren Inzidenz für Diabetes-I.

Bei der Milchkonsumption (Fig. 2) liegt es, wie beim BIP, gleichauf mit Sizilien, aber mit dreifach höherer Diabetes-I-Eintrittshäufigkeit. Dasselbe beim Verbrauch von Kaffee. Und in der geografischen Breite liegt es gleichauf mit Spanien, aber mit einer dreimal so hohen Diabetes-I-Inzidenz. Sardinien ist so anders, dass man da nach nationalen Ernährungsgewohnheiten oder genetischen Ursachen suchen sollte. Oder nach Datenerhebungsfehlern. Denn Sardinien fällt auch noch bei einer anderen Autoimmunkrankheit aus dem Rahmen, bei MS, Multipler Sklerose. Bei MS sieht man ebenfalls eine Abhängigkeit vom Breitengrad beziehungsweise dem Vitamin-D-Level, aber zum einen war der wohl historisch stärker ausgeprägt, zum anderen gibt es offenbar eine starke ethnische Komponente: „The rarity of MS among Samis, Turkmen, [...] and New Zealand Maoris, as well as the high risk among Sardinians, Parsis and Palestinians, clearly indicate that the different susceptibilities of distinct racial and ethnic groups are an important determinant of the uneven geographic distribution of the disease." (t1p.de/1xvs)[2]. Sard*innen haben also trotz guter Sonnenlage ein ungewöhnliches hohes Risiko nicht nur für Diabetes-I, sondern auch für MS. Da müsste man mal genauer hinschauen.

Ähnlich auffällig bei Diabetes-I ist auch Mazedonien, aber mit einer sensationell niedrigen Inzidenzrate, wie oben schon zitiert.

---

1 t1p.de/7k3j 

2 t1p.de/1xvs 

Mazedonien hat eine Rate, die fast halb so niedrig ist wie die des besten anderen Landes in dieser Untersuchung, und das war: Israel, deutlich weiter südlich. Und die auch weniger als halb so hoch liegt wie in Bulgarien und Griechenland, den geographischen Nachbarn. Halb so hoch wie in Kroatien, auch nicht weit entfernt. Sorry, aber als geübter Statistiker sage ich: Das ist nicht Kunst, das kann weg. Nein, muss weg. Hier liegen offenkundig systematische Verzerrungen vor.

Ohne diese Ausreißer dürfte übrigens, neben der geographischen Breite, die Korrelation mit dem Milchkonsum die stärkste sein. Auf die komme ich, wie gesagt, später noch zu sprechen. Während man sich dann beim Kaffeekonsum (Fig. 3) schon wieder fragen muss, was da eigentlich noch korrelieren soll, wenn Mazedonien gleich viel Kaffee trinkt wie Nordirland, aber siebenmal weniger Diabetes-I-Fälle hat. Sehr schön zu sehen ist allerdings bei den Ländern mit dem höchsten Kaffeekonsum von circa 26 bis 32 Gramm Kaffee pro Kopf und Tag (160–200 „bags“ zu je 60 Kilogramm pro 1000 Menschen), dass diese Länder sich in der Reihenfolge ansteigender Diabetes-I-Inzidienz praktisch genau von Süd nach Nord aufreihen (roter Kasten): Österreich, Deutschland, Niederlande, Dänemark, Norwegen, Schweden, Finnland. Das sieht nicht nach Kaffee, sondern nach Sonne aus.

Die passende Breitengrad-Grafik gibt es natürlich auch, aber der eigentlich sehr starke Zusammenhang wird durch genau die zwei schon bekannten Ausreißer maximal abgeschwächt: Sardinien und Mazedonien lassen die Steigung der Korrelationsgeraden viel flacher und damit uneindeutiger ausfallen (eine Waagerechte würde bedeuten: gar kein Zusammenhang, 45 Grad Steigung wären optimal).

Warum beklagen alle Forscher ein stetiges Ansteigen der Diabetes-I-Zahlen, vor allem in den industrialisierten Ländern? „Die unheimliche Epidemie“, nennt es der *FOCUS*: „Kontinuierlich steigt europaweit die Neuerkrankungsrate des Typ-1-Diabetes im Kindes- und Jugendalter. Sie wächst jährlich um drei bis vier Prozent. ‚In Deutschland ist diese Entwicklung seit den achtziger Jahren dokumentiert', sagt der Kinderarzt Andreas Neu von der Universitätsklinik Tübingen." (t1p.de/gauv)[1]

Wenn es wirklich am Vitamin D liegen sollte, dann denke ich nicht an weiter steigenden Wohlstand, sondern eher an meine Kinder und daran, dass die niemals ohne 50er-Schutz in die Sonne durften. Überhaupt sind Kinder heute mehr drinnen, als ich mich aus meiner Jugend zu erinnern meine. Sonnenmilch damals? Vielleicht sonntags. Und jetzt wird's prickelnd: In einer der besten Kurzübersichten zu dem Thema, die ich gleich mehrfach zitieren werde, heißt es: „In einer finnischen Studie an über 10.000 Säuglingen reduzierte eine Therapie mit 2000 IE [!] Vitamin D3 täglich während des ersten Lebensjahres die Entwicklung eines Typ-I-Diabetes in den folgenden 31 Jahren um achtzig Prozent [17]. [...] [17]: Hypponen E et al. Intake of vitamin D and risk of type 1 diabetes: a birthcohort study. Lancet 2001;358:1500-1503." Wenn das so ist, muss ich ja nicht mehr nach dem BIP oder der Milch gucken? Das werde ich aber trotzdem, und das hat Gründe. Die Dosis von 2000 I.E. täglich ist übrigens das Doppelte dessen, was der gemeine Hausarzt normalerweise einem Erwachsenen verschreibt, nicht einem Baby! So viel zu den Warnungen vor Überdosierung. Und im Angesicht der obigen Studie und der Weltkarte sieht das für mich so aus, als wäre der Hauptfaktor weder Kindersterblichkeit noch Bruttoinlandsprodukt, sondern das Vitamin D. Und vielleicht Milch, wir werden sehen.

Abschließend möchte ich noch anführen, was das Labor Enders auf seiner Website zum Thema Vitamin D zusammenfassend aufführt (t1p.de/s6qv)[2] – und alles sauber mit Fußnoten versehen:

- Gegen Ende des Winters haben 57 Prozent aller deutschen Erwachsenen einen Vitamin-D-Mangel mit Vitamin-D-Spiegeln unter 20 µg/l [1]. [= 20 ng/ml, LB]

---

1 t1p.de/gauv  2 t1p.de/s6qv 

- Nur wenige Nahrungsmittel, die wir in Deutschland regelmäßig zu uns nehmen, enthalten nennenswerte Mengen an Vitamin D. Daher stellt die direkte Sonneneinstrahlung fast die einzige natürliche Quelle für dieses wichtige Vitamin mit endokriner Wirkung dar [2].
- Ein optimaler Vitamin-D-Spiegel liegt bei 25-OH-Vitamin-D-Spiegeln zwischen 30 und 50 µg/l vor. Bei Vitamin-D-Spiegeln unter 30 µg/l sinkt die intestinale Calcium-Absorption deutlich ab, gleichzeitig kommt es bereits zu einem Anstieg des Parathormons [3-5]. Umgekehrt erhöht sich die intestinale Calciumabsorption um ca. 50 Prozent, wenn der Vitamin-D-Spiegel von 20 auf 32 µg/l angehoben wird [6].
- Vitamin D wird in der Haut ausschließlich unter UV-B-Einfluss gebildet. Sonnencremes und Tagescremes mit Lichtschutzfaktor vermindern daher bei diffusem Licht die ohnehin in unseren Breiten zwischen November und März schon mangelhafte Vitamin-D-Bildung. […]
- Während Einwohner von Ländern um den Äquator fast durchgehend Vitamin-D-Spiegel über 30 µg/l ausweisen, wird geschätzt, dass weltweit ca. 1 Mrd. Menschen unter einem Vitamin-D-Mangel mit Vitamin-D-Spiegeln < 20 µg/l leiden [8].
- In Altenpflegeheimen leidet ein hoher Prozentsatz der Personen unter einem oftmals schweren Vitamin-D-Mangel (Review unter [2]).
- In einer großen Metaanalyse konnte ein direkter Zusammenhang zwischen dem Vitamin-D-Spiegel und der Knochendichte gezeigt werden. Erst bei 25-OH-Vitamin-D-Werten von 40 µg/l und mehr wird die maximale Knochendichte erreicht [9].
- Da in nördlichen Breiten über das Tageslicht sehr viel weniger Vitamin D gebildet werden kann als in südlichen, ist die Osteoporose insbesondere eine Erkrankung der Einwohner nördlicher Breiten. Die Häufigkeit einer Schenkelhalsfraktur beträgt in Oslo und Stockholm ca. 3500 je 100.000 Frauen, in Singapur nur etwa ein Zehntel davon (ca. 300 je 100.000 Frauen) [10].

- Neben den Wirkungen auf den Calciumstoffwechsel wirkt Vitamin D antiproliferativ und weist außerdem eine positive Wirkung auf das Immunsystem auf.
- Personen in nördlichen Breiten haben entsprechend ein erhöhtes Risiko für verschiedene Krebsarten, z. B. M. Hodgkin, Kolon-, Pankreas, Prostata-, Ovarial-, Mamma-CA und viele andere Krebsarten [2].
- Ein Vitamin-D-Spiegel unter 20 µg/l ist mit einer um 30 bis 50 Prozent erhöhten Inzidenz an Kolon-, Prostata- und Mammakarzinomen mit ebenfalls erhöhter Mortalität an diesen Erkrankungen assoziiert [11-15].
- Teilnehmerinnen an der Women's Health Initiative (WHI), welche zu Beginn Serum-Vitamin-D-Spiegel unter 12 µg/l (!) aufwiesen, hatten im Verlauf von 8 Jahren ein um 253 Prozent erhöhtes Risiko, ein kolorektales Karzinom zu entwickeln [16].

Zu diesem letzten Punkt möchte ich noch eine aufbereitete Grafik aus dem Weltkrebsatlas (ja, das gibt es) ergänzen, und zwar hier den Darmkrebs (colon cancer):

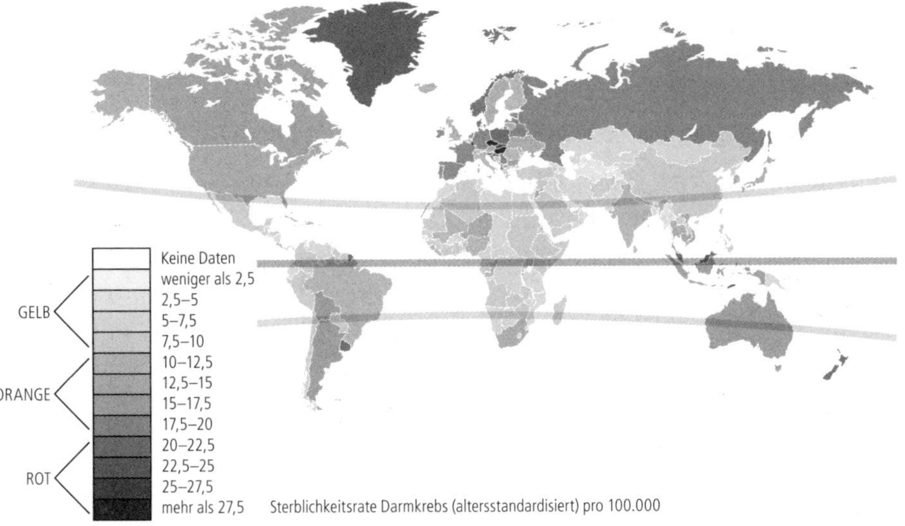

Sie sehen? Richtig, ich habe die Farbaufteilung für die Diabetes-I-Grafik oben genau hier geklaut, und ich habe wieder Wendekreise und Äquator von einem Grafiker einbauen lassen. (t1p.de/w2me)[1] Und dass wir im hohen Norden und im südlichen Süden mittleres Orange bis dunkles Rot sehen, während zwischen und in der Nähe der Wendekreise Hellgelb bis Orange vorherrschend sind. Ich würde sagen: auffällig, sehr auffällig. Sie können Ihre eigenen Schlüsse daraus ziehen.

Aber ich habe noch mehr Informationen dazu versprochen, in welchem Bereich ein „natürlicher" Vitamin-D-Spiegel liegen könnte und was Affen so haben, wilde und im Zoo. Und wo der Level von Naturvölkern liegt, die dort leben, wo wir alle einstmals herkamen, aus Afrika, in Äquatornähe.

Alles auf Zucker, oder wie?

Bei den Recherchen zu meinem Zuckerbuch habe ich auch nach Informationen darüber gesucht, wie sich unsere Vorvorfahren ernährt haben könnten. Vor ein paar Millionen Jahren vielleicht. Warum also nicht fragen, wie sich unsere nächsten Verwandten im Tierreich, die Affen, heute noch im Urwald ernähren? Ich bin dabei auf einen Beitrag gestoßen, den ich am liebsten komplett hier abdrucken würde, so interessant und lehrreich ist er. Aber die ausgewiesene Lesedauer beträgt 17 Minuten, er ist 15 Schreibmaschinenseiten lang, ich werde also versuchen müssen, die wichtigsten Punkte für Sie zusammenzufassen.

Der Beitrag heißt „Ernährung und Evolution der Primaten" (t1p.de/a5pc)[2] und ist vom 1. Oktober 1993, also schon über 25 Jahre alt. Trotzdem ist er sensationell aktuell. Katharine Milton, die Verfasserin, ist Professorin für biologische Anthropologie an der University of

---

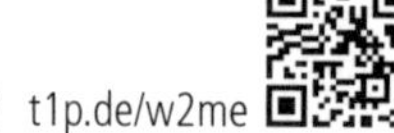
1 t1p.de/w2me 
2 t1p.de/a5pc 

California in Berkeley. Milton leitet ein mit: „Wesentliche anatomische und physiologische Merkmale des Menschen lassen noch immer erkennen, dass seine frühen Vorfahren ihr Futter in den Baumkronen des Regenwaldes fanden.“ Auweia, echt jetzt? Müssen wir zurück in die Baumkronen, um gesund zu leben? Ein bisschen vielleicht. Vor allem aber sollten wir wissen, was sich damals abgespielt, was sich verändert hat und was gleich geblieben ist.

Zunächst räumt sie mit dem Vorurteil auf, bei dem vielen Grün sei es doch für die Primaten, unsere Vorfahren, ein Leichtes gewesen, sich ausreichend zu ernähren. Im Gegenteil, sagt sie, war es sogar sehr schwierig, davon zeugten zahlreiche evolutionäre Anpassungen: die Greifhand, die scharfe Sicht, das Farbsehvermögen. Weiter heißt es: „Für den Menschen ergab sich bei weiterer Prüfung umgekehrt, dass seine Kost – vor allem in der hochindustrialisierten westlichen Welt – kaum mehr der vorwiegend pflanzlichen seiner Vorfahren entspricht. So bekräftigen diese Forschungen, dass wohl viele der für die Zivilisationsgesellschaften typischen Gesundheitsprobleme zumindest teilweise daher rühren, dass wir uns beim Essen vielfach nicht danach richten, was unserem ererbten Verdauungssystem am zuträglichsten wäre.“

Milton erklärt dann anhand zweier annähernd gleich großer Affenarten, die im gleichen Gebiet leben, wie unterschiedliche Ernährung zu unterschiedlichen Anpassungen führt. Für eine ausgewogene Ernährung, so Milton, müssen Pflanzenfresser mehrere Nahrungsquellen nutzen. Früchte alleine liefern zwar viel Energie, aber vielfach zu wenig Protein. Das beziehungsweise die Aminosäuren, ohne die kein Tier auskommt, muss es sich also anderweitig beschaffen, etwa aus Blättern oder gar Insekten oder anderer tierischer Beute. „Im tropischen Regenwald ist hochwertige Nahrung ohnehin generell rar“, führt die Forscherin weiter aus. Um eine ausreichende Versorgung mit Nährstoffen sicherzustellen, hätten Säugetiere grundsätzlich zwei Möglichkeiten der Entwicklung: „Entweder paßt sich der Organismus durch anatomische und physiologische Besonderheiten dem vorwiegenden Angebot des Lebensraumes an, oder ein immer flexibleres Verhalten aufgrund einer Steigerung des kognitiven Leistungsvermögens erlaubt die Suche und Wahl von zuträglichem Futter." Sprich, entweder entwickelt sich eine Art dahingehend, dass sie den Körper – insbesondere den Verdauungstrakt – so umstellt, dass sie aus niedrigenergetischen Nahrungsmitteln, wie etwa bestimmten Blättern, genügend Energie und Nährstoffe gewinnen kann, oder sie lernt, „das Handicap durch entsprechendes Verhalten wett[zu]machen, also den Aufwand für die Suche von – in der Regel rarem – hochwertigem Futter wie etwa nahrhaften Früchten minimieren. Dabei hilft vor allem ein gutes Gedächtnis." Milton untersuchte Mitte der Siebzigerjahre in Panama Mantelbrüllaffen und stellte dabei fest, dass sich diese bei der Futtersuche komplett anders verhielten als die ebenfalls dort lebenden und den Brüllaffen verwandten Geoffroy-Klammeraffen (Ateles geoffroyi). Beide ernähren sich fast rein vegetarisch und haben einen einfachen unbekümmerten Magen. Ein großer Unterschied lässt sich allerdings in ihrem Verdauungstrakt feststellen: „Brüllaffen [haben] einen viel weiteren und längeren Dickdarm. Der Speisebrei passiert ihn also langsamer, kann währenddessen aber gründlich von Bakterien zersetzt werden. Brüllaffen bleiben mithin auch bei einer reinen Blätterkost gesund, weil ihr Organismus dann immerhin bis zu 31 Prozent seines täglichen Energiebedarfs aus enzymatisch abgebauten Ballaststoffen decken kann [...]. Dagegen verwerten die Klammeraffen solche Nahrungsbestandteile kaum. Weil der Speisebrei relativ kurz im Darm verbleibt, werden größere Mengen durchgeschleust, und die vielen energiereichen, leicht verdaulichen Früchte decken ihren Kalorien- und sogar teils den Proteinbedarf; was daran fehlt, holen sie sich aus wenigen jungen Blättern, die noch nicht viel Cellulose enthalten. [...]"

In der Folge stellte Milton fest, dass sich die Primatenarten nicht nur hinsichtlich ihres Verdauungstraktes unterscheiden, sondern auch in der Größe ihres Gehirns: Doppelt so groß ist das Gehirn der Klammeraffen, die ihr schon bei ihren ersten Beobachtungen als intelligenter erschienen waren. „Nun benötigt das Gehirn unverhältnismäßig viel Energie. Darum wird es nur dann an Größe zunehmen, wenn dies wesentlich zum Vorteil gereicht", führt sie weiter aus und resümiert: „Das große Gehirn erlaubt ihnen aber nicht nur, sich zu merken, wo Bäume mit freßbaren Früchten stehen und wann diese reif werden. Es ermöglicht auch ein komplexeres, flexibleres soziales Verhalten – das den Tieren wiederum die Futtersuche erleichtert."

Ähnliche Ernährungszwänge scheinen auch die Evolution des Menschen beeinflusst zu haben. Gegen Ende des Pliozäns, in dem sowohl der erste Hominide (Australopithecus) als auch der erste Vertreter der Gattung Homo (Homo habilis) aufgetaucht war, veränderte sich das Klima und damit auch die Pflanzenwelt. Im folgenden Pleistozän, dem Eiszeitalter, vergletscherte die Nordhalbkugel zusehends, während tropische Wälder von offenen Savannen verdrängt wurden. Die neuen klimatischen Bedingungen mit einem starken Rückgang an Baumarten und ausgeprägteren Jahreszeiten stellten die Primaten wohl ernährungstechnisch vor ganz neue Herausforderungen. Der Australopithecus starb aus, während sich die Gattung Homo immer weiterentwickelte. Das Gehirn des Homo habilis war bereits deutlich größer als das des Australopithecus, übertroffen wurde er erst vom Homo erectus und schließlich im mittleren Pleistozän vom Homo sapiens, der sich schlussendlich zum anatomisch modernen Menschen entwickelte. Der Erfolg der Gattung Homo erklärt sich laut Milton „daraus, dass sich in dieser Gattung eine Entwicklung noch verstärkte, welche die Primaten von Anfang an auszeichnete: Ernährungsanforderungen mit immer besseren Gehirnleistungen und einem zunehmend differenzierten Verhalten zu lösen. Alles spricht dafür, dass Homo sich dank dieser evolutiven Neuerungen besonders hochwertige Nahrung zu beschaffen vermochte."

Doch die Beschaffung von energiereicher Pflanzennahrung wurde im Laufe der Evolution durch klimatische Veränderungen immer schwieriger, und die frühen Hominiden begannen, ihren Proteinbedarf immer stärker mit Fleisch zu decken. Diesem Umstand scheinen wir unser Dasein in unserer heutigen Form zu verdanken. „[K] onstitutionell [sind wir aber] nicht auf die äußerst ballaststoffarme Kost eingestellt, zu der sich viele verführen lassen. Immerhin scheint unser Verdauungstrakt noch stark dem des strikt vegetarisch lebenden Primaten zu ähneln, der an der Wurzel von Menschenaffen und Hominiden stand. [...] Schimpansen, das ist gut belegt, fressen gelegentlich auch Fleisch, zum Beispiel von jungen Pavianen und Meerkatzen oder den Kitzen kleiner Antilopen, die sie selbst erbeuten; aber ihre Nahrung ist doch zu schätzungsweise 94 Prozent pflanzlicher Art, wobei reife Früchte überwiegen. Diese enthalten zwar meist viel Zucker, aber relativ doch wesentlich mehr Ballaststoffe als die hochgezüchteten Sorten aus unseren Obstplantagen. Nach meiner Überschlagsrechnung dürfte ein wilder Schimpanse täglich mehrere hundert Gramm Fasermaterial zu sich nehmen, der durchschnittliche Amerikaner hingegen höchstens zehn Gramm. [...] Es scheint, dass die Erfindung des Raffinadezuckers der Gesundheit nicht gerade förderlich war. In der Evolution von frühen Primaten zum heutigen Menschen wurde in hohem Maße die Tendenz zu möglichst energiereicher, faserarmer Nahrung gefördert. Paradoxerweise müssen wir uns nun davor hüten, es damit zu übertreiben."

Katherine Milton legt also dar, dass sich die Ernährung des Menschen im Laufe seiner Entwicklung von einer pflanzlichen hin zu einer stärker fleischlastigen Kost entwickelt hat. Parallel bildeten sich seine kognitiven Fähigkeiten stärker aus – um trotz widriger Umweltbedingungen hochenergetische Nahrung zu finden, wurden die Gehirnleistung größer und das soziale Verhalten komplizierter. Die Untersuchungen von Milton zeigen einerseits, dass sich der Mensch sehr wohl aus Gründen der Anpassung an Umweltbedingungen vielfältig ernähren kann. Und andererseits, dass wir unser ausdifferenziertes Denkvermögen zumindest teilweise der sukzessiven Ernährungsumstellung verdanken. Der Mensch hat immer hochwertige, hochenergetische Nahrung gesucht und dank seines Gehirns auch gefunden.

Die Industrialisierung der Nahrungsmittelherstellung hat die Optimierung aber dann leider übertrieben. So energiereiche Produkte wie pures Fett, purer Zucker oder pure Proteine standen unseren Vorfahren in dieser reinen Form nicht zur Verfügung. Die aufgenommene Nahrung hatte immer einen hohen Faserstoffanteil. Und Ballaststoffe wie Pektine und Cellulose, die sogar der menschliche Darm noch verwerten kann, wie Milton schreibt. Der Satz: „Es scheint, dass die Erfindung des Raffinadezuckers der Gesundheit nicht gerade förderlich war", ist eine sehr zurückhaltende Umschreibung für die Gesundheitskatastrophe, die mit dem metabolischen Syndrom (t1p.de/7ypy)[1], also der Fettleibigkeit und Diabetes-II, über uns hereingebrochen ist. Verursacht von gnadenloser Unwissenheit. Wir brauchen nur an die Äpfel unserer Ururgroßeltern zu denken, die nur 3 Prozent Zucker enthielten, nicht 15 Prozent wie heute. Ähnliches könnte auch für die Urwaldfrüchte gelten, von denen Milton berichtet.

Legte man jeden Tag 15 Kilometer zurück, wie unsere Urvorfahren das wohl noch taten, dann dürfte man dabei sicher auch solche Früchte wie den Urapfel in Mengen verzehren. Außerdem sollten wir nicht vergessen, dass das Hangeln in Baumkronen ganz andere Kraftleistungen erfordert – wer jemals in der Sendung „Ninja Warrior" die Topsportler gesehen hat, die nach wenigen Minuten des Hangelns schon völlig ausgepumpt sind, loslassen müssen und ins Wasser plumpsen, und im Vergleich dazu die Leichtigkeit, mit der sich Affen im Zoo von Ast zu Ast schwingen, der ahnt, zu welcher Energieleistung unsere Cousins fähig sind und waren – weil sie es mussten. Und dass wir bei „Ninja Warrior" nicht den Hauch einer Chance gegen sie hätten.

---

1 t1p.de/7ypy 

Wie aber nun stand es mit der Nährstoff-, der Vitaminversorgung? Milton weist in ihrem Artikel auf hohe Vitamin-C-Gehalte hin. Was aber ist mit Vitamin D, dem Sonnenvitamin? Im Internet kursieren Behauptungen, Affen im Urwald hätten, genau wie dort noch lebende indigene Völker, einen Basislevel von 50 bis 60 Nanogramm pro Milliliter, also dreimal mehr als bei uns der Durchschnitt der Bevölkerung mit nur circa 18 Nanogramm pro Milliliter. Affen im Zoo würden entsprechend hoch supplementiert, weil sie sonst krank würden, und Letzteres sei teuer für den Zoo. Ich habe versucht, dem auf den Grund zu gehen. Unser hiesiger Zoo füttert nur in Ausnahmen zusätzliches Vitamin D zu. Trotz internationaler Meetings wusste man auch von nichts dergleichen. Aber man nannte mir einen Fachmann an der Universität Gent, Professor Geert Janssens, der mir auf meine Fragen freundlicherweise schrieb (Übersetzung von mir): „Ich denke, es gibt Spezialisten mit viel mehr Fachwissen in Vitamin D als ich." Und nach vielen guten Erläuterungen zum Kenntnisstand der Zunft dann doch dieses: „Wir wissen von Schimpansen, dass der Vitamin-D-Status in niederländischen und deutschen Zoos viel niedriger ist (ca. 60 nmol/ml) als in ihren Heimatländern (ca. 120 nmol/l)." Das sind umgerechnet 24 Nanogramm pro Milliliter bei den Zoo-Schimpansen gegen 48 Nanogramm pro Milliliter in ihrer ursprünglichen Heimat. Habe ich erwähnt, dass die Schimpansen als unsere nächsten Cousins gelten? Und zur Erinnerung: Als medizinisch eventuell behandlungsbedürftig – aber nur bei Anzeichen von vielleicht Osteoporose oder Ähnlichem – gelten bei uns Werte von unter 20 Nanogramm pro Milliliter, als dringend behandlungsbedürftig gilt man erst, wenn der Vitamin-D-Spiegel unter 10 Nanogramm pro Milliliter liegt. Alles über 20 Nanogramm pro Milliliter gilt nach wie vor als ausreichend, alles über 30 als top. Die Deutschen haben aber im Durchschnitt nur 18 Nanogramm pro Milliliter.

Professor Janssens ergänzte noch: „Ich selbst nehme zusätzliches Vitamin D, weil ich die wissenschaftlichen Belege überzeugend finde, bin aber auch überzeugt, dass der beste Weg, einen Vitamin-D-Mangel zu vermeiden, ist, im Sommer viel Zeit im Freien zu verbringen." Nun, mit ausreichendem, besser gesagt übermäßigem Sonnengenuss habe ich meine eigene Erfahrung gemacht. Sicher hat mir das über die Jahre meine Adern frei und mein Herz gesund gehalten, aber leider auch ein – zum Glück gut behandelbares – Basaliom beschert. Hätte ich ein Fell, wäre mir das wohl nicht passiert.

Also 48 Nanogramm pro Milliliter in freier Wildbahn. Ich halte meinen Level auf 50 bis 70 Nanogramm pro Milliliter. Auch damit werde ich mich niemals von Ast zu Ast hangeln können wie ein Schimpanse. Dafür kann ich besser laufen – und das für mein Alter sogar ziemlich weit. Und ohne Muskelkater – oder dachten Sie, Affen bekämen so etwas wie Muskelkater?

Und weil der Schimpanse garantiert genug Blattwerk futtert, um für seinen Vitamin-D-Level ausreichend Vitamin K, dabei auch K2, zur Verfügung zu haben, damit das Calcium aus seiner Nahrung in starke Knochen eingebaut wird, statt Ablagerungen (Plaque) an den Aderwänden auszubilden, ich hingegen, wenn's um Blätter geht, gerade mal ein paar Gramm Kopf- oder Eisbergsalat vorweisen kann – wunderbar grün, aber wohl weitgehend nähr- und ballaststoffarm –, nehme ich Vitamin D mit K2. K2 mk7 alltrans!

Nur dieses noch für alle, die meinen, man könne von Schimpansen nicht ableiten, welchen Vitamin-D-Level wir Hominiden haben sollten: „Die Massai und die Hadzabe aus Tansania haben durchschnittlich einen Vitamin-D-Spiegel von 48 ng/ml und 44 ng/ml. [15] Rund ums Jahr", heißt es hier: t1p.de/46i6[1]. Unter der angegebenen Quelle (15) findet sich weiter: „Traditionally living po-

---

1 t1p.de/46i6 

pulations in East Africa have a mean serum 25-hydroxyvitamin D concentration of 115 nmol/l." (t1p.de/tl4s)[1] 115 Nanomol pro Liter entsprechen genau wie viel? 46 Nanogramm pro Milliliter Vitamin D(25). Quod erat demonstrandum, damit ist eigentlich alles gesagt. Auf keinen Fall darf man dabei aber das K2 vergessen, ich kann es nicht oft genug betonen. Und zu wenig Vitamin A scheint bei höheren Vitamin-D-Leveln auch kontraproduktiv zu sein, das legt jedenfalls ein ziemlich ausführliches Papier von Dr. Michael Koloczek, Lehrbeauftragter der Uniklinik Gießen, nahe, das ich nur empfehlen kann, auch wenn es lang ist (t1p.de/y3h4)[2]. Auch dieser Autor weist sich durch ein ständig abwägendes „Ja, aber" als gewissenhaft aus und erklärt deutlich, auf welche Mikronährstoffe und welches Gleichgewicht man dabei unbedingt achten sollte. Neben K2 sollte man, wenn man Vitamin D supplementiert, offenbar auch Vitamin A hochfahren, ist eines seiner Resümees, die er auch hinreichend belegt.

Ein letztes Mal möchte ich noch auf die offiziellen Empfehlungen zu Vitamin D eingehen, diesmal des mittlerweile ja vertrauten BfR, des Bundesinstituts für Risikobewertung. Ich muss darauf eingehen, denn möglicherweise ist das eine der Quellen, aus denen die Mehrheit der Ärzte ihre Weisheiten bezieht. Und ich muss auch ein wenig ironisch werden. Unter dem Titel „Vitamin D – der aktuelle D-A-CH-Referenzwert aus Sicht der Risikobewertung" (t1p.de/jfex)[3] findet man zum Beispiel diese Grafik links (natürlich ohne den Elefanten):

---

2 t1p.de/tl4s  2 t1p.de/y3h4  3 t1p.de/jfex 

25-OH-D Serumwerte und Vitamin D Versorgungsstatus

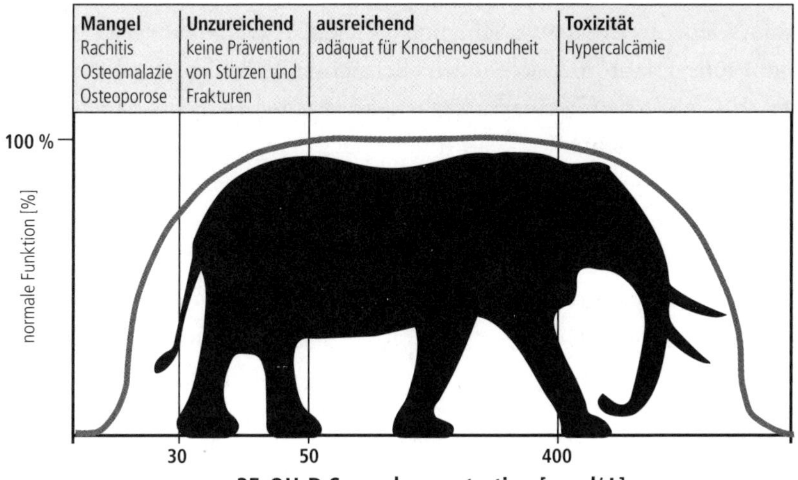

25-OH-D Serumkonzentration [nmol/ L]

modifiziert nach Zittermann, A. et al.. (2003), British Journal of Nutrition, 89, 552–572

Gauss'sche Glockenkurve

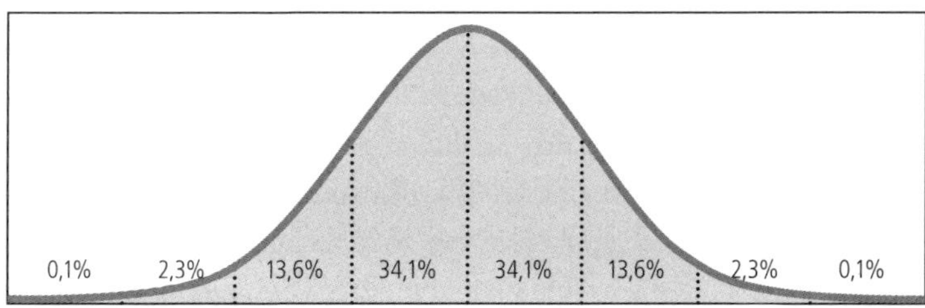

Erinnert Sie die obere Grafik an etwas außer einem umgestülpten Nachttopf? Richtig, im kleinen Prinzen gab es diesen hutähnlichen Gegenstand, der aber ein Schlange war, die einen Elefanten verschlungen hatte (t1p.de/px0g)[1].

---

2 t1p.de/px0g 

Solche Nachttopf-Kurven, liebes BfR, die gibt es in der Natur nicht. Genauso wenig wie Schlangen, die einen Elefanten verschlingen. Mutter Natur hält sich in den allermeisten Fällen an eine Kurve, die als Gauß'sche Glockenkurve bekannt ist, sie ist rechts daneben abgebildet. Manchmal ist sie linksschief, manchmal rechtsschief, aber niemals ähnelt sie einem Hut oder einem umgedrehten Nachttopf. Egal, ob es die Körpergröße von Männlein oder Weiblein betrifft, egal, ob man mit Pfeil und Bogen auf eine Scheibe schießt und den Abstand der Pfeile von der Mitte misst, ob man die Streuung von subatomaren Teilchen ermittelt, ob man würfelt oder die Alterung von Menschen – also ihr wahres versus ihr biologisches Alter – untersucht, überall finden sich Glockenkurvenverläufe. Nur beim BfR fabelhafterweise nicht. Dafür gibt es in der Publikation auch wunderbare Badewannen, also die obige Kurve auf den Kopf gedreht. Aber auch das findet in der Natur so nicht statt. Als Beispiele für Glockenkurvenverläufe können Sie sich etwa die Größe von Frauen (t1p.de/9dvb)[1], das wahre biologische Alter von 38-Jährigen (t1p.de/tbyl)[2], darauf werde ich später noch zurückkommen, oder die Summe von 6 Würfeln (6–36) nach 10 000 Würfen (t1p.de/2emn)[3] anschauen. Nichts Elefant-in-Schlange, das ist erkenntlich Unfug. Viel wahrscheinlicher ist eine Gaußkurve mit links zu wenig Vitamin D (Osteoporose) und rechts zu viel (Hypercalcämie, Nierensteine, Plaque und CVD), natürlich auch abhängig vom Vitamin-K2-Level. Ist der zu niedrig, drohen Osteoporose und Hypercalcämie schon bei natürlichen D-Leveln von 50 Nanogramm pro Milliliter. Viel K2 kann einen schlechten D-Level nicht ausgleichen und einen toxischen D-Level vermutlich nicht ausreichend konterkarieren. Und natürlich reproduziert das BfR in seinem Papier die alte Mär, 50 Nanomol pro Liter, also 20 Nanogramm pro Milliliter, seien genug. Zwischen 20

---

1 t1p.de/9dvb 
2 t1p.de/tbyl 
3 t1p.de/2emn 

und 10 Nanogramm pro Milliliter heißt es: unzureichend, unter 10 liegt doch nach Meinung des BfR tatsächlich ein Mangel vor! Nun gut, das Papier ist von 2011. Aber etwas Besseres hat das BfR nicht zu bieten. Die DGE übrigens auch nicht, auch deren maßgebliches Papier ist von 2011 und bedient sich teilweise derselben Quellen. Auch hier gehen die Empfehlungen für eine Supplementation (natürlich nur für über 65-Jährige!) nicht über 800 bis 1000 I.E. hinaus. Wenn ich mir ein Bein bräche und Osteoporose wäre die Ursache, ich würde das BfR verklagen. Und die DGE. Denn nach allem, was uns heute bekannt ist, sind diese Empfehlungen eigentlich schon fast Körperverletzung durch Falschberatung. Dabei liegen die Beweise doch offen vor den Nasen des BfR, in der obigen Publikation finden sich zum Beispiel auch diese beiden Grafiken:

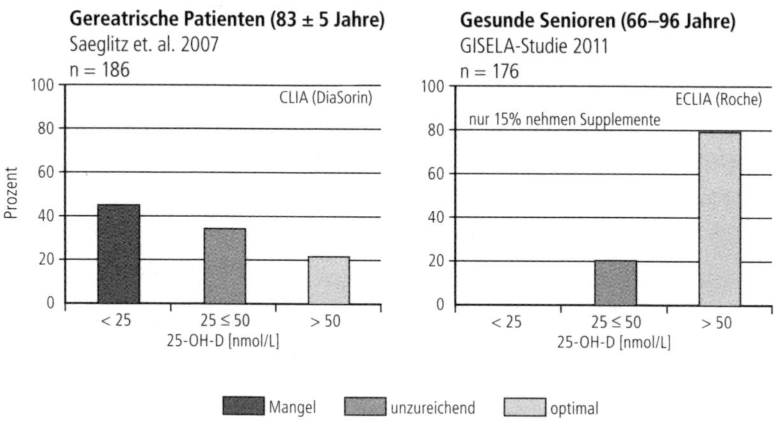

Geriatrische Patienten sind solche, die aufgrund ihres Alters unter Multimorbidität, also vielerlei Krankheitsbildern, leiden. Und wir sehen, dass von diesen nur 20 Prozent über 20 Nanogramm pro Milliliter liegen, die restlichen 80 Prozent alle unter 20, aber 45 Prozent sogar unter 10 Nanogramm pro Milliliter! So ein Zufall aber auch. Sind diese Menschen vielleicht „geriatrisch multimorbide", weil sie viel zu wenig Vitamin D bekommen? Gesunde Senioren dagegen liegen zu 80 Prozent über 20 Nanogramm pro Milliliter. Könnte man da vielleicht schon den Zusammenhang sehen, während man noch an diesem Papier arbeitet? Und man sogar direkt davor eine Grafik zur Bevölkerung von Pflegeheimen abgebildet hat, die so aussieht:

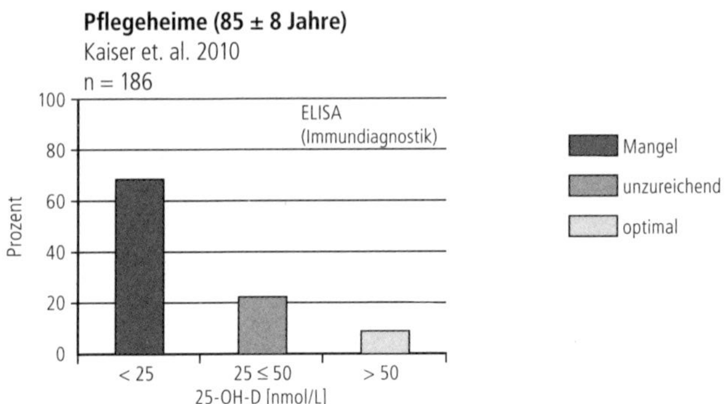

75 Prozent aller Pflegeheimbewohner haben nur 10 Nanogramm pro Milliliter Vitamin D oder weniger. Wen wundert es, dass diese Menschen im Pflegeheim sind? Und dass weniger als 10 Prozent beim absoluten Minimum von 20 Nanogramm pro Milliliter liegen? Da kann ich wirklich schon mal aus der Haut fahren – zumal international längst andere Werte gelten, die im Bericht meines Hausarztes auch tatsächlich vermerkt waren:

Berichtsdatum:18.10.2018
VI25/Vitamin D (25-OH) 97 ng/ml [aktu
Die Zielwerte der nationalen und internat.
Fachgesellschaften für eine adäquate Vitamin D-Versorgung
decken sich derzeit nicht.
. schwerer Mangel < 12
. Mangel/Insuffizienz 12 - 29 < internationale Werte
. Zielbereich optimal 30 - 59
. Intoxikation möglich >= 150

Wie schon erwähnt liegen meine Werte mittlerweile zwischen 60 und 70 Nanogramm pro Milliliter. Und dabei bleibt es auch. Egal, was mir BfR oder DGE erzählen.

Zu Vitamin D gibt es ein Letztes zu erwähnen: In seltenen Fällen kann auch ein normaler bis guter Vitamin-D-Spiegel vom Körper nicht ausreichend verwertet werden, man spricht dann von einer Verwertungsstörung. Und wie bei einem echten Vitamin-D-Mangel fährt der Körper dann zum Ausgleich das sogenannte Parathormon hoch, unter anderem kann man eine mögliche Verwertungsstörung daran erkennen. Diese Störung soll, so will der brasilianische Arzt Dr. Coimbra herausgefunden haben, für das Auftreten von anderen Autoimmunkrankheiten wie Multiple Sklerose, aber auch Parkinson oder Psoriasis verantwortlich sein. Entdeckt hat er das 2002: Als er einem Parkinson-Kranken höhere Dosen Vitamin D verabreicht habe, seien plötzlich größere und langjährig bestehende Hautläsionen im Gesicht abgeheilt. Gegen diese vermutlich genetisch bedingten Vitamin-D-Verwertungsstörungen setzt das sogenannte „Coimbra-Protokoll" teils extrem hohe Tagesdosen von bis zu 100 000 I.E. Vitamin D, die allerdings unbedingt ärztlich kontrolliert werden müssen. Auch calciumarme Ernährung gehört zur Therapie, um eine Hypercalcämie sicher zu vermeiden. Den Link auf das „Coimbra-Protokoll" (das kann man übrigens so auch googlen) finden Interessierte ganz am Ende der anderen Vitamin-D-Links. Wer das alles für Humbug hält, sollte die Berichte von MS-Kranken lesen, die mit dieser Therapie symptomfrei wurden. Schwierig, das als spontane Selbstheilung abzutun, die gibt es bei MS nämlich nicht.

Ein zwei- bis viermal höheres Risiko, an MS zu erkranken, besteht, wenn eine Infektion mit dem Epstein-Barr-Virus zu Pfeifferschem Drüsenfieber führt (t1p.de/iwjz)[1], aber es besteht auch eine starke

---

1 t1p.de/iwjz 

Korrelation mit Vitamin D: In einer 5-Jahres-Follow-Up-Studie des US-Militärs hatten junge Erwachsene mit mehr als 40 Nanogramm pro Milliliter (= 100 nmol/l) ein 60 Prozent niedrigeres Risiko, an MS zu erkranken, als die Gruppe mit weniger als 40 Nanogramm pro Milliliter (t1p.de/fs08)[1]. Und die Weltkarte zeigt mal wieder ein bekanntes Muster (t1p.de/p4pa)[2]:

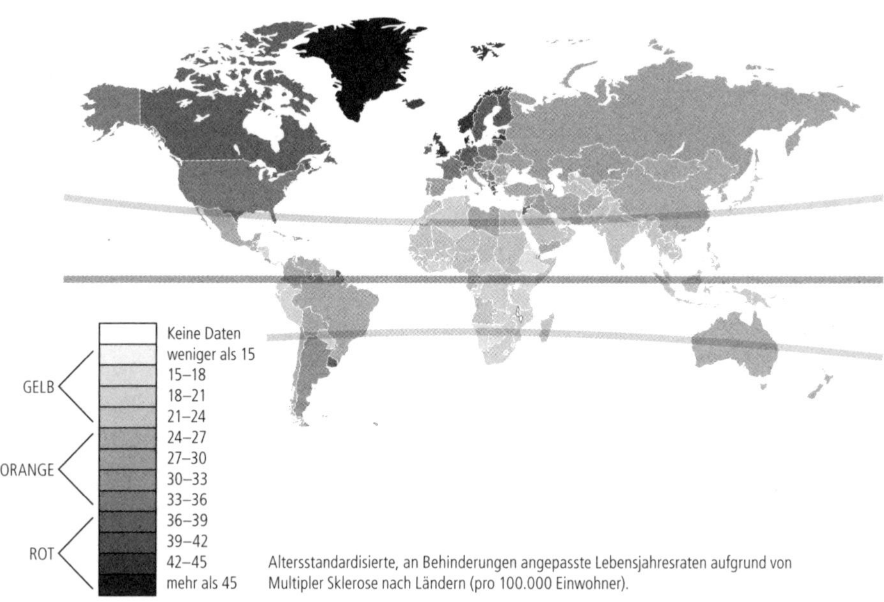

Altersstandardisierte, an Behinderungen angepasste Lebensjahresraten aufgrund von Multipler Sklerose nach Ländern (pro 100.000 Einwohner).

1 t1p.de/fs08  2 t1p.de/p4pa 

Nicht ganz so deutlich wie bei den anderen Autoimmunkrankheiten, aber für mich deutlich genug. Die Multiple Sklerose Gesellschaft Wien schreibt denn auch auf ihrer Website über eine Studie von 2013 zur weltweiten Verbreitung der MS: „Sowohl in der Nord- als auch in der Südhälfte ist die MS-Prävalenz in Äquatornähe niedrig, mit der Entfernung vom Äquator nimmt die Häufigkeit zu. Eine hohe Sonneneinstrahlung sorgt für die Bildung von Vitamin D, das in das Immunsystem regulierend eingreifen kann." (t1p.de/978q)[1]

Magnesium

Schuldig geblieben bin ich noch die Informationen zum Magnesium. Vitamin D ist an der Synthese vieler wichtiger Enzyme beteiligt, wahrscheinlich mehr als jeder andere Grundstoff in unserem Körper. Diese Synthese funktioniert aber nicht in Abwesenheit von Magnesium, Vitamin D ist ein rechter Magnesium-Räuber, wenn man es streng ausdrücken will. Und deshalb führe ich – logisch bei den Mengen an Vitamin D – auch Magnesium extra zu, verlasse mich nicht auf das, was ich aus der eher wenigen Nahrung (1200 kcal/Tag) aufnehmen könnte. Wahrscheinlich ist es nämlich zu wenig.

Magnesium gibt es in vielen Formen, Oxid, Citrat, Glycinat, Orotat, Taurat und sogar, ganz kompliziert, als L-Threonat. Das billigste ist das Oxid, man kennt es auch als Tafelkreide. Das weiße Pulver für bessere Griffigkeit, das wir vom Geräteturnen und vom Klettersport kennen, ist dagegen Magnesiumcarbonat, genannt „Magnesia". Viele Magnesium-Präparate enthalten nur MgO, also Magnesiumoxid. Manche Menschen klagen aber über Durchfall, wenn sie Magnesiumoxid einnehmen. Die anderen oben genannten

---

1 t1p.de/978q 

Formen gelten diesbezüglich als besser verträglich. Das teuerste ist das Threonat, davon werden Wunderdinge behauptet, zum Beispiel dass es in der Lage sei, die Blut-Hirn-Schranke zu überwinden, zu höheren Magnesiumspiegeln im zentralen Nervengewebe und Gehirn führe und die Gedächtnisleistung verbessere. Aber die attestierten Wunderwirkungen haben vielleicht auch damit zu tun, dass die amerikanische Universität, die eine Studie dazu veröffentlicht hat, gleichzeitig die Patentinhaberin für das Threonat ist?

Ich persönlich komme mit einer Mischung aus 50 Prozent Oxid und 50 Prozent Citrat sehr gut zurecht. Meine Kapseln enthalten 180 Milligramm elementares Magnesium, und für mich scheint das ausreichend zu sein, auch wenn die Verzehrempfehlung eigentlich zwei Kapseln sind. Wer Magnesiumoxid gut verträgt, kommt mit einem Oxid-Produkt möglicherweise günstiger weg; wer es wegen seiner potentiell abführenden Wirkung schlecht verträgt, muss vielleicht zu anderen Formen (Glycinat, Orotat, Threonat) greifen. Über die Bioverfügbarkeit streiten sich die Geister. Der Tagesbedarf für Erwachsene wird gemeinhin mit 300 Milligramm (+x) angegeben, aber Magnesium ist auch in vielen Lebensmitteln enthalten. In Roggenvollkornbrot 120 Milligramm, in Cashewnüssen 270 Milligramm, 160 Milligramm in Erdnüssen, in Bananen 36 Milligramm, in Seelachs 57 Milligramm, in Salami 45 Milligramm und im Emmentaler 40 Milligramm. Und in Zartbitterschokolade und Marzipan sogar 120 Milligramm und mehr – der Wert bezieht sich immer auf 100 Gramm der genannten Lebensmittel. Und sogar Wein enthält zwischen 60 und 160 Milligramm Magnesium, da allerdings pro Liter, nicht pro Glas – schade … (t1p.de/5z9q)[1].

Und da sind ja noch die 45 Milligramm aus meiner Vitaminkomplex-Kapsel, die ich ganz zu Anfang erwähnt hatte. Die letzten

1 t1p.de/5z9q 

75 Milligramm (25 Prozent), die mir nach Einnahme der Multivitaminkapsel und einer Kapsel Magnesium (180 mg) dann rechnerisch zu den dreihundert Milligramm noch fehlen, die, schätze ich mal, bekomme ich tatsächlich durch die Nahrung plus dem obligaten Viertel Rotwein dazu, da mein leckerer Zweigelt aus Österreich stammt und somit aus einer Alpenregion, in der die Magnesium-Gehalte der Böden zwei- bis dreimal höher sein sollen als in den traditionell eher magnesiumarmen deutschen Weinberglagen (t1p.de/hjqg)[1].

Es spricht sicher nichts dagegen, etwas mehr Magnesium zu nehmen, auch wenn das sattsam bekannte Bundesinstitut für Risikobewertung (BfR) meint: „Die Tageshöchstmenge für Magnesium in Nahrungsergänzungsmitteln sollte 250 Milligramm (mg) nicht überschreiten“ (t1p.de/mi7q)[2] – na, da bin ich ja mit 225 Milligramm gerade noch im grünen Bereich, liebes BfR … Ich werde jedenfalls ganz sicher Magnesium zuführen, solange ich Vitamin D supplementiere. Sprich, genau so lange, wie ich dank meines Zaubertranks noch klar denken kann.

Habe ich jetzt alle wichtigen Mikronährstoffe behandelt, bevor das Rezept meines persönlichen Zaubertranks komplett und zusammenhängend aufgelistet wird? Was mich angeht: ja. Aber ich bin ja auch ein Mann. Bei Frauen könnte Eisen wichtig sein, dazu gibt es einen Passus im Kapitel „Geht’s denn nur mit Tabletten? Was ist mit Bio-Vollkost? Yoga? Zen?“. Außerdem gibt es Menschen, die statt Sulforaphan eher auf Kurkuma setzen, ein ebenfalls entzündungshemmender Stoff und beliebtes Gewürz. Auch dazu ein Absatz im nämlichen Kapitel.

---

1 t1p.de/hjqg  2 t1p.de/mi7q 

Nun, da das Geheimnis um mein Mittwochmorgen-Wunder gelüftet, das Rätsel gelöst ist, könnte ich doch eigentlich mal die Rezeptur meines Zaubertranks auflisten? Kommt gleich, erst will ich aber noch kurz etwas zum Thema Männergesundheit ergänzen.

Nicht nur für Männer: „Hart ist der Zahn der Bisamratte …"

„… doch härter ist die Morgenlatte", höre ich die männlichen Leser im Geiste mitsprechen. Gemeint ist hier aber nicht nur die morgendliche Erektion, die Männer gerne mit der vollen Blase in Verbindung bringen. Das sei ein falscher Volksglaube, moniert die Wikipedia (t1p.de/9fkt)[1]. Viele persönliche Forenbeiträge, auf die man bei der Suche nach „Morgenlatte" stößt, zeigen aber, dass sich diese letzte Erektion vor dem Aufwachen besonders hartnäckig hält, was wiederum lästig ist, weil sie die Entleerung der Blase oftmals be- oder verhindert. Gemeint sind auch die multiplen nächtlichen Erektionen, die offenbar in vielen REM-Phasen, völlig unabhängig vom Trauminhalt, spontan auftreten. Dahinter steckt ein physiologischer Sinn: Wenn die Schwellkörper nicht regelmäßig durchblutet werden, können bestimmte Zellen aufgrund von Sauerstoffnot ab- bzw. in Kollagen umgebaut werden. „Wenn ein gesunder Mann keine sexuelle Erregung hat, ist der Schwellkörper schlecht durchblutet […] [D]ie glatten Muskelzellen im Schwellkörper reduzieren sich und Kollagen wird aufgebaut. […] Während der nächtlichen Erektionen trainiert der Schwellkörper. Hierbei wird das Kollagen […] wieder abgebaut und die glatten Muskelzellen […] werden wieder aufgebaut", schreibt der Männerarzt Prof. Dr. med. Frank Sommer auf seiner Website (t1p.de/yz9z)[2]. In einem

---

1 t1p.de/9fkt  2 t1p.de/yz9z 

Interview, das Detlef Hacke (na, den kennen wir doch?) im *SPIEGEL* mit ihm geführt hat, sagt Sommer über einen sehr alten Patienten: „Wenn er abends zu Bett geht, nimmt er eine Tablette für ein nächtliches Schwellkörpertraining. Dadurch trainiert sein Penis, während er schläft – sehr praktisch!" (PW: t1p.de/g9s3)[1] Welche Tablette er da verschrieben hat, verrät er allerdings nicht.

Ich gebe zu: Als sich vor vielleicht zehn Jahren die Morgenlatte etwas seltener blicken ließ, war ich nicht undankbar. Erektionen, die zu lange andauern, können nämlich schmerzhaft werden. Betrachtet man es rein physikalisch, ist die Härte eines Penis durchaus verwunderlich, entspricht sie doch eher der eines prall aufgepumpten Fahrradreifens als der eines Luftballons. Tatsächlich kann sie ein Mehrfaches des systolischen Blutdrucks erreichen. Das funktioniert wie bei den Venen mit Hilfe einer Muskelpumpe und natürlich mit Rückstaumechanismen. Dieser sonst im Körper nirgends erreichte Dauerdruck kann, wie gesagt, nach einiger Zeit durchaus schmerzhaft werden.

Als die Morgenerektionen allerdings fast immer ausblieben, schien dann doch etwas zu fehlen. Es war wie beim Haarausfall eine narzisstische Kränkung, ich fühlte mich als Mann nicht mehr „ganz". Abhilfe habe ich gesucht und gefunden. Der Volksglaube, Viagra verursache eine Erektion, ist ja mittlerweile vom Tisch.

Die PDE-5-Hemmer Sildenafil (Viagra) und Tadalafil (Cialis) blockieren ein Enzym und verhindern den allzu schnellen Abbau des cGMP. Sie helfen damit, die glatte Muskulatur zu entspannen und „führen zu einer Verstärkung der gefäßerweiternden Wirkung von Stickstoffmonoxid" (NO, hatten wir auch schon). Sie wurden ursprünglich zur Behandlung von Angina pectoris und Bluthochdruck entwickelt. (t1p.de/pt1o)[2]

PW

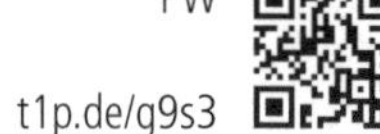
1 t1p.de/g9s3

2 t1p.de/pt1o

Der Anstoß zur Erektion muss schon irgendwie anders erfolgen, zum Beispiel körpergesteuert im REM-Schlaf. Beim „Ausdauertraining“ helfen dann PDE-5-Hemmer. Während Sildenafil schon nach vier Stunden seinen Peak erreicht, hat Tadalafil eine Halbwertszeit von circa 18 Stunden, für mich genau richtig für eine unspezifische, niedrig dosierte Dauereinnahme. Und seit die Patente ausgelaufen sind, auch bezahlbar. 2,5 Milligramm täglich reichen mir vollkommen aus, um wieder regelmäßige Morgenlatten – und damit auch das nächtliche Schwellkörper-Training – zu sichern. Eine willkommene Nebenwirkung ist eine gewisse Unbekümmertheit zum Beispiel gegenüber kurzen gedanklichen Abschweifungen in Situationen, in denen doch eigentlich nur die schönste Nebensache der Welt im Fokus stehen sollte! Was mit zunehmender Lebenserfahrung eben nicht mehr grundsätzlich und von alleine gegeben ist. Der Hochdruck in den Schwellkörpern übersteht dann auch solche „Konzentrationspausen“.

Natürlich zahlt keine Kasse diese Art der Gesundheitsvorsorge. Und ein Rezept braucht man auch (das wiederum zahlt die Kasse). Wenn man sich die Mühe des Tabletten-Teilens ersparen will, kann man für diese Pillen viel Geld ausgeben. Zum Beispiel 195 Euro für 28 Stück mit je 2,5 Milligramm, sieben Euro pro Tag! Muss man aber nicht: 24 Tabletten zu je 20 Milligramm Tadalafil von Stada, die ich achtele (20 / 8 = 2,5 mg), gibt es schon für 50 Euro, das reicht dann für 192 Tage, also mehr als ein halbes Jahr, und kostet mich circa 26 Cent pro Tag. Das ist mir das Mannsein wert.

Übrigens, die „gefäßerweiternde Wirkung“, für die der Wirkstoff ja ursprünglich entwickelt wurde, könnte, kardiovaskulär betrachtet, auch für den Rest des Körpers hilfreich sein – ich hätte nichts dagegen einzuwenden …

Dass Frauen über eine ähnliche Konstruktion im Genitaltrakt verfügen, also auch Schwellkörper etc. haben, will ich hier nur der Vollständigkeit halber erwähnen. Tatsächlich wurden im Rahmen einer Studie von 2003 bis 2007 auch Frauen therapeutisch mit PDE-5-Hemmern behandelt, und zwar dann, wenn aufgrund einer „Therapie mit Serotonin-Wiederaufnahme-Hemmern" (also wohl wegen Depressionen) „sexuelle Dysfunktionen" auftraten. Mit signifikantem Erfolg, berichtete die Apothekerzeitung schon 2008 (t1p.de/90yp)[1]. Da die Studie allerdings vom Hersteller von Viagra gesponsert war und man bis heute zum Thema PDE-5-Hemmer und Frauen nichts Aktuelles mehr findet, darf man den oben angeführten Studienbefund doch anzweifeln.

So. Mit den obigen 2,5 Milligramm Tadalafil sind endlich alle Zutaten beieinander. Deshalb jetzt die Rezeptur, der Zauber-Mix, der Jungbrunnen-Cocktail im Ganzen!

1 t1p.de/90yp 

Der Zaubertrank – mein Jungbrunnen-Cocktail

Ich glaube mittlerweile nicht mehr, dass es das Vitamin D alleine war, das mich auf wundersame Weise verjüngt hat. Andere Menschen in meinem Umkreis haben es ausprobiert, kriegen aber immer noch einen Kater – die nehmen aber auch kein entzündungshemmendes Sulforaphan zu sich. Und der ausbleibende Muskelkater hat wohl auch mit beidem zu tun, sicher aber auch mit dem Ubiquinol. Alles miteinander funktioniert vielleicht nur deshalb als „Wunder", weil alle anderen Mikronährstoffe, Vitamine, Mineralsalze und Spurenelemente ziemlich gut in der Mitte zwischen Minimum und Maximum eingestellt sind, eher näher beim Maximum als beim Minimum. So wie der Ölstab oder die Markierung für das Kühlwasser es beim Auto anzeigen. Nicht zu viel, aber ganz sicher auch nicht zu wenig.

Ist das allgemeine Problem vieler Menschen vielleicht ein kleiner oder größerer Mangel an diesem und jenem – trotz gefühlt „ausgewogener" Ernährung, die nur bei den Bio-Food-Lovern nicht zu nährstoffarm für eine ausreichende Versorgung ist? Fehlt hier Selen, da Vitamin D, dort Myrosinase und hier wieder Vitamin K2 oder B12, B9, Zink, you name it? Habe ich diesen Mangel mit meinem halben Dutzend Tablettchen, Kapseln und Tropfen für mich gelöst? Unser Körper ist ein unfassbar komplizierter Mechanismus. Dreht man hier an dieser Schraube, ändert sich etwas, mit dem man überhaupt nicht gerechnet hat, und das wiederum bewirkt … und so weiter und so fort. Die Medizin kratzt allzu häufig nur an der Oberfläche, weil sie ja erst tätig wird, wenn etwas kaputt ist. Wer hätte gedacht, dass man mit viel Salz im Essen trotzdem einen normalen Blutdruck haben kann, wenn man nur den viel zu vielen Zucker reduziert, weil zu viel Insulin die Salzausscheidung behindert? Welcher Arzt weiß das? Wer hätte gedacht, dass Jodmangel zum Problem der kardiovaskulären Krankheiten, also Herzinfarkt und Schlaganfall, beitragen kann, weil Jodmangel den TSH-Wert ansteigen lässt, was statistisch mit einem höheren Cholesterinspiegel korreliert? Die offenbar überaktive Schilddrüse (siehe TSH) auf geheimnisvolle Weise die Leber zu mehr Cholesterinproduktion anregt? Das ist dann schon von hinten durch die Brust ins Auge.

Und dass ich mit meinem angeblich dringend statin-behandlungswürdigen LDL-Level vielleicht nur deshalb von allen Plaques verschont geblieben bin, weil ich immer so viel in der Sonne war? Das wird noch zu erklären sein, kommt später in der „Big Grand Theory".

Was nehme ich denn nun wirklich alles? Hier also die Hauptzutaten, die ich in den großen Kessel werfe:

- anti-inflammatorisches Sulforaphan als Ersatz für den Kohl, den Rettich, den Brokkoli, die Radieschen, all die Senfölträger, die ich viel zu selten esse
- Vitamin D 5000 I.E. (mit 200 Mikrogramm K2) für einen gesunden Vitamin-D-Spiegel von 50 bis 60 Nanogramm pro Milliliter, da ein Mangel mit der Häufung unterschiedlichster Krankheiten so stark korreliert, dass ich an einen Zufall einfach nicht glauben kann
- essentielle Spurenelemente (Selen, Magnesium, Jod und Lithium), um Mängel in der Nahrung auszugleichen
- Ubiquinol zur Unterstützung der ATP-Synthese in den Mitochondrien
- Vitamine, um nahrungs- und altersbedingte Mangelsituationen zu konterkarieren

Betonen möchte ich auch noch einmal: Mit einem BMI deutlich über 25 kommt man nicht weit, gemäßigt schlank sein ist auch im Alter möglich und gesundheitsnotwendig!

Morgens (rot):

Gegen chronische Entzündungsprozesse (Prostata et al.) und nächtlichen Harndrang:

- 1 Kapsel Sulforaphan, 50 mg = 500 mg Brokkoli-Extrakt mit 100 mg Kapuzinerkresse-Samenpulver (Biotikon.de, 60 Stk. ~34 Euro; 4 für 3 = 240 Stk. ~108 Euro, 90 Cent/Tag; alternativ: Green Naturals, 500 mg Brokkolipulver / 50 mg Sulforaphan pro Kapsel, ca. 17,5 Cent/Kapsel, 35 Cent/Tag
- 1 Angocin (Apotheke, 12 Cent); 24 Cent/Tag, alternativ Meerrettich/Kapuzinerkresse Kapseln (Kraeuterhaus.de, 180 Stk., 13,50 Euro, t1p.de/dzq9)1; 15 Cent/Tag

Zur Sicherstellung ausreichender Versorgung mit Zink und Vitamin C:

- C+Zink, 300 mg / 5 mg (Kraeuterhaus.de, 180 Stk., 8,50 Euro, 5 Cent/Tag; t1p.de/lu78)[2]

Für bessere Muskelleistung, weniger Muskelkater nach Belastung:

- Ubiquinol, 100 mg (Kraeuterhaus.de, 75 Stk., 39,50 Euro, 3 zu je 37,50 Euro, 50 Cent/Tag; t1p.de/dfzn)[3]

---

1 t1p.de/dzq9 

2 t1p.de/lu78 

3 t1p.de/dfzn 

Entzündungsregulierend und anderes:

- 1 Tropfen Vitamin D, 5000 I.E. + 200 mcg K2 mk7 alltrans (Sunday.de, 300 Tropfen, 23 Euro, 8 Cent/Tag; t1p.de/mbx7)[1]

Gegen Schwitzen:

- 1 x 0,25 mg Kaliumarsenit (Schüssler Salz Nr. 13, 6 Cent/Tag)

Abends (blau):

- 1 Kapsel Sulforaphan (wie oben)
- 1 Angocin (wie oben)
- 1 x 0,25 mg Kaliumarsenit (wie oben)

Zur Sicherstellung ausreichender Vitaminversorgung:

- 1 Kapsel „A-Z-50+" (t1p.de/adx8)[2] enthält praktisch alle relevanten Vitamine (außer D3/K2) in tagesüblichen Mengen, außerdem Mikro- und Mineralnährstoffe (Selen, Chrom, Kupfer, Magnesium, Molybdän etc.) zur Sicherstellung ausreichender Vitaminversorgung. Enthält auch 100 mcg Jod, das senkt bei mir den Cholesterinspiegel.
- Einen Wirkstoffvergleich von vier gängigen Multivitaminpräparaten gibt es hier: t1p.de/viaz[3]
- Eine Liste der gängigsten Vitamin D3 / K2 Präparate mit Apothekennummer (PZN): t1p.de/d3k2pzn[4]

---

1 t1p.de/mbx7 

2 t1p.de/adx8 

3 t1p.de/viaz 

4 t1p.de/d3k2pzn 

Gegen Winterdepression, für Lebensverlängerung:

- Lithiofor, 1/8 = 10 mg Lithium (subtherapeutische Dosis (fünf Prozent), 100 Stk. = 800 Tage, 31 Euro, 4 Cent/Tag)

Für etwas niedrigeren Puls und gute Blutdruckwerte:

- Concor, 2,5/4 = 0,625 mg (100 Stk. = 400 Tage, 20 Euro, 5 Cent/Tag)

Zur Sicherstellung einer ausreichenden Versorgung mit Magnesium:

- Magnesium, 180 mg (Kurkraft Premium Magnesium Komplex, Citrat+Oxid (50/50), 15 Euro, 6 Cent/Tag)

Fürs Schwellkörpertraining:

- Tadalafil, 1/8 x 20 mg = 2,5 mg (STADA, 26 Cent/Tag)

Zusammen: 1,90 bis 2,40 Euro pro Tag – weniger als ein Milchkaffee oder ein Bier.

Das sieht nach ziemlich vielen Pillen aus. Aber die ersetzen eben nur an Spurenelementen und Mikronährstoffen das, was eigentlich in meiner Nahrung drin sein sollte, wenn sie denn optimal wäre und ich in südlichen Breiten wohnte. Und es riecht nach viel Disziplin, wirklich jeden Morgen und jeden Abend all diese Kapseln und Tabletten einzuwerfen. In Wirklichkeit ist das ein Klacks, es kostet mich vielleicht zehn Sekunden. Und einmal alle sieben Tage teilen und einsortieren zehn bis zwölf Minuten etwa. Zusammen weniger als zwei Minuten pro Tag, circa eine Stunde im Monat, zwölf Stunden im Jahr. Wenn ich nur einen einzigen Tag krank im Bett liege, ist das genauso lang, aber deutlich unangenehmer. Und wie viele Tage im Jahr hatte ich vorher irgendwelche Malaisen, sei es ein Kater, ein Muskelkater, eine tagelange Erkältung, Sodbrennen oder anderes Unwohlsein? Das alles ist Geschichte für mich. Wunden heilen überragend schnell, mein Blutdruck, die Leber-, Cholesterin- und Zuckerwerte sind top, und ich mache mir keinerlei Gedanken mehr um irgendwelche Krankheiten, die da kommen könnten. Nein, ein Massaker wird das Alter bei mir nicht werden. Dafür bin ich bereit, die paar Sekunden, na ja, genauer gesagt zwei Minuten jeden Tag aufzuwenden. Zähneputzen dauert länger, und das tue ich doch auch, weil ich meine Zähne behalten will.

Am schwierigsten, das gebe ich zu, ist es, diese Disziplin aufzubringen, wenn man ständig nur gesund ist. Wer krank ist, vergisst nicht, seine Pillen zu nehmen. Aber es zu tun, damit man gesund bleibt, wenn man doch eigentlich sowieso schon gesund ist, das kommt einem seltsam vor. Die „compliance", also die Therapietreue, ist sehr schwer aufrechtzuerhalten, wenn man gar keine Therapie macht, sondern einfach nur gesund sein und bleiben will. Rein theoretisch könnte man ja auch ruhig mal ein paar Tage aussetzen, schlampern, oder? Nein. So etwas reißt immer ein, das will ich gar nicht erst anfangen. Mir reicht es, wenn ich plötzlich doch mal wieder nachts raus muss. Das ist zum Glück sehr, sehr selten geworden, kann aber vorkommen. Das erinnert mich dann daran, wie mein Leben vorher aussah, mit all den kleinen oder größeren Nickligkeiten – nein, das alles will ich auf gar keinen Fall wieder haben, vielen Dank.

Ein langjähriger Freund, profunder Literat, Testleser, schrieb mir zu all dem: „Es klingt alles erstaunlich plausibel und faszinierend – selbst mich als notorischen Ratgeber-Verweigerer kribbelt es in den Füßen, mir all das Zeug zu kaufen. Aber das werde ich wohl doch nicht tun. Ich warte lieber darauf, dass du mit deinen Connections zur Apothekenwelt ein Produkt marktfähig machst, das all diese wundersamen Ingredienzien in mundgerechten Portionen darreicht." Ich würde ihm seinen Wunsch ja gerne erfüllen. Das wird aber nicht gehen. Wer unter Hashimoto oder Basedow leidet, wird mit Jod ganz anders umgehen als ein Normalo. Nicht jede*r würde sich auf Lithium einlassen wollen, vom Arsen mal ganz abgesehen. Manche würden das Magnesium doppelt und Vitamin C dreimal so hoch dosieren. Und, und, und. Tut mir sehr leid, das alles kann nur jede*r für sich entscheiden. Und nur die Hausärztin hat die allgemeine Lizenz zum Heilen, ich darf das nicht. Außer mich selbst – und das habe ich getan.

Professor Horvath und seine Bio-Uhr

Ich mache hier mal eine gewagte Vorhersage: Der deutsche Professor an der UCLA Steve Horvath wird für seine Forschung binnen der nächsten 20 Jahre einen Nobelpreis bekommen. „Der Biomathematiker Steve Horvath hat eine verblüffend präzise Uhr im Körper gefunden: An fast jeder Zelle lässt sich nun ablesen, wie alt wir sind – und zwar auf Monate genau“, schreibt *Spektrum der Wissenschaft* schon im Mai 2014 (t1p.de/2zym)[1]. Darauf gestoßen bin ich durch einen aufsehenerregenden Artikel in der *ZEIT* vom Juli 2019, in dem Horvaths neueste Bio-Uhr, die GrimAge Clock eine bedeutende Rolle spielt. Der geborene Frankfurter Horvath hatte sich schon als junger Mann dazu entschlossen, die Rätsel des Alterns zu knacken und herauszufinden, wie man länger gesund bleiben kann. „Jahrelang musste er sein Projekt im Alleingang durchkämpfen, die Ablehnung von Fachjournalen und Gutachtern hinnehmen [...]. Doch inzwischen hat er Daten von mehr als 13 000 menschlichen Gewebeproben gesammelt und analysiert. Dabei stieß er auf eine biologische Uhr, die nicht nur leicht abzulesen ist, sondern auch so verblüffend genau, dass es viele seiner Kollegen in Begeisterung versetzte. Horvaths Uhr basiert auf Mechanismen der [...] chemischen und strukturellen Veränderungen am Erbgut, die nicht die Abfolge der DNA-Bausteine beeinflussen, sondern bestimmen, wie die Gene abgelesen werden. Auch diese Markierungen werden weitergegeben, wenn sich Zellen teilen. Altern die Zellen, verändert sich das Muster der epigenetischen Marker – und zwar so regelmäßig, dass einige von ihnen als Zeitgeber fungieren: Horvath nimmt Hunderte weit verstreuter DNA-Positionen ins Visier und bestimmt, wie häufig sie methyliert sind, also eine chemische Methylgruppe tragen.“ (t1p.de/2zym)[1]

---

1 t1p.de/2zym 

Tatsächlich ist die Genauigkeit groß, die sogenannte Standardabweichung seiner Bio-Uhr (siehe Gauß'sche Glockenkurve, S. 165) beträgt nur 3,7 Jahre. Und das ist deshalb erstaunlich, weil er nahezu beliebiges Zellmaterial analysieren kann, während eine andere Bio-Uhr dafür immer eine frische Blutprobe benötigt. Nahezu beliebig heißt aber auch: Horvath kann, wenn er die Methylierung untersucht, nachweisen, dass einzelne Zellhaufen biologisch deutlich älter erscheinen – Zellen der weiblichen Brust zum Beispiel – und damit anfälliger für die Entwicklung von Krebs sind. Beim Googeln nach mehr Information war ich dann auf eine Firma gestoßen, die neben anderen Tests auch Horvaths „Genetic Age Test" anbietet, Cerascreen (t1p.de/usgh)[1]. Ups, ziemlich teuer, 200 Euro. Aber nun saß ich schon an diesem Buch, wunderte mich über meine neugewonnene Gesundheit und wollte es genau wissen. Ich habe mir also einen solchen Test bestellt. Es ist wie im TV: Mund auf, Wattestäbchen rein, einmal umdrehen, fertig. Wenn man kein DAU (dümmster anzunehmender User) ist. Ich habe mich selten dämlich angestellt, weil ich den Barcode, der schon auf dem Röhrchen befestigt war und der vermutlich die Chargen-Nummer trägt, verwechselt habe mit dem Klebetikett-Barcode, der diesen individuellen Test identifiziert, wenn man das Ergebnis sehen will, und den man selbst darüber kleben muss. Ohne diesen Code kein Ergebnis, blöderweise auch keine Rückmeldung vom Labor, denn die Einsendung ist ja anonym. Also „auf der Post verloren gegangen"? Die Firma war sehr hilfreich und hat mir ein zweites Testset umsonst zur Verfügung gestellt. Und diesmal habe ich es, damit es nicht „verloren geht", eingepackt, zur Post gebracht und als Paket verschickt. Mit Rückverfolgung. Aber ich hatte es noch mal auf dieselbe Weise verbaselt, shame on me. Ich habe also – kostenlos – ein drittes Set erhalten, die Testsets sind nämlich gar nicht so teuer, teuer ist der eigentliche Test. Und diesmal

---

1 t1p.de/usgh 

hat es geklappt. Die Wartezeit aufs Testergebnis wurde mir lang – dafür war das Ergebnis äußerst erfreulich: Mit minus fünf Jahren, also einem biologischen Alter von nur 60 statt des kalendarischen Alters von 65, liege ich ziemlich gut, sagt die Methylierung.

„Falten oder graue Haare sind ein untrügliches Zeichen dafür, dass ein Gegenüber nicht mehr ganz jung ist. Dennoch spielt mancher Rentner aktiv Tennis, während ein anderer dazu nicht mehr in der Lage ist. Das biologische Alter der Menschen unterscheidet sich stark. Und das tut es bereits in jungen Jahren", schreibt der *SPIEGEL* über eine spannende Alterungsstudie, die auf den Daten von über 1000 Menschen, die von der Geburt bis zum Alter von 38 Jahren in regelmäßigen Abständen untersucht worden waren, basiert. „Erstaunlich: Das biologische Alter der Untersuchten lag zwischen 28 und 61 Jahren." (t1p.de/qwhb)[1] Untersucht hatten die Forscher das biologische Alter anhand vieler verschiedener Biomarker (Dunedin-Studie: t1p.de/tbyl)[2]. Das Mittel lag übrigens tatsächlich bei 38 Jahren. Und die Abweichungen nach rechts und links ergeben mal wieder eine schöne Gauß'sche Kurve. Mit einer Standardabweichung, die ähnlich liegt wie bei Horvath, circa 3,5 bis vier Jahre. Das heißt, nur wenige Menschen sind biologisch sehr viel jünger, nur wenige sind deutlich älter. Zwischen etwa 34,5 und 41,5 Jahren liegen 65 bis 70 Prozent aller Bio-Alter der Testpersonen:

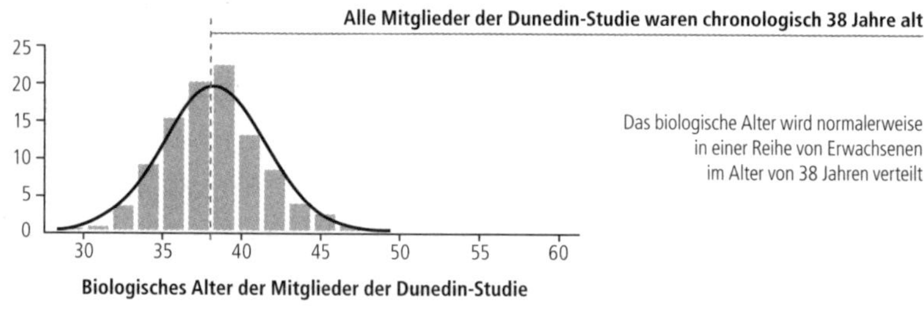

1 t1p.de/qwhb  2 t1p.de/tbyl 

Rechnet man den Alterungsfaktor hoch, dann könnte die eine Testperson, die biologisch nur 28 war, statt normalen 80 fast 110 Jahre alt werden. Eine von tausend, das ist nicht so unrealistisch, haben wir doch mittlerweile gut 15 000 über Hundertjährige bei uns im Land. Und rechne ich meine minus fünf Jahre hoch, könnte ich vielleicht 87 werden statt der 82, die mir ein Lebenserwartungsrechner prophezeit (t1p.de/ddz4)[1]. Das hat nichts mit den durchschnittlich 78 Jahren zu tun, die bei uns allgemein für Männer gelten. Einige meines Altersjahrgangs weilen ja leider schon nicht mehr unter uns, und die noch Lebenden müssen für den Durchschnitt aller mit einem höheren Endalter zur Statistik beitragen. Nur als Beispiel: Für jeden Mann, der mit 70 Jahren stirbt, muss ein anderer 86 werden, damit ein Durchschnitt von 78 herauskommt.

87 Jahre also, wenn alles gut geht. Oder sollte ich etwa meine Bio-Uhr mit dem Zaubercocktail zurückgedreht haben und in Zukunft noch weiter zurückdrehen? Laut Horvath sollte das nicht gehen, die Methylierung als solche könne nicht rückgängig gemacht werden. Das galt jedenfalls bis zur TRIIM-Studie. Und eine Zwillingsstudie, die im Januar 2019 veröffentlicht wurde, bestätigte, dass zum Beispiel körperliche Aktivität die Bio-Alterung der Zellen praktisch gar nicht beeinflusst.

„Wir testeten die Hypothese, dass körperliche Aktivität in der Freizeit einer der nicht gemeinsam genutzten Umweltfaktoren ist, die das epigenetische Altern beeinflussen. Eine Co-Twin-Kontrollanalyse mit älteren gleichgeschlechtlichen Zwillingspaaren (sieben eineiige und neun zweieiige Paare, mittleres Alter 60,4 Jahre), bei denen nach den gemeldeten/befragten Daten zur körperlichen Aktivität über 32 Jahre eine anhaltende Diskordanz bestand, ergab keine Unterschiede

---

1 t1p.de/ddz4 

zwischen den aktiven Personen und inaktiven Co-Zwillingen mit einem (Bio-)Alter von 60,7 vs. 61,8 Jahren [...]. Die Ergebnisse der jüngeren Zwillingskohorte stützten den Befund, dass LTPA nicht mit der DNAm-Altersbeschleunigung assoziiert ist. [...] Bei älteren Probanden wurde eine größere Varianz der DNAm-Altersbeschleunigung durch nicht geteilte Umweltfaktoren im Vergleich zu jungen Personen erklärt. Die körperliche Freizeitaktivität im Erwachsenenalter hat jedoch allenfalls einen geringen Einfluss auf die DNAm-Altersbeschleunigung. Dies steht im Einklang mit den jüngsten Erkenntnissen, dass körperliche Aktivität in der Freizeit im Erwachsenenalter nach Kontrolle genetischer Faktoren nur einen geringen Einfluss auf die Mortalität hat." (t1p.de/cf3a[1]; Übersetzung von mir)

Weil aber Horvath seinen Traum, das „Projekt Gilgamesch", die Suche des Königs Uruk nach der Pflanze, die ihm die Jugend zurückbringt, nicht aufgeben wollte, hat er weiter gesucht. Und ist fündig geworden – mit einem Protease-Test. Proteasen sind Enzyme, die Fremdeiweiß abbauen und verdauen können. Damit dem Prozess nicht auch körpereigenes Eiweiß zum Opfer fällt, hemmen die sogenannten Antiproteasen die Wirkung der Proteasen.

Bei zum Beispiel der COPD, der chronisch obstruktiven Lungenkrankheiten, früher generell als Lungenemphysem bekannt und auch Raucherlunge genannt, ist genau dieses Gleichgewicht von Proteasen und Proteasehemmern aus dem Gleichgewicht geraten. Fast immer ist der Auslöser Tabakrauch oder Luftverschmutzung durch Industrieabgase. COPD hat regionale Häufungen, aber keine sichtbare Abhängigkeit vom Breitengrad und korreliert überhaupt nicht mit der Sonneneinstrahlung und/oder Vitamin-D-Mangel. Und es ist nicht heilbar.

---

1 t1p.de/cf3a 

Horvath hat nun einen neuen Test entwickelt, die GrimAge Clock (ja, „grim" von „grimmig"!), der die Synthese von Proteasen untersucht, und ihn kombiniert mit einem Pack-Years-Faktor, das heißt der Frage, wie viele Jahre jemand eine Packung Zigaretten pro Tag geraucht hat. Interessanterweise konnte er diesen neuen Test auch mit Nichtraucher*innen verifizieren. Jetzt konnte er endlich die Aussagen machen, die ihn interessieren, denn von der Produktion von Proteasen und Antiproteasen hängt unsere Gesundheit unmittelbar ab. Wann bekommt jemand einen Herzinfarkt, in wie viel Jahren wird er Diabetes-II entwickeln und wann wird er sterben? Horvath sagt, er könne diese Fragen auf plus/minus drei Jahre genau beantworten (PW: t1p.de/hg0j)[1]. Gruselig? Ja, durchaus. Aber Sie können diesen Test nicht kaufen, auch nirgends machen, Horvath gibt ihn nicht heraus. Dabei würde ein solcher Test möglicherweise die Lebensverlängerung durch bestimmte Maßnahmen wie gesündere Ernährung, mehr Sport, Supplementierung mit Nahrungsergänzungsmitteln und Ähnlichem endlich prospektiv messbar machen.

Aber er hat einen wirklich guten Grund dafür, den Test zurückzuhalten: die Lebens- und Rentenversicherer würden, das ist seine Befürchtung, einen solchen Test verlangen und sofort individuelle Prämien errechnen und in die Verträge schreiben. Und da man, das war ja bisher Horvaths Meinung, die Bio-Uhr nicht zurückdrehen kann, gäbe es auch keine Chance, individuellen Versicherungs-Tarifen zu entgehen. In Deutschland sicher derzeit nicht möglich, in den USA vermutlich gut denkbar.

Um das Zurückdrehen der grimmigen Todes-Uhr ging es aber genau in jenem *ZEIT*-Artikel, durch den ich erst auf Horvath und seine Bio-Uhr aufmerksam geworden bin. In der *ZEIT* liest sich das so: „Die neun Männer wurden in dem Jahr der Behandlung nicht

---

PW 

1 t1p.de/hg0j

etwa älter, sondern verjüngten sich durch die Therapie. In den zwölf Monaten, die das Experiment andauerte, rückte ihre biologische Uhr nicht um ein Jahr vor, sondern sprang im Durchschnitt um 18 Monate zurück. Die neun Männer hatten zweieinhalb Jahre Lebenszeit gewonnen.“ (t1p.de/puny)[1]

Was war passiert? Mit Hilfe des menschlichen Wachstumshormons (HGH) hatten die Forscher den Thymus, eine kleine Drüse zwischen Herz und Brustbein, wiederbelebt. Der Thymus ist nur in jungen Jahren aktiv, danach verkümmert er offenbar. Und der Thymus „trainiert“ die Immunabwehrzellen und legt davon einen Vorrat an, der bis über das 60. Lebensjahr hinaus reicht, sich dann aber irgendwann auch erschöpft. Den Thymus wiederzubeleben, war das eigentliche Ziel der Forscher. Die Probanden bekamen noch zwei Medikamente verabreicht: DHEA, die Vorstufe für die männlichen, aber auch die weiblichen Sexualhormone Testosteron und Östrogen. Und Metformin, das klassische Diabetes-II-Medikament. Denn HGH hat offenbar Nebenwirkungen, erzeugt zu hohe Insulinspiegel und dadurch auch Diabetes. Da sich der Thymus und seine Funktion so stark altersabhängig ändert, baten die Forscher Horvath um Hilfe, seine Uhren sollten während der Testphase mitlaufen: „Horvath nutzte seine biologischen Uhren, um während der Studie das biologische Alter [der] Probanden zu bestimmen. Die Ergebnisse erscheinen schier unglaublich. Die neun Männer wurden in dem Jahr der Behandlung nicht etwa älter, sondern verjüngten sich durch die Therapie. […] Der verjüngende Effekt, das zeigten Horvaths Messungen, hatte im Laufe der Zwölfmonatsphase an Fahrt aufgenommen, die Zeiger der biologischen Uhren drehten sich schneller und schneller rückwärts. […] Eine Versuchsperson, die bereits ergraut war, bestätigte ZEIT ONLINE, dass ihr dunkle Haare nachgewachsen seien.“ (t1p.de/puny)[1]

---

1 t1p.de/puny 

Niemand weiß, wie eine Großstudie ausgehen würde. Niemand weiß, ob HGH nicht auf lange Sicht das Krebsrisiko steigert. Die einen sagen: „Anti-Aging-Waffe erhöht Krebsrisiko“ (t1p.de/zmej)[1], die anderen halten dagegen: „Wachstumshormon – kein erhöhtes Krebsrisiko“ (t1p.de/8jjw)[2]. Einer der neun Teilnehmer der Studie war trotz dieser beeindruckenden Ergebnisse nicht bereit, in Zukunft Geld für eine solche Therapie auszugeben: „Ich habe drei Kinder, die bald auf die Uni gehen, eines, das schon auf der Uni ist, und eines, das gerade fertig geworden ist. Ich glaube nicht, dass ich für die Therapie bezahlen würde.“ Dazu muss man wissen: In den USA muss man das Studium seiner Kinder selbst bezahlen. Und HGH ist teuer. Ja, man kann es kaufen, Sportler*innen nutzen es zum Fettabbau und für andere Dopingzwecke. Aber HGH ist richtig teuer. Schon eine Tagesdosis von 10 I.E. kostet zwischen 15 und 20 Euro. Im „Profibereich“ sind aber Dosen von über 30 I.E. üblich. Wie viel die Probanden im Test bekommen haben, weiß die *ZEIT* zwar, will es aber nicht verraten. Die Original-TRIIM-Studie findet man hier (t1p.de/qba1)[3], und es lohnt sich, einen Blick darauf zu werfen. Zwei Ergebnisse stechen hervor: Der PSA-Wert, der zur Bestimmung des Risikos von Prostata-Krebs dient, hat im Verlauf des Tests abgenommen. Ebenso der CRP-Wert, ein allgemeiner Entzündungsmarker, auf den ich später noch kommen werde. Beide Werte sind zu Beginn der Therapie stark zurückgegangen, stiegen nach sechs Monaten aber steil an, um dann wieder abzufallen. Am Ende sind sie besser als zu Beginn, auffällig ist aber der 6-Monats-Peak. Ein wenig ernüchternd sind dann auch die Ergebnis-Grafiken am Ende des Ergebnis-Teils und vor der Diskussion. Fig. 5 sieht so aus:

---

1 t1p.de/zmej 

2 t1p.de/8jjw 

3 t1p.de/qba1 

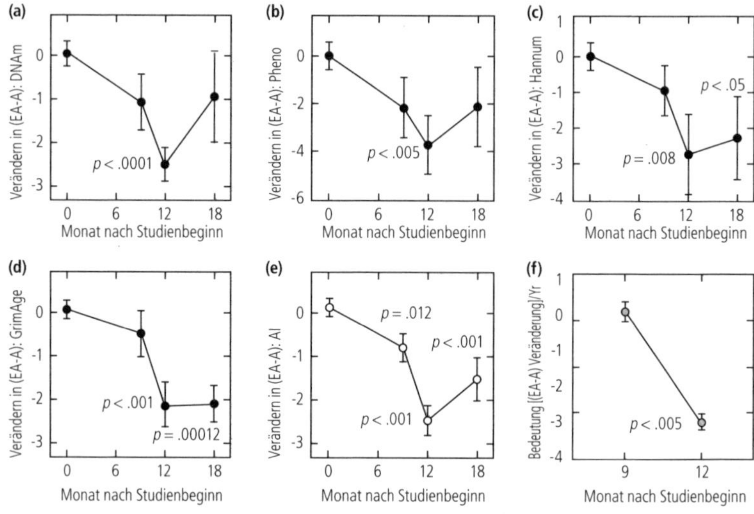

Hier sind die Ergebnisse mehrerer biologischer Altersuhren angezeigt, auch die von Horvaths großem Konkurrenten Hannums, eine auf Blutproben basierende Bio-Uhr. Dargestellt sind die Werte für 18 Monate, die Behandlung dauerte aber nur 12 Monate. Und wir sehen, dass zwar alle Bio-Uhren binnen 12 Monaten zwei bis drei Jahre minus, also Verjüngung, anzeigen, nur eine aber, nämlich die GrimAge Clock, einen länger als 12 Monate anhaltenden Effekt zeigt. Alle anderen Bio-Uhren dokumentieren, dass sich der Alterszugewinn ohne Behandlung wieder abschwächt, relativiert. Nur die GrimAge Clock bleibt also bei minus zwei Jahren stehen. Schwer, das zu interpretieren. Wäre nur eine Dauerbehandlung in der Lage, die Verjüngung aufrechtzuerhalten? Wird die erreichte Verjüngung ohne Behandlung so schnell wieder aufgeholt, dass am Ende gar nichts bleibt? „Unter guten Rahmenbedingungen können Menschen 100 Jahre und älter werden. […] Statistische Untersuchungen legen nahe, dass […] Menschen – unter natürlichen Umständen – selbst bei optimalen Bedingungen nicht älter als durchschnittlich 115 bis maximal 125 Jahre alt werden können. Als Grund nennen die Forscher in erster Linie die kontinuierliche Anhäufung von DNA-Schäden im Laufe des Lebens eines Menschen – mit der Folge von schädlichen Mutationen und zunehmend defekten Proteinen und Enzymen. […] Überschreiten die akkumulierten Zellschäden einen bestimmten Schwellenwert, ist der Tod des Individuums unausweichlich. Dies trifft auch dann zu, wenn zuvor keine zwangsläufig zum Tode führende Erkrankung, wie z. B. eine bösartige Krebskrankheit vorhanden war", entnehme ich der Wikipedia. (t1p.de/lbwn)[1]

Horvath hat seinen GrimAge-Test natürlich selbst auch gemacht und öffentlich bekannt, dass er mit dem Ergebnis nicht sonderlich glücklich gewesen sei. Ein paar Minusjahre standen da wohl drin. Mittlerweile habe er sich aber damit abgefunden … vielleicht hat er auch Dinge entdeckt, mit denen man die GrimAge Clock zurückdrehen kann? Das oben angeführte Experiment muss ihn jedenfalls davon überzeugt haben, dass es Mittel und Wege geben könnte, die Bio-Uhr zurückzudrehen: „Steve Horvath glaubt, wir hätten einen ‚historischen Moment' erreicht. Einen Moment, in dem die Alterung kein Naturgesetz mehr ist." Aber bis dahin sollten wir vielleicht alles tun, um das Altern wenigstens nicht zu beschleunigen? Freundlicherweise schrieb er mir diese Erkenntnisse seiner GrimAge-Clock ins Stammbuch: „Lieber Herr Borsche, unsere beste Uhr fuer Lebenspanne (GrimAge Uhr) zeigt Folgendes: 1) Rauchen ist sehr gefaehrlich. 2) Alkohol hat keinen Effect. 3) Gemuese ist gesund."

Dazu schickte er diese beiden Links: „DNA methylation GrimAge strongly predicts lifespan and healthspan" (t1p.de/gt5w)[2] und eine ausführlichere Veröffentlichung der Forschungsarbeit unter identischem Titel (t1p.de/oaea)[3].

Dem kurzen Mailverkehr mit Professor Horvath verdanke ich auch eine für mich wahrlich erschütternde Erkenntnis. In meinem

---

1 t1p.de/lbwn  2 t1p.de/gt5w  3 t1p.de/oaea 

Zuckerbuch hatte ich auch über die Tsimané geschrieben, einen Volksstamm am Amazonas, dessen Mitglieder noch weitgehend natürlich leben, sich zu über 70 Prozent von Kohlenhydraten ernähren, aber mit 80 Jahren noch einen kardiovaskulären Status haben wie 50-jährige Amerikaner*innen. Es gibt bei den Tsimané keine Herzinfarkte und auch kein Diabetes-II. Das war vor ein paar Jahren viel durch die Presse gegangen, so nach dem Motto: Seht mal, ihr Zuckerfeinde, es geht doch auch mit 80 Prozent Kohlehydraten! Das war schon damals falsch, denn die Tsimané ernähren sich natürlich nicht von schnellen Kohlenhydraten wie Brötchen mit Nuss-Nougat-Creme, Pommes frites oder Schokoriegeln, sondern von Maniok, Reis und Bananen, vergleichsweise eher langsamen Kohlenhydraten. Und sie bewegen sich viel – 17 000 Schritte täglich. Und, und, und. Keine Ahnung, wie in den Mailaustausch mit Horvath die Tsimané reingeraten sind, jedenfalls schrieb er: „Ich habe Tsimane vor ein paar Jahren untersucht:

They are younger than other groups according to my pan tissue clock (Horvath 2013) but older according to clocks that correlate with inflammation/immunosenescence (no surprise). Hier ist die Arbeit: [An epigenetic clock analysis of race/ethnicity, sex, and coronary heart disease – t1p.de/kty5[1]]." In dieser Arbeit findet sich Erstaunliches, nämlich das, was oben schon angedeutet ist. Tsimané haben den geringsten intrinsischen Zell-Alterungsfaktor aller von Horvath untersuchten Ethnien, aber gleichzeitig den höchsten extrinsischen, die Zellen sind „exhausted", also ausgelaugt von ständigen Infektionen mit Parasiten, vor allem Würmern. Und die durchschnittliche Lebenserwartung der Tsimané ist keineswegs höher als unsere, im Gegenteil. Sie wird verglichen mit unserer im Jahre 1800 und lag tatsächlich ums Jahr 2000 bei nur 54 Jahren. Bei Horvath heißt es dazu (wieder in meiner Über-

---

1 t1p.de/kty5 

setzung): „Infektionskrankheiten und eine hohe chronische Entzündungsrate tragen zur niedrigen Lebenserwartung von Tsimané bei, die zwischen 1950 und 1989 bei 43,5 Jahren und zwischen 1990 und 2002 bei 54,1 Jahren lag." Für erwachsene Tsimané liegt das modale Alter – das ist das Alter, in dem die meisten Sterbefälle auftreten; es ist immer höher als die durchschnittliche Lebenserwartung, bei uns liegt es bei circa 85 Jahren – bei circa 70 Jahren, anderthalb Dekaden weniger als in entwickelten Ländern. Man findet also nur wenige der 80-jährigen Tsimané mit gesundem Herzen und freien Adern, und die Krux der Alterskrankheiten wie etwa Arthritis beginnt oft schon im vierten oder fünften Lebensjahrzehnt: „Im Alter von sechzig Jahren weisen Tsimané Anzeichen erheblicher körperlicher Behinderungen auf. Die körperliche Stärke nimmt im vierten Lebensjahrzehnt kontinuierlich ab (Gurven, Kaplan & Gutierrez, 2006) [...]. Im Alter von sechzig Jahren klagen mehr als sechzig Prozent der Tsimané über Hörverlust, mehr als achtzig Prozent haben Schwierigkeiten mit der Nahsicht, und mehr als siebzig Prozent können keine großen Bäume mehr auf ihren Feldern fällen. Etwa fünfzig Prozent der Männer und siebzig Prozent der Frauen über siebzig können keine lange Strecken mehr zurücklegen und klagen häufig über schmerzhafte Arthritis in Beinen, Rücken und Hüften. Über siebzig Prozent der Männer jagen nicht mehr mit siebzig Jahren. Diese Männer klagen über Schwäche, Lethargie und Seh- und Hörstörungen." (t1p.de/2o5q)[1] Andernorts hatte ich noch dieses gefunden: „Da die Tsimané keinen Zugang zu sauberem Wasser haben und keine sanitären Anlagen kennen, ist das Infektionsrisiko relativ hoch. Ein Drittel der Bevölkerung ist mit Helminthen [parasitären Würmern] befallen. Die Folge sind relativ hohe Entzündungsparameter im Blut: [...] bei 51 Prozent lag das hochsensitive C-reaktive Protein über 3 mg/l." (t1p.de/fo61)[2]

1 t1p.de/2o5q  1 t1p.de/fo61 

Drei Milligramm CRP pro Liter – und das gilt hier als hoch? Als Marker für allerlei Altersgebresten? Während bei uns die Unbedenklichkeitsgrenze bei fünf Milligramm pro Liter liegt? Was lernen wir aus all dem? Die Bio-Uhr ist eines, aber obwohl die Tsimané biologisch die am langsamsten alternden Zellen haben, die Horvath bei allen Ethnien gefunden hat, leben sie doch mehr schlecht als recht mit frühzeitig ausbrechenden und massiven Altersbeschwerden. Daran ändert auch ihre offenbar gesunde Ernährung nichts, die ihnen ein makelloses kardiovaskuläres System, also freie Adern und „junge" Herzen beschert. Es sind die Dauerentzündungen durch Parasitenbefall, die ihnen das Leben schwer machen und die anderen Bio-Uhr-Marker auf alt, älter, am ältesten drehen. Entzündungen also? Ist das Geheimnis der Zauberpflanze, nach der der König von Uruk gesucht hat und nach der auch Steve Horvath genau wie andere sucht, einfach nur: Entzündungshemmung? Es gibt enorm viele Hinweise darauf, hier, da und dort. Dass Alzheimer maßgeblich von Entzündungsprozessen begleitet ist, die letzten Endes den Untergang der Nervenzellen vorantreiben, scheint fast sicher, auch wenn es dazu zwei Hypothesen gibt: „Immunzellen beginnen, die Amyloid-Plaques als vermeintlichen Feind zu attackieren. Fortan schwelen winzige Entzündungsherde im Gehirn. Auf Dauer setzen sie den Nervenzellen zu, deren innere Kraftwerke Schaden nehmen und nach und nach den Betrieb einstellen." Oder auch: „Porphyromonas gingivalis, bekannt dafür, Zahnfleischentzündungen (Parodontose) zu verursachen, vermag laut neueren Erkenntnissen bis ins Gehirn vorzudringen und sondert dort zwei giftige Enzyme ab, die sogenannten Gingipains. Als die Forscher Mäuse mit dem Bakterium infizierten, sprang es aufs Gehirn über und führte dort zu den typischen Amyloid-Ablagerungen und neurologischen Schäden." (PW: t1p.de/mcga)[1] Und an ganz anderer

---

PW 
1 t1p.de/mcga

Stelle bekommen wir es auch wieder mit Entzündungen zu tun. Betroffen sind durch moderne Weizenzüchtungen auch Menschen, die weder unter Glutenunverträglichkeit noch gar Zöliakie leiden: „Moderner Weizen hat einen sechsfachen Chromosomensatz", ist die Überschrift eines beunruhigenden Artikel in der *WELT.* Dort heißt es: „Seit mehr als acht Jahren schon isst der Arzt und Biochemiker Detlef Schuppan selbst keinen Weizen mehr. Keine Brötchen, keine Nudeln, keinen Kuchen. Nicht, weil er an einer Weizenunverträglichkeit leidet wie so viele der Patienten, die zu ihm in die Ambulanz für Zöliakie und Dünndarmerkrankungen an der Mainzer Universitätsklinik kommen. Schuppan meidet Weizen, weil dieser seiner Forschung nach entzündliche Prozesse im Körper verstärkt. [...]

WELT: [...] wie sollte uns Weizen eigentlich plötzlich krank machen? [...] Der Mensch isst seit der neolithischen Revolution vor etwa 11.000 Jahren Weizen. Der Urweizen war eines der ersten Getreide, die unsere sesshaft gewordenen Vorfahren angebaut haben.

Schuppan: [...] der moderne Weizen hat mit dem Getreide, das die ersten Ackerbauern gepflanzt haben, nur noch wenig zu tun. Man kann das gut anhand der Chromosomen erklären: Der Urweizen, also das Einkorn, hat einen doppelten Chromosomensatz. Dadurch, dass der Weizen im Laufe der Jahrtausende beständig durch Einkreuzung und Züchtung optimiert wurde, hat sich auch das Erbgut massiv verändert. [...] Moderner Weizen hat einen sechsfachen Chromosomensatz und 105.000 Gene, die abgelesen werden und entsprechend viele Proteine codieren. Im Korn sind deshalb sehr viele verschiedene Proteine enthalten, auf die das menschliche Immunsystem empfindlich reagieren kann. Darüber hinaus gibt es aber auch viele Symptome, die mit Weizenkonsum zusammenhängen, die nicht den Magen-Darm-Trakt betreffen und die man bisher nicht einordnen konnte. Hier spielt die ATI-Sensitivität eine zentrale Rolle. ATI steht für Amylase-Trypsin-Inhibitoren, Proteine, die im Weizen und in allen glutenhaltigen Getreiden vorkommen, aber nicht mit dem Gluten verwandt sind. ATI aktivieren bei allen Menschen Entzündungszellen im Dünndarm.

Normalerweise bemerkt ein Mensch davon nichts, weil es sich um eine unterschwellige Reaktion handelt. Menschen, die an einer chronischen Erkrankung leiden, zeigen aber eine Verschlechterung nach dem Verzehr von ATI. Dies betrifft vor allem Autoimmunerkrankungen wie chronisch entzündliche Darmerkrankungen, Rheuma und multiple Sklerose." Unten wird zu dem Interviewten ergänzt: „Detlev Schuppan ist Gastroenterologe an der Uniklinik Mainz und der US-amerikanischen Harvard Medical School, und hat schon in den 90er Jahren zur Zöliakie publiziert." (PW: t1p.de/3dfu)[1]

Entzündungen scheinen also ein wesentlicher Faktor bei schnellen Alterungsprozessen zu sein. Aber warum müssen wir denn überhaupt altern? Joachim Müller-Jung hat neulich in der FAZ das Buch eines führenden Alternsforschers, David Sinclair, rezensiert: „Ewige Jugend und damit ewiges Leben, im Diesseits wohlgemerkt, der ewige Menschheitstraum seit der Antike. Der Körperkult der Griechen, wir erinnern uns. Und nun also David Sinclair, Professor an der Harvard Medical School in Boston, fünfzig Jahre alt, ungarisch-australischer Abstammung, Familie, Kinder, lebenssüchtig, todesfürchtig und einer der wissenschaftlichen Pioniere jener Disziplin, die mit dem Begriff molekulare Alternsforschung höchst unzureichend beschrieben ist. Denn die Alternsforschung, die er in seinem Buch zu Ehren kommen lässt, müsste eigentlich Unsterblichkeitsforschung heißen." Und er zitiert Sinclair: „Als Spezies leben wir heute viel länger als je zuvor. Aber nicht viel besser. Überhaupt nicht. Im Laufe der letzten hundert Jahre haben wir uns zusätzliche Jahre verschafft, aber kein zusätzliches Leben – jedenfalls kein Leben, das sich lohnen würde." Und weiter: „Sinclair ist ein Insider. Er verpackt seine Schilderungen [...] in [das] Kostüm eines Jugendwahnsinnigen, das in eine Liste seiner täglichen

---

PW

1 t1p.de/3dfu

Anti-Aging-Bemühungen mündet (täglich 1 Gramm NMN, Resveratrol im Joghurt, Metformin, Vitamine, Blutabnahmen monatlich, Fitnessstudio)." Sinclair, so Müller-Jung, begründet das letzten Endes mit dem „Wunsch auf ein Älterwerden und Sterben ohne Schmerz und Siechtum. Schon aus diesem Grund geht Sinclair den radikalen Weg und erklärt das Altern selbst zur ‚größten aller Krankheiten', die ausgerottet werden muss." (t1p.de/sjs8)[1]

Na dann, machen wir uns also mal an die Bekämpfung dieser größten aller Krankheiten!

Geht's denn nur mit Tabletten? Was ist mit Bio-Vollkost? Yoga? Zen?

Es scheint auch anders zu gehen. Dazu muss ich eine Begegnung schildern, die mich wirklich beeindruckt hat. Es war im Rahmen des Science Festival in Heidelberg, eine wirklich lobenswerte Aktion des Amerikahauses (DAI), als ich bei einem Vortrag in der Pause eine ältere „Lady" kennenlernte. „Lady" ist nicht das richtige Wort, aber „Dame" wäre noch schlechter, denn Edina hatte keinerlei damenhafte Attitüden. Da war kein Anflug von höflichem Abstandhalten oder unangenehm auffälliger Wohlerzogenheit. Sehr schlank und aufrecht, sehr freundlich und zugänglich und trotz ihres Alters und der unvermeidbaren Falten: einfach schön. Wir gingen zusammen zum Mittagessen, und ihr leichtfüßiger Gang strafte ihre 80 Jahre Lügen. Ohne Zweifel hätte sie bei einer 15-Kilometer-Wanderung locker mitgehalten. Beim Lunch erzählte sie mir von ihrem bewegten Leben, der Zeit auf den Philippinen, später dann in Südafrika, den

---

1 t1p.de/sjs8 

beiden Kindern, die sie – berufstätig – alleine durchbringen musste, der Rückkehr nach Deutschland. Natürlich musste ich wissen, wie sie es geschafft hatte, trotz aller äußerer Widrigkeiten so fröhlich, geistig beweglich, aber auch körperlich fit zu bleiben.

Kaum 20-jährig, hatte sie auf den Philippinen den Meisterschüler eines indischen Gurus kennengelernt. Indische Gurus waren Anfang der Sechzigerjahre in Europa praktisch unbekannt. Die Beatles waren noch nicht beim Maharishi gewesen, als Edina von ihrem Lehrer Yoga und Meditation erlernte – und alles über vegane Ernährung. Seit damals, so sagte sie, hatte sie jeden Tag eine Stunde meditiert und sich zwei Stunden in Yoga geübt. „Wie denn das", fragte ich, „mit Beruf und Kindern?" Nun, sie war morgens um vier Uhr aufgestanden, Meditation bis fünf, dann Yoga bis sieben und dann Kinder, Beruf, Haushalt, Kinder. „Und dann um zehn ins Bett, spätestens?", fragte ich zurück. „Ja, so war es", bestätigte sie. „Da blieb aber dann kaum Zeit für ein Sozialleben?" „Richtig", meinte sie, die Kontakte in die diplomatisch geprägte Community seien dann ziemlich eingeschlafen für mehr als ein Jahrzehnt. Puh, eine beindruckende Disziplin, muss ich konstatieren. Etwas, das ich niemals aufbringen könnte. Trotzdem machte sie keinerlei verbissenen Eindruck, im Gegenteil, war zugewandt und offen. Nach ihrer Rückkehr nach Deutschland betätigte sie sich auch als Yogalehrerin – „und ich glaube, ich bin eine gute Lehrerin", meinte sie etwas verschmitzt, aber ganz bescheiden. Ich musste ihr das einfach glauben. „Für mich", sagte ich, „wäre Yoga vermutlich gar nichts. Meditation erst recht nicht, das könnte ich nicht, mein Kopf ist so ein Bienenschwarm, da herrscht keine Sekunde Ruhe." Sie lächelte verständnisvoll und meinte, ja, ihrer Erfahrung nach sei beides für wenigstens ein Drittel ihrer Bekannten auch nichts, sie könne das durchaus gut verstehen. Da kam kein: „Ach, mit der richtigen Lehrerin …", oder: „Sie müssen sich nur darauf einlassen …" Nur Verständnis und freundliche Klarheit. Ich war und bin immer noch tief beeindruckt.

Natürlich haben wir uns noch viel eingehender unterhalten, und ich habe definitiv die Erkenntnis gewonnen: Mit sehr bewusster gesunder Ernährung, Yoga und Meditation kann man offenbar so gesund alt werden, wie ich mir das mit meinem Jungbrunnen-Cocktail auch wünsche. Mehr kann ich dazu nicht sagen, denn ich bin für alle drei Dinge der allerschlechteste Ratgeber. Ich habe davon einfach gar keine Ahnung. Nur dies noch: Wenn von „ausgewogener Ernährung" die Rede ist, dann sind möglicherweise Menschen gemeint, die sich wie Edina ernähren. Aber die mikronährstoffreichen Lebensmittel dafür gibt es wohl eher nicht im Supermarkt, nicht in der Pizzeria oder gar im Fastfood-Restaurant, so viel ist klar.

Veganer*innen, so wird oft gesagt, hätten ein Problem, ihren Eisenbedarf zu decken, Eisen sei doch vor allem in rotem Fleisch enthalten. Und auch bei jungen Mädchen sind der Eisenmangel und damit einhergehende Symptome wie Müdigkeit und Reizbarkeit, erhöhte Infektanfälligkeit und last, not least natürlich Blutarmut wohlbekannt. Meine ältere Tochter litt darunter, und das wurde leider auch mit Tabletten nicht viel besser. Nun ist sie seit einigen Jahren fröhliche Veganerin geworden, und ihre Eisenwerte sind trotzdem absolut top. „Das liegt an den Milchprodukten", die sie als Veganerin ja meidet, verkündigte sie mir neulich, „denn Milchprodukte hemmen die Eisenaufnahme." Und tatsächlich, sucht man nach „Eisenmangel" und „Milchprodukte", dann ploppen sofort etliche Links auf, die schon in der Übersicht bestätigen, dass Milchprodukte die Resorption von Eisen hemmen. Übrigens auch die Aufnahme von Magnesium – ach was? Tatsächlich lohnt es sich, ein bisschen was über die Resorption von Eisen zu wissen, vor allem falls ein Mangel bestehen sollte. Eisen-II wird viel leichter aufgenommen als Eisen-III, deshalb haben Fleischesser*innen da einen Vorteil gegenüber Vegetarier*innen – vor allem, wenn Letztere auch noch Milch trinken. Milch, Kaffee und Schwarztee behindern die Eisenaufnahme, genauso wie Oxalsäure im Spinat bzw. Phytinsäure in Soja. Vitamin C hingegen fördert sie, weil damit Eisen-III in

Eisen-II umgebaut werden kann. Dies alles und mehr liest man auf Eisenmangel.de (t1p.de/3ulj)[1].

Die jüngere Tochter, die sich ebenfalls vegan ernährt und dabei gut auf ausreichende Mikronährstoffversorgung achtet, steuerte beim selben Gespräch noch ein interessantes Detail bei: So wie ich das Sulforaphan nimmt sie als antiinflammatorisches Mittel gezielt und regelmäßig Kurkuma zu sich. Auch das kann man googlen. Auch Kurkuma werden antioxidative, entzündungs- und bei Arthrose sogar schmerzhemmende Eigenschaften nachgesagt; damit der Körper es aufnehmen kann, bedarf es offenbar der gleichzeitigen Zufuhr von etwas Piperin, dem scharfen Inhaltsstoff des Pfeffers (und anderer scharfer Gewürze), der die Bioverfügbarkeit der Curcurminoide angeblich verzwanzigfacht. Allerdings sollte man eventuelle Wechselwirkung von Kurkuma mit Medikamenten beachten. Für die Wirksamkeit soll eine ausreichend hohe Dosierung notwendig sein, im Netz findet man Empfehlungen – auch der WHO – von bis zu drei Gramm pro Tag und auch eine 15-seitige Monografie über Kurkuma, verfasst von Prof. Dr. Sigrun Chrubasik-Hausmann, Uni Freiburg, mit einem wahrlich beindruckenden dreiseitigen (!) kleingedruckten Anhang, der nur die verwendete wissenschaftliche Literatur auflistet. Wer dieses PDF gelesen hat, sollte so gut wie alles über Kurkuma und seine Heilwirkung auf verschiedenste Organe und bei verschiedensten Krankheitsbildern wissen (t1p.de/d4x8)[2].

Und vielleicht ist Kurkuma ja auch das – nebenwirkungsfreie – Kortison von morgen? „Wenn es nach der Professorin für Pharmazeutische Biologie Alexandra Kiemer […] geht, könnte es in Zukunft aber eine Alternative zu dem Hormon geben, die genauso entzündungshemmend wirkt, jedoch ohne die unerwünschten Wirkungen der Corticoide – Curcumin, enthalten im gelbfarbenen Gewürz

1 t1p.de/3ulj 

2 t1p.de/d4x8 

Curcuma […]", heißt es im Bericht der Apothekerzeitung über eine Studie mehrerer Forscherinnen an den Universitäten Saarbrücken, Frankfurt und Perugia (t1p.de/29iv)[1].

Kurkuma-Kapseln sind nicht teuer, 400 Kapseln à 700 Milligramm, schon gleich fertig mit Piperin versetzt, gibt es schon ab 20 Euro, allerdings haben die Studien, die Kurkuma eine antiinflammatorische Wirkung bestätigen, mit Tagesmengen von drei bis vier Gramm gearbeitet, das wären circa fünf Kapseln pro Tag, und dann ist das auch wieder nicht so billig. Als sparsame Studentin hat das schlaue Töchterlein einen noch günstigeren Weg gesucht und gefunden: Sie kauft Kurkuma und Pfeffer offen, also als Gewürze, leere Kapseln dazu, mixt die Komponenten, taucht die beiden Kapselhälften tief ins Pulver und schiebt sie dann zusammen. Für wenig Geld gäbe es sogar Kapselfüllgeräte. Hm. Sollte ich jetzt vielleicht auch noch Kurkuma in den schon übervollen Zaubertrank mischen?

1 t1p.de/29iv 

The Big Grand Theory: irreguläre Inflammation, die Ursache vieler Übel?

Harald zur Hausen hat es nicht leicht. Wieder wird seine neue Theorie angezweifelt, von Kolleg*innen belächelt. Das kennt er schon. Über 40 Jahre ist es her, dass der Virologe und Krebsforscher die Fachwelt mit einer innovativen Theorie zu Gebärmutterhalskrebs aufscheuchte: Die Infektion mit humanen Papillomviren (HPV) sei der Übeltäter. Er wurde verlacht und auf internationalen Kongressen ausgegrenzt. Selbst nachdem er 2008 den Nobelpreis für seine Theorie erhalten hatte, die längst durch solide Forschungsergebnisse als de facto bewiesen gelten durfte, haben es Kritikaster*innen ihm nicht gönnen wollen und völlig aus der Luft gegriffene, mittlerweile komplett widerlegte Gerüchte gestreut, er verdiene an den aufgrund seiner Forschungen entwickelten Impfungen der Pharmaindustrie mit. Dabei hatte die zunächst überhaupt kein Interesse an der Entwicklung dieser Impfstoffe gezeigt (PW: t1p.de/k0q1)[1]. Wenn in Zukunft aber dank der Impfungen, die die ständige Impfkommission inzwischen auch empfiehlt und die die meisten Kassen mittlerweile sogar für Jungen von 9 bis 14 Jahren bezahlen, weil Jungen nicht nur Überträger sind, sondern selbst Erkrankungen im Genitalbereich erleiden können – wenn also in Zukunft

---

PW

1 t1p.de/k0q1

nicht mehr 4500 Frauen in Deutschland jedes Jahr an Zervikalkrebs erkranken, von denen ein Drittel das nicht überlebt, sondern viel, viel weniger, dann ist das zur Hausens Verdienst. Tückisch an dieser Infektion ist nämlich, dass ein Viertel der jungen Frauen im Alter von 26 zwar mit den beiden Hochrisikotypen 16 und 18 infiziert ist, diese Infektion allerdings in 90 Prozent der Fälle schnell ausheilt und nur ein Prozent aller Infizierten dann meist viel später, im Alter von 50 bis 70, die Diagnose Zervikalkrebs erhält. Bei solch langsamen Krankheitsverläufen sind Ursache und Auswirkung nur schwer aufzuklären, da braucht man einen langen Atem – den zur Hausen zum Glück hatte. Meine Töchter sind selbstredend schon lange geimpft.

Und wieder scheucht zur Hausen die Fachwelt auf, diesmal geht es um den Darmkrebs. Und wieder wird er von der Fachwelt angegriffen, aber die Statistik und seine Forschungsergebnisse passen allzu gut zusammen. Darmkrebs ist die häufigste aller Krebsarten. Zur Hausen und Mitarbeiter haben im Gewebe rund um Darmkrebs eine hohe Konzentration von Molekülen nachgewiesen und isoliert, die da nicht hingehören, sogenannte bovine Plasmide, auch Plasmidringe genannt (t1p.de/4ke5)[1]. „Plasmide sind kleine, in der Regel ringförmige, autonom replizierende, doppelsträngige DNA-Moleküle“ (t1p.de/u6s5)[2]. Und die Plasmidringe, die zur Hausen gefunden hat, sind boviner Herkunft, stammen also aus Rindfleisch und Kuhmilch. Diese lösen eine – meist lebenslange – Infektion und chronische Entzündung aus, die über reaktive Sauerstoffmoleküle im benachbarten Drüsengewebe Mutationen verursachen. Über Jahrzehnte kann das nicht gut gehen. Wie bei der HPV-Infektion verändern sich dabei die Zellen, und nach längerer Zeit kann sich aus dieser chronischen Entzündung Darmkrebs entwickeln, so zur Hausens Theorie. Deshalb sollten Babys so lange

1 t1p.de/4ke5 　2 t1p.de/u6s5 

wie möglich gestillt werden, da in der Muttermilch vorhandene Zucker einen gewissen Schutz bieten, und Säuglinge sollten besser nicht mit Kuhmilch ohne Zusatz dieser Zucker gefüttert werden. Ein späterer Verzicht auf Milch und Rindfleisch hingegen bringe nichts, man sei ja schon infiziert (t1p.de/ofkh)[1]. Anders als bei den HP-Viren sollten diesmal nicht nur Menschen, sondern auch Rinder geimpft werden, denn die Erreger stammen vor allem aus eurasischen Rindern.

Mich hat das deshalb interessiert, weil ein bei einer Darmspiegelung entdeckter Polyp, also eine Hautausstülpung, gemeinhin sofort elektrokutiert, herausgeschnitten wird, denn Polypen, das weiß man, entwickeln sich Jahre später zu einem soliden Darmkrebs. Auch bei mir hat man vor 20 Jahren einen solchen Polypen entfernt. Fünf Jahre später, bei der nächsten Spiegelung, war ich „clean“, und auch bei der letzten vor etwa zwei Jahren wurde zum Glück nichts gefunden. Könnte die Ursache für die Entwicklung solcher Polypen dieselbe sein wie die für Darmkrebs? Bovine Plasmide, die eine chronische Entzündung hervorrufen? Und könnte es sein, dass Vitamin D als Entzündungsmodulator bei all dem eine Rolle spielt? Ich schrieb eine entsprechende Mail an zur Hausens Team am Heidelberger DKFZ und erhielt unvermutet schnell Antwort von ihm selbst: „Wir haben in der Tat eine Reihe von Polypen als Vorstufe zum Dickdarmkrebs analysiert und können dabei sehen, dass die Situation dem Dickdarmkrebs selbst analog ist, das heißt, die Polypenzellen enthalten nicht die entsprechenden Plasmide, wohl aber die entsprechende Umgebung der sog. Lamina Propria. Anti-inflammatorische Substanzen (z. B. Aspirin, Ibuprofen, COX-2-Hemmer) haben nachweislich eine präventive Wirksamkeit beim Dickdarmkrebs gezeigt. Ihre ungeprüfte Anwendung ist aber nicht ungefährlich, da sie ggfs. zu Blutungen

---

1 t1p.de/ofkh 

oder zu Herzinfarkten vermehrt führen können. Dennoch finde ich Ihre Überlegung zu Vitamin D sehr interessant und auch für uns nicht unwichtig. Wir haben in der Vergangenheit über Vitamin D und Multiple Sklerose gearbeitet und glauben dort einen viel besseren Zusammenhang zu sehen als das bis jetzt bei den malignen Tumoren der Fall zu sein scheint. Vitamin D hat eine Reihe von Wirksamkeiten, die ich eigentlich früher einmal in einer zusammenfassenden Darstellung auf Englisch veröffentlicht habe. Ich füge Ihnen dies als Anhang zu dieser E-Mail bei. Vitamin D scheint bei einer ganzen Reihe von chronischen Erkrankungen eine gewisse Rolle zu spielen."

Aus dem oben erwähnten Anhang, einer Studie von 2017 (t1p.de/wxrh)[1], hat mich vor allem eine Tabelle fasziniert, die unterschiedliche Risikofaktoren für eine Krebserkrankung anschaulich darstellt. Der Zusammenhang zwischen Darmkrebs und dem Genuss von „red meat" ist hoch und spricht für zur Hausens Infektions- bzw. Entzündungstheorie, bei Brust- und Prostatakrebs für „red meat" und Milch nur mäßig. Bei Magenkrebs ist er gering, aber als Erläuterung wird auf den Helicobacter pylori als Ursache hingewiesen. Auch dafür gab es nach langem Expertenwiderstand gegen die Theorie für die jungen Entdecker einen Nobelpreis. Auch der Helicobacter löst eine Entzündung aus, Magengeschwüre sind die Folge, und manches Magengeschwür entwickelt sich weiter zum Magenkrebs. Auch wenn der Zusammenhang mit Brust- und Prostatakrebs nur mäßig ist, auf der Skala der häufigsten Krebsarten belegen sie, zählt man beide zusammen, den Spitzenplatz, noch vor dem Darmkrebs. Was, wenn nun beide Organe, beides ja gleichermaßen Fett-Drüsengewebe, auch mit bovinen Plasmiden infiziert wären und daraus einige stille, aber chronische Entzündungen resultierten, die dann in manchem Fall zum Krebs ausarteten?

---

1 t1p.de/wxrh 

Basieren nicht auch viele andere Geiseln der Menschheit auf chronischen Entzündungen? Bei MS etwa die Zerstörung der Myelinscheiden, einer fettreichen Schicht, die die Nervenbahnen umgibt und schützt, möglicherweise ausgelöst oder stark befördert durch eine Infektion mit dem Epstein-Barr-Virus: „Jetzt zeigen Untersuchungen in Neurology (2012; 78: 15-23), dass das Virus in den Hirnläsionen Zytokine aktiviert, die eine Entzündungsreaktion auslösen." (t1p.de/ozlu)[1] Auch bei Alzheimer wird über eine fehlgeleitete Immunreaktion spekuliert, die eine dauerhafte Entzündung fördert. Und bei Parkinson soll der Untergang der dopaminproduzierenden Nervenzellen in der Substantia nigra von einer überschießenden Entzündungsreaktion verursacht sein. Last, not least steht mittlerweile nicht nur der Diabetes-I, sondern sogar der Diabetes-II im Verdacht, aus einer fehlgelaufenen Immunantwort auf eine Entzündung zu resultieren. „Früher dachten die Ärzte, der Typ 2 sei eine reine Stoffwechselerkrankung und dass sich nur beim Typ 1 die Betazellen entzünden. ‚Heute wissen wir, dass beide Formen mit einer Entzündung einhergehen', sagt Wissenschaftler Donath. Beim Typ 2 essen die Betroffenen vereinfacht gesagt zu viel Zucker und Fett, worauf der Körper mehr Entzündungs-Botenstoffe ausschüttet, unter anderem Interleukin 1-beta. Ein Zuviel davon löst eine Entzündung der Betazellen aus, was sie letztendlich wie beim Diabetes-Typ 1 zerstört." (PW: t1p.de/nfdy)[2]

Wieso laufen so viele Entzündungen aus dem Ruder? Was zur Hölle ist da los? Und sind Entzündungen immer nur böse? „Der lautlose Killer [silent killer]", übertitelt ein Phytopharmakon-Hersteller seine Kurkuma-Produktbroschüre, um dann fortzufahren: „Chronische Entzündungen auf kleiner Stufe stellen – vor allem aufgrund unseres westlichen Lebensstils – eine der wichtigsten

---

1 t1p.de/ozlu 

2 t1p.de/nfdy PW 

Herausforderungen für die Medizin des 21. Jahrhunderts dar [...]. Die Entzündung ist einer der wichtigsten Mechanismen der Natur, um die Gesundheit und das Immungleichgewicht unseres Körpers gegen die Tausenden Attacken aus der Umwelt, denen wir jeden Tag ausgesetzt sind, zu erhalten. Wenn diese Reaktion nicht richtig geregelt ist, steigt die Konzentration der Entzündungsmarker und bleibt hoch. Dies führt zu einem physiologischen Status, der als chronische Entzündung auf kleiner Stufe bekannt ist. Man weiß, dass chronische Entzündungen mit altersbedingten, metabolischen und chronischen Beschwerden wie Herz-Kreislauf-Erkrankungen sowie Diabetes und neurologischen Störungen verbunden sind. Da aber im Zusammenhang mit dieser Art von physiologischer Reaktion keine Schmerzen auftreten, wird nichts unternommen, um sie zu stoppen, und so kann sie für Jahre, wenn nicht Jahrzehnte, bestehen und dauerhafte Probleme für Organe verursachen." (Übersetzung d. A., t1p.de/dn4z[2])

Das lateinische „inflammare" bedeutet exakt dasselbe wie das deutsche „entzünden", aber wir denken weder bei „Inflammation" noch bei „Entzündung" an Feuer, Feuer anzünden, entzünden. Aber genau da kommt es ursprünglich her, im lateinischen Wort „inflammare" steckt auch das deutsche Wort „Flamme". Feuer also, das uns wärmen, aber auch verbrennen kann. Und eine Entzündung kann brennen wie Feuer. Weshalb tut sie das und wofür ist sie überhaupt gut? Schmerz ist immer ein Warnsignal des Körpers. Der Schmerz fordert uns auf, etwas zu tun oder zu unterlassen, zwingt uns zum Beispiel nachts aus dem Bett, wenn wir eine Blasenentzündung haben, damit wir möglichst oft die Bakterien ausspülen. Grundsätzlich sind Entzündungen also durchaus hilfreiche Reaktionen des Körpers, Reaktionen auf Fremdkörper oder Gifte. Die Wikipedia beschreibt das sehr konzise:

---

1 t1p.de/26f9 

2 t1p.de/dn4z 

„Entzündung oder Inflammation ist eine körpereigene Reaktion auf schädliche Reize, die sich klassischerweise durch die Entzündungszeichen Rötung, Schwellung, Überwärmung, Schmerz und funktionelle Einschränkung äußert. Botenstoffe des Immunsystems bewirken dabei eine Erweiterung der Blutgefäße, sodass das Entzündungsgebiet stärker durchblutet wird; außerdem werden die Gefäße durchlässiger für den Austritt von Blutplasma und Immunzellen ins Gewebe. [...] Entzündungen sollen die Integrität des Organismus sichern, indem sie beispielsweise Krankheitserreger oder Fremdstoffe aus dem Gewebe entfernen. Blutstillung und -gerinnung, Entzündung, Abräumung von Zelltrümmern und Wundheilung sind eng verzahnte Prozesse, die teilweise nebeneinander ablaufen. Entzündungen, die dem Betroffenen mehr schaden als nutzen, sind von großer medizinischer Bedeutung und ein häufiges Ziel antientzündlicher Behandlungen. Jeder das physiologische Maß übersteigende Reiz kann eine Entzündung auslösen. Dies gilt insbesondere für [...] mechanische Reize (z. B. Druck, Reibung, Verletzung), thermische Reize (z. B. Wärme, Kälte), Strahlung (UV), chemische Reize (Toxine), Allergene und Autoallergene (z. B. bei rheumatischen oder Autoimmunkrankheiten) oder Krankheitserreger (Bakterien, Viren, Pilze, Parasiten). [...] Die Immunantwort gegen Noxen [Gifte] ist nicht völlig spezifisch für diese, es wird stets auch gesundes Gewebe geschädigt. Von besonderer Bedeutung ist dies bei chronischen Entzündungen, bei denen die Beseitigung der Noxe nicht gelingt und die Schädigung von gesundem Gewebe deshalb ganz im Vordergrund steht. Beispiele hierfür sind [...] die Atherosklerose durch oxidierte Lipoproteine, beides Entzündungen, die durch Makrophagen (Riesenfresszellen) aufrechterhalten werden, die am Versuch zugrunde gehen, den zu entfernenden Stoff zu verdauen.“ (t1p.de/hno0)[1]

---

1 t1p.de/hno0 

Sie erinnern sich? Die Makrophagen und das oxidierte LDL? Und wie daraus die bösen Ablagerungen entstehen, weil der Körper versucht, die durch die Noxen geschlagenen Wunden zu verpflastern? Gut. Weiter heißt es, eine Entzündung könne man neben den lokalen Anzeichen (Rötung, Schwellung, Schmerz, siehe oben) auch an allgemeinen Reaktionen des Körpers erkennen, und unter den genannten (Fieber etc.) interessiert mich eine besonders: der Anstieg des CRP.

CRP heißt zunächst mal ausgeschrieben „C-reaktives Protein", und es ist ein allgemeiner Entzündungsmarker. Der Normwert liegt bei kleiner als fünf Milligramm pro Liter. Diese Grenze erscheint mir allerdings recht hoch angesetzt, ich werde gleich begründen warum. CRP wird von der Leber gebildet und sorgt dafür, dass absterbende oder tote Zellen schnell beseitigt werden. CRP reagiert dabei stärker auf akute Entzündungen, schwächer auf chronische. Über den Daumen gepeilt sagen Ärztinnen: Unter fünf ist alles gut, zwischen fünf und 15 liegt eine chronische Entzündung vor, bei über 15 (und das kann bis 300 und mehr gehen) handelt es sich um eine akute Entzündung, egal ob bakteriell oder viral. Bis 50 gilt die akute Entzündung als leicht, darüber dann als schwer. Wenn ich mir mein CRP über die Jahre anschaue, dann war es bis Ende 2017 immer im grünen Bereich, bei circa einem Milligramm pro Liter. Allerdings habe ich Blutbilder auch nie erstellen lassen, wenn ich gerade einen massiven Schnupfen hatte. Schaue ich dagegen auf die Werte ab 2018, also ab der Zeit, seit der ich das antiinflammatorische Brokkoli-Substrat zu mir nehme, sehe ich, oh Freude, immer nur die Angabe „< 0,5", also kleiner als 0,5 Milligramm pro Liter. Das ist gleichbedeutend mit: Sorry, genauer können wir nicht messen, oder: Da ist nicht genug CRP für eine Messung vorhanden. Umso erstaunter war ich, als Mitte 2019 bei jenem Blutbild, bei dem sich die positive Wirkung der Jodtabletten auf meinen Cholesterinspiegel gezeigt hatte, das CRP für mich ungewöhnliche 3,6 Milligramm pro Liter aufwies. Der Hausarzt meinte, ich solle das nicht so ernst nehmen, unter fünf sei doch alles okay. Nun, so war es leider nicht, und deshalb zweifle ich diese magische

Grenze auch an. Ich denke, sie sollte eher bei zwei Milligramm pro Liter oder kleiner liegen. Der Grund: Ein paar Tage später war ich beim Zahnarzt. Er entdeckte eine Zahnfleischentzündung, die ganz ohne Schmerzen und von mir völlig unbemerkt offenbar schon länger bestand. Eine vor 25 Jahren nicht sauber ausgeführte Wurzelbehandlung, die mich letzten Endes dann auch den betroffenen Zahn, zum Glück einen alten Weisheitszahn, gekostet hat, war die Ursache. Natürlich war mein CRP im einige Wochen später erstellten neuen Blutbild wieder bei beruhigenden 0,7 Milligramm pro Liter angelangt. Wie war das noch bei den Tsimané? CRP: drei Milligramm pro Liter? Viel chronische Entzündung – und viel, viel Leid? Und wie war das bei den Probanden der TRIIM-Thymus-Regenerationsstudie (t1p.de/qba1)[1], in der Horvaths Bio-Uhr zurückgedreht wurde? Deren CRP lag zu Beginn bei soliden 1,0 und sank nach einem etwas zackigen Verlauf auf 0,7 zum Ende der Studie. Das kann ich besser. < 0,5, also kleiner als messbar, lautet mein Testergebnis, seitdem ich Sulforaphan einnehme.

Können also entzündungshemmende Stoffe wie Senfölglykoside oder Kurkuma unsere Zellen vor den Auswirkungen auch chronischer Entzündungen schützen? Und welche Rolle spielt das Vitamin D als der große Immunantwort-Regulator? Zum Kurkuma-Produkt von oben gibt es eine Studie (t1p.de/ltct)[2], und auch wenn einer der Autoren als Berater des Herstellers arbeitet, sind doch die Ergebnisse nach acht Monaten Behandlung der Osteoarthritis-Patienten ziemlich eindrucksvoll. Statt 82 Metern schaffte die Kontrollgruppe auf dem Laufband am Ende 156 Meter, also knapp das Doppelte. Die mit Kurkuma behandelte Gruppe steigerte sich von anfänglich 77 Metern auf mehr als das Vierfache, 344 Meter. Mehrere Entzündungsmarker halbierten sich fast, während sie in der Kontrollgruppe

1 t1p.de/qba1  

2 t1p.de/ltct 

annähernd gleich blieben. Der Verbrauch von Schmerzmitteln ging um beeindruckende 63 Prozent zurück, in der Kontrollgruppe nur um acht Prozent. Parallel dazu nahmen in fast gleichem Umfang die Magen-Darm-Probleme ab, die vermutlich durch die Dauereinnahme von Schmerzmitteln getriggert worden waren. Selbst wenn hier ein typischer Interessenkonflikt besteht, und die Veröffentlichung in einem Journal für alternative Medizin erschienen ist, derart drastische Verbesserungen zu behaupten, gälte nicht mehr als geschönt, sondern als massive Fälschung, wenn irgendwer die Studie reproduzieren und widerlegen würde. Und bis auf den Vertreter der Pharmafirma arbeiten und forschen sieben der acht Autor*innen an italienischen Universitäten. Sechs allerdings auch im gleichen kardiovaskulären Labor, das soll nicht verschwiegen werden.

Vom Sulforaphan ist bekannt, dass es die Bildung der sogenannten Phase-II-Enzyme in der Leber aktiviert, die für die Entsorgung von Giftstoffen unerlässlich sind. Giftstoffe gut entsorgt = keine Entzündung? Noch einmal die Meinung der Autor*innen von Vitamin-D-Net: „Vitamin D ist ein Immunmodulator, das heißt, es regelt die Immunantwort des Körpers. Vitamin D reguliert dabei einige antibakterielle Prozesse nach oben, ist sonst aber hauptsächlich ein Immunsuppressor – unterdrückt also die Immunantwort. Das klingt zunächst erschreckend, ist aber eine wichtige Sache. Vitamin D verhindert, dass das Immunsystem überreagiert, es hält die Immunantwort in Schach und sorgt für eine kontrollierte Körperabwehr. Vitamin D fördert dabei körpereigene Antibiotika, während es entzündliche Prozesse herabreguliert, welche den eigenen Körper schädigen könnten. Bei zahlreichen chronischen Krankheiten kann eine solche Unterdrückung durchaus gewollt sein: Im Falle von Autoimmunerkrankungen ist das Immunsystem durch chronische Entzündungen außer Kontrolle geraten und schädigt den eigenen Organismus. Dies kann auch ursächlich durch einen Vitamin-D-Mangel ausgelöst werden: Bei einem längeren Vitamin-D-Mangel – besonders in der Kindheit – kommt es auf Dauer zu Überreaktionen des Immunsystems, die sich möglicherweise in Autoimmunerkrankungen (Diabetes, MS, Rheuma), Allergien und chronischen Entzündungen äußern können." (t1p.de/cls5)[1]

Nun also wissen Sie, warum ich mich vor dem Alter nicht fürchte. Das Sulforaphan und die Kapuzinerkresse halten meine kleine chronische „Entzündung" (?) in der Prostata nieder. Wenn das mal nicht klappt, dann renne ich schon nach zwei bis drei Stunden wie von der Tarantel gestochen. Nein, das ist nicht der zu viele Wein in der Blase, der würde nur etwas drücken, aber nicht schmerzhaft pieksen. Und das passiert auch dann, wenn ich nur wenig getrunken habe, die milden, pflanzlichen Entzündungshemmer aber mal für ein, zwei Tage versagen. Das kommt zum Glück fast nie vor, genau einmal bislang. Und das konnte ich mit je einer Tablette Angocin zusätzlich zum Sulforaphan schnell beheben. Das Vitamin D sorgt dafür, dass mein Immunsystem auf Trab ist, aber nicht ausflippt. Alle Wunderwirkstoffe zusammen sind offenbar in der Lage, beim Alkoholabbau entstehende Zellgifte so schnell und effizient zu entsorgen, dass da gar keine temporäre Entzündung mehr entsteht und der gefürchtete Kater nach den Skatabendorgien ausbleibt. Nur so kann ich mir das erklären, denn die Wissenschaft scheint diesbezüglich noch weitgehend im Dunkeln zu tappen: „Andrew Scholey, Professor für Verhaltens- und Hirnforschung, […] hat 2016 den Stand der Forschung zusammengefasst. Darin bestätigt er, dass die physiologischen Ursachen des Katers immer noch größtenteils unbekannt sind." Eine der Ursachen vermuten Forscher im Azetaldehyd. „Dabei handelt es sich um ein Stoffwechselabbauprodukt, das in der Leber entsteht, wenn diese Alkohol abbaut. […] Allerdings ist die Korrelation von Stoffkonzentration zu Katerschweregrad nicht eindeutig. Zudem ist die Menge in der Regel dann doch eher gering […]. Wie Scholey und

---

1 t1p.de/cls5 

Kollegen stattdessen glauben, haben die durch den Alkoholabbau entstehenden freien Sauerstoffradikale [...] und der damit einhergehende Einfluss auf das Immunsystem einen größeren Effekt. Die freien Sauerstoffradikale schädigen die Zellen [...]. Oxidativer Stress ist bei vielen Krankheiten und dem Alterungsprozess beteiligt. Im Körper kommt es dadurch unter anderem zu Entzündungsreaktionen, also zu unspezifischen Antworten des Immunsystems", führt der Wissenschaftsjournalist Janosch Deeg im schon früher erwähnten Artikel über den Kater aus (t1p.de/9g43)[1]. Schon wieder: Entzündungen. Aspirin und Ibuprofen wirken antiinflammatorisch, was ihre prophylaktische Wirkung direkt nach dem Alkoholmissbrauch erklären könnte. Allerdings sind sie nicht frei von Nebenwirkungen. Wenn mein Körper dieses Entzündungsgeschehen selbst reguliert, ist mir das also deutlich sympathischer.

Wäre noch zu klären, was den Muskelkater verscheucht hat. Aber Achtung, jetzt kommt eine wirklich steile These: Könnte es sein, dass die Muskelzellen, wenn das ATP – auf dem üblichen Weg mit Hilfe von Ubiquinol erzeugt – aufgebraucht ist, eine andere Energiequelle zur Bereitstellung von ATP nutzen? Eine, bei deren Abbau Sauerstoffradikale entstehen, die dann die Zellen angreifen, eine Entzündungsreaktion hervorrufen und damit den Schmerz erzeugen?

Das widerspräche der gängigen Theorie, dass Muskelkater durch Mikrorisse in Muskelzellen verursacht würde. Mir will das mit diesen Mikrorissen nicht recht einleuchten. Warum sollte eine Muskelzelle, die ganz normal, aber sehr lange beansprucht wird, denn, bitte sehr, Mikrorisse bekommen? Ah, nein, die sollen ja nur auftreten, wenn Muskeln in schnellen Sportarten sehr stark und schnell beansprucht werden: „Muskelkatererscheinungen sind meistens die Folge von intensiven körperlichen Belastungen oder ungewohnten Bewegungs-

---

1 t1p.de/9g43 

abläufen. Bei Sportarten wie Fußball, Tennis oder Squash kommt es vorrangig zu abrupten Abbremsbewegungen, ebenso wie zu schnellen Antrittsbewegungen. Besonders nach exzentrischer (abbremsender) Muskelarbeit tritt Muskelkater sehr häufig auf. Im Gegensatz zu der konzentrischen (überwindenden) Muskelarbeit, sind bei abbremsenden Bewegungsausführungen weniger Muskelfasern aktiv, welche damit allerdings einer größeren Belastung ausgesetzt werden. Dadurch ist das Verletzungsrisiko bei exzentrischer Muskelarbeit höher. So kann beispielsweise die Bremsarbeit der Beinmuskulatur bei steilem Bergabgehen, oder das Zurückführen einer Hantel in die Ausgangsposition, diese schmerzhaften Erscheinungen verstärkt verursachen.“ (t1p.de/e2wh)[1]

Meine ältere Tochter, die mit dem HI-Training, würde das sofort bestätigen. Aber auch, dass dieselbe Übung ein paar Tage später keinen Muskelkater mehr erzeugt, darauf besteht sie. Na schön. Ich habe zweierlei dazu zu sagen: Wenn ein Couch-Potato wie ich völlig untrainiert mal eben 30 Kilometer weit wandert, dann hat er garantiert die nächsten vier Tage einen fürchterlichen Muskelkater. Garantiert. Das ist aber keine intensive Belastung, das ist ja nur etwas flotteres Spazierengehen. Und das ist auch keine ungewohnte Bewegung oder so etwas, einfach nur laufen, eine absolute Grundfähigkeit jedes Menschen. Wodurch sollen da Mikrorisse entstehen? Und zweitens: Ja, Squash ist noch anstrengender, noch abrupter, deshalb reichen da auch 45 Minuten für einen soliden Muskelkater. Aber drei Stunden intensives Tischtennis, da kommen in Summe auch sehr viele Kurzsprints und Abstoppbewegungen zustande. Warum geht beides, die 30-Kilometer-Wanderung wie auch das Tischtennis, komplett an mir vorbei, ohne Muskelkater? Warum aber nur mit den braunen Extra-Kühen, weil es sonst nämlich doch

1 t1p.de/e2wh 

Muskelkater gibt? Und warum sollte Training, das beim ersten Mal Mikrorisse und damit Muskelkater erzeugt, davor schützen, beim nächsten Training drei oder vier Tage später wieder Mikrorisse zu erleiden? Aber nach 14 Tagen leider keinen Schutz mehr bieten? Denn das weiß jeder Sportler: Nach 14 Tagen fängst du neu an. Das alles ergibt für eine „mechanische" Schädigung meiner unbescheidenen Meinung nach überhaupt keinen Sinn. Ich weiß, ich bin kein Biophysiker oder gar Physiologe, aber die Idee von mechanisch erzeugten Mikrorissen fand ich schon immer ziemlich unplausibel. Ähnlich wie das sogenannte Aufwärmen, von dem mittlerweile ja auch bekannt ist, dass es weder gegen späteren Muskelkater noch gegen Muskelschäden, Faserrisse etc. irgendetwas bewirkt. Wärm dich doch mal auf, wenn das Mastodon schnaubend vor dir steht – so blöd ist Mutter Natur normalerweise nicht. Und dass du besser ein paar Kniebeugen machen solltest, weil du gleich ganz schnell losspurten musst, das hat dir keiner sagen können, als wir noch Jäger und Sammlerinnen waren.

Wir wissen aber etwas anderes: Der Körper fährt Funktionen rauf, wenn er sie benötigt, und wieder runter, wenn er sie nicht mehr braucht. Das beste Beispiel ist der schnelle Muskelschwund in der Wade, wenn man bei einer Achillessehnenverletzung das Bein stilllegen muss. Da hilft kein Plastikstiefel zum Herumlaufen, nach ein paar Wochen ist die einstmals stramme Wade zu einem armen Würstchen verkümmert. Rein aus Energiespargründen. Wenn ich nun annehme, dass ein Training dem Körper signalisiert: bitte mehr ATP nächstes Mal, und der Körper ebendiese Funktion binnen weniger Stunden hochfährt, indem er die Ubiquinol-Produktion auf einen höheren Level bringt und für ein paar Tage auch hochhält, dann wird er das aus Ersparnisgründen wieder runterregeln, wenn einige Zeit kein Trainingsreiz mehr kommt. 14 Tage, und du wirst erneut Muskelkater kriegen. Aber was soll denn gegen Mikrorisse „trainiert" werden? So etwas wie Hornhaut vielleicht, also eine Gewebeverstärkung? Die verschwindet aber nicht binnen

14 Tagen wieder, Hornhaut kostet ja keine Energie, wenn sie mal da ist. Und sie baut sich auch langsamer auf und viel langsamer wieder ab. Wenn man sich zum Beispiel eine Blase läuft, die dann in einer ersten minimalen Hautverstärkung, in Hornhautbildung, endet, dann dauert die Heilung auch länger als nur drei Tage. Es muss meiner Meinung nach ein dynamischer Vorgang sein, den der Körper schnell raufregeln kann, der aber energiehungrig ist und deshalb auch bei Nichtbedarf schnell wieder abgeregelt wird. Ubiquinol-/ATP-Produktion wäre da ein geeigneter Kandidat.

Für diese Vermutung habe ich einen weiteren Anlass: Gerade waren drei Wochen Weihnachts-Trainingspause. Ich habe vorsichtshalber vor dem ersten Training im neuen Jahr vier Extra-Kühe eingeworfen. Und dann bin ich zweidreiviertel Stunden durch die Halle getobt, ununterbrochen, keine Trinkpause, nichts. Wenn die Jugend Pause gemacht hat, dann habe ich mit den alten Herren gekämpft und, wenn die eine Rauchpause eingelegt haben, mit den Jungen weitergespielt. Das war Dienstag, und ich habe fantastisch tief geschlafen. Die Muskeln haben angenehm gesummt, als ich aufgewacht bin, kein Wunder. Aber kein Muskelkater am Mittwoch, keiner am Donnerstag, keiner heute. Eine fast unmerkliche minimale Ungelenkigkeit heute Morgen, die aber nach drei Schritten zum Bad schon wieder vorbei war. Meine Tochter beharrt auf den Mikrotraumen, denn sie bekommt auch Muskelkater nach einer intensiven Massage oder ungewohnten Dehnübungen. Das spricht wieder für Mikrorisse. Aber wenn das Ubiquinol bei mir den Muskelkater auch bei hartem Training nach drei Wochen Pause zuverlässig verhindert, dann müsste Ubiquinol ja wie ein Sekundenkleber wirken, wenn das Mikrorisse wären. Das Ubiquinol müsste dann die Risse zukleben, bevor das Wundwasser eindringen und die Zelle aufquellen lässt, was die gängige Erklärung für den Schmerz ist. „Durch die Risse tritt Wasser in den Muskel ein und drückt auf das Bindegewebe der Muskelfaser (Faszie). Rezeptoren innerhalb dieses Bindegewebes lösen den Schmerz letztlich aus."

(t1p.de/e2wh)[1] Sekundenkleber also? Das wäre eine interessante Funktion von Ubiquinol … hm, ich werde ihr wohl etwas von dem guten Zeug zur Verfügung stellen und das gegen eine intensive Massage testen lassen müssen.

Update 26. Februar 2020. SMS vom Töchterlein: „Guten Morgen :) apropos Ubiquinol. Ich hab' Dienstag dann drei Kapseln genommen und intensiv trainiert, und ich hatte zwar leichten Muskelkater, aber der hätte eigentlich deutlich schlimmer ausfallen müssen (thumbs up)."

Nächstes Mal muss sie halt schon ein paar Tage vorher damit anfangen und am Tag selbst bei wirklich hartem Training auch mal mehr als drei Kapseln nehmen. Die erwähnten Kölner Sportler*innen haben 300 Milligramm genommen – jeden Tag!

Es sind also wohl Entzündungen, die letztlich den Schmerz verursachen. Vielleicht gibt es ja beides, die Hochbeanspruchung, die zu Mikrotraumen mit anschließender Entzündung führt, und eine endogene Entzündung, eventuell verursacht von inflammatorischen Zellgiften, die wegen der Dauerbeanspruchung durch eine ATP-Produktion ohne Ubiquinol entstehen, aber nicht optimal entsorgt werden können, weil ein übergreifender Mangel herrscht an diesem und jenem, B12 und Jod, Selen und Vitamin D, ein Mangel an entzündungshemmenden Senfölglykosiden und Zellgift beseitigenden Leberenzymen – was auch immer.

Dass meine Entzündungsmodulatoren (Vitamin D, Sulforaphan, Angocin) und das Ubiquinol optimal zusammenarbeiten, erscheint mir sehr plausibel, da weder Kater noch Muskelkater sich bei mir noch blicken lassen, von anderen Unannehmlichkeiten wie Nasenentzündungen (Schnupfen) und Ähnlichem mal ganz abgesehen. Mein hervorragender PSA-Wert wie auch eine problemlos über-

---

1 t1p.de/e2wh 

standene Grippe sprechen ja wohl auch dafür. Vor allem Letzteres beruhigt mich sehr in diesen Zeiten, in denen das Land in Corona-Schockstarre fällt. Denn mit über 60, als Mann und (mittlerweile Ex-)Raucher gehöre ich eigentlich zur Risikogruppe.

Stichwort Grippe: Die gute PTA hatte Ende Januar aus der Apotheke eine Grippe mitgebracht, und die hat mich dann auch erwischt. Das Hüsteln habe ich für eine beginnende Erkältung gehalten und rigoros mit Wasserdost bekämpft. Drei Tage später musste ich geschäftlich für zwei Tage nach Berlin, Zug war gebucht, Zimmer reserviert etc. Klar, der Trip war anstrengend, es gab zwischendurch mal einen fürchterlichen Kaltschweißausbruch, ich war nicht fit, und essen konnte ich auch nicht viel. Nach der Rückkehr bin ich erst mal im Bett geblieben und musste das Hüsteln noch einmal mit Wasserdost wegatmen. Aber am achten Tag war ich wieder auf den Beinen, und zwei Tage später habe ich schon wieder Tischtennis gespielt. Die arme PTA lag volle zwei Wochen flach und war danach noch eine ganze Woche ziemlich zerschlagen. Irgendwann lag dann auch Post vom Gesundheitsamt im Kasten, denn es war eine Influenza A, das ist der heftigste Subtyp (meldepflichtig wie jede Grippe). Bei mir mit durchaus fühlbaren Auswirkungen, aber völlig beherrschbar. Eine schwere Erkältung kann schlimmer sein, und normalerweise bleibt man mit einer Influenza A auch im Bett. Selbstverständlich habe ich in der fraglichen Zeit niemandem die Hand gegeben, immer auf Abstand geachtet und, wenn ich doch mal hüsteln musste, immer nur in die Ellenbogenbeuge gehustet. Das hätte ich auch bei einer Erkältung so gemacht. Angesteckt habe ich offenbar niemanden.

Mit der Grippe war urplötzlich die Lust aufs Rauchen völlig verschwunden, Zigarettenrauch roch plötzlich unangenehm. Nicht übel: Ich habe seitdem keine einzige Zigarette mehr angerührt. Aber dafür trat erstmals wieder Nachtschweiß auf. Zum Glück nicht dauerhaft, zwei Wochen nach Grippeende war auch das überstanden.

Das Entzündungsgeschehen in meinem Körper habe ich also offenbar weitgehend im Griff. Es müsste schon mit dem Teufel zugehen, wenn ich zum Beispiel Alzheimer bekäme – das Vitamin D und das Lithium schützen mich davor. Ach, das hatte ich vergessen zu erwähnen und ich werde es jetzt auch nicht mehr groß ausbreiten: In der schon erwähnten Texas-Lithium-Studie und später in einer Studie aus Dänemark ergab sich auch ein überraschender Zusammenhang zwischen höherem Lithium-Level im Trinkwasser und niedrigerer Rate an Alzheimer-Verstorbenen (t1p.de/szgx)[1]. Die dänische Studie hat aber einen Makel: Zwar erkennt man zwischen niedrigen und höheren Lithium-Werten eine rückläufige Alzheimertendez, dies scheint sich aber bei ganz niedrigen Werten umzudrehen. Dafür hat eine neuere Studie, wieder aus Texas, und zwar aus 2017, wieder einen klaren Zusammenhang gefunden. Leider sind die genauen Ergebnisse nur für 27,59 Dollar zu bekommen, und die frei einsehbare Zusammenfassung verrät uns zwar die Signifikanz, also die Vertrauenswürdigkeit, aber eben nicht die Werte. (t1p.de/zusk)[2]

Alzheimer korreliert auch stark mit Vitamin D. Mit einem Vitamin-D-Level unter 10 Nanogramm pro Milliliter ist das Risiko, an Alzheimer zu erkranken, mehr als doppelt so hoch als bei einem Level von mehr als 20 Nanogramm pro Milliliter (Faktor 2,25 vs. Faktor 1; t1p.de/4pg0)[3].

Übrigens, in einem anderen Anti-Alterungsexperiment wurden zwei in der Krebstherapie verwendete Medikamente als Senolytika (von lateinisch senescere: altern; altgriechisch lysis (λύσις) beziehungsweise lyo (λῦω): lösen/aufbrechen/zerstören/freisetzen) verwendet: „Zellen, deren Leistung nachlässt, begehen entweder freiwillig Selbstmord, werden vom Immunsystem eliminiert oder in den vorzeitigen Zwangsruhestand versetzt, die Seneszenz. Solche lahmgelegten Zellen teilen sich nicht mehr und tragen nichts mehr zur Körperfunktion bei. […] Forscher konnten zeigen, dass sie gar nicht

1 t1p.de/szgx  2 t1p.de/zusk  3 t1p.de/4pg0 

so inaktiv sind, wie man einst dachte. Die Zellgreise sind tatsächlich Störenfriede und sondern Stoffe ab, die Entzündungen und Krebswachstum fördern. […] Wissenschaftler suchen nach Substanzen, die diese Zellgreise beseitigen, sie nennen sie Senolytika. […] Einige der Kandidaten sind […] Quercetin, ebenfalls ein Naturfarbstoff aus Gemüse und Obst und Dasatinib, ein Medikament, das zur Behandlung von Chronischer Myeloischer Leukämie eingesetzt wird", schreibt die Biochemikerin und *WELT*-Redakteurin Dr. Birgit Herden in ihrem Artikel über vier Methoden, mit denen sich das Altern beeinflussen lassen soll (PW: t1p.de/m73r)[1].

Die bösen seneszenten Zellen, vor allem seneszente Immunzellen, werden auch in Horvaths Studien immer wieder erwähnt. Sie sind Marker für die biologische Alterung.

Und seneszente Zellen sollen also entzündungsfördernde Stoffe absondern? Dann brauche ich ja noch nicht mal bovine Plasmide als Erklärung für eine Prostatitis, also die ganz normale Prostataentzündung, die später mal zum Krebs wird? „Abakterielle Prostatitis/chronisches Schmerzsyndrom des Beckens ist die häufigste Form der Prostatitis. Symptomatische Unterschiede zur bakteriellen Form bestehen nicht, außer dass sich keine als Erreger relevanten Bakterien nachweisen lassen. Die Erklärungsmodelle sind vielfältig", heißt es im entsprechenden Wikipedia-Artikel ziemlich weit unten, nachdem die ganzen bakteriellen Prostatitiden ausführlich abgehandelt wurden (t1p.de/jk93)[2]. Abakteriell, das heißt, nicht von Fremderregern, Keimen, Bakterien verursacht. Sondern? Prostatitis wird übrigens häufig von Pollakisurie begleitet, das ist „häufiger Harndrang" (von altgriechisch pollakis (πολλάκις): oft, häufig; -urie: Harnausscheidung). Ach ja. Kann mir jemand den Unterschied zur Nykturie erklären? Oder haben wir es hier einfach mit einem graduellen Verlauf einer

---

PW
1 t1p.de/m73r

2 t1p.de/jk93 

Alterskränkelei zu tun? Erst die ganz schwache chronische Entzündung der Prostata, ob durch bovine Plasmide oder seneszente Zellen verursacht und von zu viel proinflammatorischem Omega-6 (siehe unten) unterstützt. Dann die stärkere Prostatitis – und am Ende der Prostatakrebs?

Ich jedenfalls werde versuchen, gegen meine seneszenten Zellen vorzugehen. Ach, habe ich ja schon getan: Brokkoli enthält – ja, Quercetin. Und da mir der Sulforaphan-Hersteller leider nicht sagen konnte, wie viel davon in seinem Pulver enthalten ist, habe ich mir es halt in Reinform besorgt – ist erstaunlich günstig. Aber das wird ein Langzeitexperiment, denn eine Hammerwirkung wie bei Vitamin D, Sulforaphan und Ubiquinol dürfte da nicht zu erwarten sein, gemerkt habe ich jedenfalls noch nichts. Mal sehen, vielleicht sagt mir der Genetic Age Test in fünf Jahren ja, ob und was meine Experimente bewirkt haben, denn mit 70 will ich den noch einmal machen.

Es gibt viele Gründe dafür, dass meine Bio-Uhr tatsächlich jünger geblieben sein könnte, wie es der Genetic Age Test ausweist. Der wichtigste ist vielleicht, dass ich ab dem Alter von 16 Jahren wohl durchgängig einen verhältnismäßig guten Vitamin-D-Level von über 30 Nanogramm pro Milliliter hatte, weil ich viel in der Sonne war. Und ihn zwölf Monate vor dem Test mit den Tropfen auf über 60 Nanogramm pro Milliliter hochgetrieben habe. Und dass ich seit der Einnahme von Sulforaphan einen CRP-Wert habe, der von vorher 1,2 Milligramm pro Liter bald unter 0,5 Milligramm pro Liter lag – besser als der der Probanden in der TRIIM-Studie. Bis auf die Zeit der Zahnfleischentzündung mit 3,6 Milligramm pro Liter – ganz vorbei ist das noch nicht, derzeit liege ich bei 0,7/0,8. Not bad, aber die alten < 0,5 Milligramm pro Liter sind meine Zielmarke.

Habe ich noch etwas vergessen? Herrje, doch, habe ich. Nicht viel, aber ich sollte es erwähnen: Ich esse gerne scharf, also mit viel Pfeffer und Chili. Zum im Pfeffer enthaltenen Piperin sagt die Wikipedia lapidar: „Piperin regt, wie alle scharfen Stoffe, den Stoffwechsel sowie die Sekretion (Speichel, Verdauungssäfte) an und wirkt antimikrobiell." (t1p.de/5zb2)[1] Andere Websites sind da weitaus euphorischer, was die angeblich sehr vielfältigen positiven Wirkungen angeht (t1p.de/sikb)[2] – wenn nur die Hälfte davon stimmt, soll's mir recht sein, mir schmeckt es einfach, und die Inder mit ihren Straßenküchen und den bei hohen Temperaturen schnell verderblichen Lebensmitteln wissen schon, warum sie so scharf essen: Antibakteriell ist hier das maßgebliche Stichwort. Auch das Capsaicin im Chili hat ein paar gesundheitlich erfreuliche Auswirkungen: „Neben den direkten Wirkungen auf den Organismus hat Capsaicin auch antibiotische Eigenschaften. Die Abtötung von bakteriellen Krankheitserregern und Pilzen ist bestimmend für die desinfizierende Wirkung von Capsaicin. So wird in heißen und insbesondere in tropischen Regionen (z. B. Fernost, Afrika, Mittelamerika) zu vielen Speisen traditionell und gewohnheitsmäßig Cayennepfeffer (‚Chili') hinzugefügt, um bakteriell bedingten Erkrankungen des Verdauungssystems vorzubeugen", heißt es dazu im Wikipedia-Eintrag zu Capsaicin (t1p.de/y0om)[3]. Alles fein, aber mir schmeckt's einfach nur. Und wenn ich mir damit einen Gefallen getan habe: bestens.

Ich achte außerdem ein wenig auf Omega-3- und Omega-6-Fettsäuren im Öl. Das ist kein Hype, sondern solide wissenschaftliche Erkenntnis: Neben einfach gesättigten Fetten, wie sie zum Beispiel Butter enthält, brauchen wir auch einfach und mehrfach ungesättigte Fettsäuren, allen voran Omega-3 und Omega-6. Auch die stecken übrigens in Heumilch und Heubutter, da sogar im fast optimalen Verhältnis von ca. 1:2. Dazu muss man wissen: Omega-3 ist generell entzündungshemmend, Omega-6 aber eher proinflammatorisch (was für den Körper trotzdem wichtig ist), daher liegt ein gutes Verhältnis bei unter 1:2, nicht bei 1:5,

---

1 t1p.de/5zb2 
2 t1p.de/sikb 
3 t1p.de/y0om 

wie die DGE empfiehlt. Die WHO fände sogar 1:1 am allerbesten, schreibt Dr. med. Landbeck (O3/O6 sind bei ihm vertauscht):

„Die Deutsche Gesellschaft für Ernährung empfiehlt, höchstens fünfmal so viele Omega-6- wie Omega-3-Fettsäuren aufzunehmen, damit sie ihre gesundheitsfördernde Wirkung voll entfalten können. Die Weltgesundheitsorganisation WHO geht noch einen Schritt weiter und empfiehlt, das Verhältnis von Omega-6 und Omega-3 auf maximal 4:1, besser noch 1:1 einzupendeln.“ (t1p.de/7bt1)[1]

Leicht alarmistisch heißt es auf der nicht ganz werbefreien Seite der Akademie für menschliche Medizin in einem allerdings durchaus informativen Artikel: „[D]as Verhältnis von Omega-6 zu Omega-3-Fettsäuren änderte sich im Laufe der Jahrhunderte von ca. 1,5:1 auf 15:1 [Simopoulos 2008]. Der Ausbruch von Zivilisationskrankheiten ist somit vorprogrammiert, eine schleichende Entzündung innerhalb des Körpers wird zum Standardproblem und chronische Erkrankungen nehmen zu.“ (t1p.de/94o1)[2]

Weiderinder haben wohl tatsächlich ein O3/O6-Verhältnis von 1:2 im Fett und in der Milch, Turbo-Kraftfutterrinder aber ein schlechtes Verhältnis von bis zu schrecklichen 1:20 – und deren Fett in Fleisch und Milch leistet damit der Verstärkung von Entzündungsreaktionen Vorschub. Der hohe Anteil Omega-6 bei den Kraftfutterrindern dürfte wohl auf die Verfütterung von Soja zurückzuführen sein: Sojaöl enthält, wie Sonnenblumenöl, hauptsächlich Omega-6. Gewöhnliche Bioweidemilchbutter hat Werte von unter 1:2 und eine bekannte irische Butter kommt nach einem Test von Greepeace von 2006 (der nicht mehr auffindbar ist, der angegebene Link führt ins Leere) sogar auf 1:1,55 O3/O6 (t1p.de/xsr8)[3].

Rapsöl, das ich zum Braten verwende (und das in meiner Lieblingsmayo steckt), enthält pro 100 Gramm circa 9 Gramm Alpha-

---

1 t1p.de/7bt1  2 t1p.de/94o1  3 t1p.de/xsr8 

Linolensäure (Omega-3) und 20 Gramm Linolsäure (Omega-6 – wobei Linolen versus Linol sehr leicht zu verwechseln ist). Also 1:2,2 – gar nicht so schlecht. Olivenöl, das ich fast ausschließlich zum Kochen und im Salat verwende, enthält zwar keine nennenswerten Mengen Omega-Öle, dafür aber Oleocanthal, ein entzündungshemmendes Antioxidans, das in der Petrischale sogar Krebszellen abtötet. Oleocanthal verursacht den pfeffrigen und leicht bitteren Geschmack, den frisches Olivenöl neben aller Fruchtigkeit haben sollte.

Weitere gute Omega-Quellen sind Eier (1:3), sofern die Hühner in Freilandhaltung gehalten und richtig gefüttert sind, am besten zusätzlich auch mit Leinsamen. Turbo-Käfighaltungshühnereier dagegen haben ähnlich schlechte O3/O6-Werte wie die Milch von Turbo-Kraftfutter-Kühen. Fetter Fisch, also Lachs und Hering, ist vermutlich die beste Quelle, und auch mit Nüssen (Walnuss oder Walnussöl) tut man sich, was gesunde Fette angeht, einen Gefallen.

Das beliebte Sonnenblumenöl dagegen enthält über 60 Prozent Linolsäure, also Omega-6, aber weniger als ein Prozent Omega-3. Maiskeimöl ist nicht besser, und Distelöl, das ja so gesund sein soll, liegt bei 1:160 und mehr! Solche Mengen an Omega-6-Fettsäuren konterkarieren jede Umwandlung von Omega-3 in EPA und DHA und sind daher sicher nicht förderlich.

Ganz vergessen sollte man auch die mittelkettigen gesättigten Fettsäuren (MCT) nicht, die zum Beispiel in der Butter vorkommen, vor allem aber in Kokosöl. Ehe das hier zu kompliziert wird: 30 Prozent unserer Nahrung sollten aus Fett bestehen, sagt die Ernährungsberatung Rheinland-Pfalz. Low-Carb-Enthusiasten würden da auch höher gehen, und wer sich viel bewegt, darf das ohnehin. „Vereinfacht gesagt gilt die Ein-Drittel-Regel: maximal ein Drittel der Gesamtfettzufuhr besteht aus gesättigten Fettsäuren, maximal ein Drittel aus mehrfach ungesättigten Fettsäuren und mindestens ein Drittel aus einfach ungesättigten Fettsäuren. Diese Empfehlung berücksichtigt die gesundheitsförderlichen Wirkungen einer vermehrten

Zufuhr mehrfach ungesättigter Fettsäuren zu Lasten der gesättigten Fettsäuren." (t1p.de/0hn4)[1]

Mittelkettige gesättigte Fettsäuren, wie sie ein bisschen in Butter, aber viel in Kokosöl vorkommen, sind leicht verdaulich und werden von der Leber auch gerne in Ketonkörper umgewandelt, die den Zellen anstelle von Zucker direkt zur Energiegewinnung zur Verfügung stehen und im Gegensatz zum Zucker auch nicht in Fettzellen gespeichert werden, heißt es dort weiter.

Ein ideales Öl oder Fett hätte also alles: viele hochverfügbare MCT bei den gesättigten Fetten, gut ein Drittel einfach ungesättigte und viele mehrfach ungesättigte Fettsäuren, am besten fast so viel dreifach (O3/GLA) wie zweifach ungesättigte (O6). Dieses Ideal-Öl müsste man sich vermutlich selbst mischen. Ich habe mal eine Oliven-, Raps- und Kokosöl-Mischung (2:2:1) ausprobiert, die ich als Salatöl ausgesprochen angenehm fand. Das wegen des gesunden Oleocanthals fruchtig-pfeffrige Olivenöl war dank des neutralen Rapsöls nicht mehr so vorherrschend und hat damit den Aromen der Salatkräuter Raum gegeben. Das Kokosöl hat neben den energieliefernden MCT eine ganz leichte Frische eingebracht, ohne dass man das hätte herausschmecken können. Diese Mischung erfüllt tatsächlich ziemlich genau die Forderung der oben erwähnten Drittel-Regel und erreicht ein gutes O3/O6-Verhältnis von 1:3. Zum Anmischen muss man das Kokosöl allerdings erwärmen. Ein Schuss Leindotteröl könnte die Mischung noch verbessern, denn Leindotteröl hat doppelt so viel O3 wie O6, zusammenaddiert über sechzig Prozent, und es soll mild und nussig schmecken. Das bekanntere Leinöl (also ohne Dotter) hat zwar sogar dreimal so viel O3 wie O6 bei einem noch höheren Gehalt (bis 80 Prozent), aber nicht alle Menschen mögen es. Und es ist auch nur zwei Monate haltbar, Leindotteröl dagegen neun Monate. Ersetzt man in

---

1 t1p.de/0hn4 

obiger Mischung die Hälfte des Rapsöls mit Leindotteröl, dann bekommt man ein sehr gutes O3/O6-Verhältnis von unter 1:1,5! Besser geht es eigentlich nicht. Das Ideal-Öl wäre also je ein Teil Kokos-, Raps- und Leindotteröl und zwei Teile gutes pfeffriges Olivenöl. Muss ich unbedingt mal ausprobieren …

Eine sehr gute Übersicht über den Gehalt an Fettsäuren in vielen Speiseölen gibt es von der Ölmühle Sailer (t1p.de/l865)[1], aber lassen Sie sich nicht verwirren: In der letzten Spalte steht die dreifach ungesättigte Gamma-Linolen-Säure, die ist aber gleichzeitig eine Omega-6-Fettsäure. Relevant ist das meines Erachtens nur beim Walnussöl, da würde ich die Gamma-Linolen-Säure zum O3-Anteil addieren. Und Borretsch- oder Nachtkerzenöl mit ihren hohen GLA-Prozenten stehen eh nicht auf meinem Einkaufszettel. Außerdem meide ich Traubenkern- und Sesamöl, die haben nämlich hohe Anteile an O6 und wenig bis kaum O3.

Erinnern Sie sich noch an den Vergleich mit dem Auto? Eines hatte ich vergessen: Wenn es richtig lange halten soll, genügt es eben nicht, Öl, Wasser und Luftdruck zu kontrollieren und perfekt im Level zu halten, wir müssen auch etwas gegen eventuelle Roststellen tun. Was nützt uns ein Motor, der 300 000 Kilometer hält, wenn uns die Karosserie unterm Arsch wegrostet? Und so kommt es mir auch mit den Entzündungen vor: Wenn wir die nicht mit antioxidativen, antientzündlichen Substanzen (Omega-3, Senfölglykoside) und immunmodulierendem Vitamin D unter Kontrolle halten, dann „rostet“ unser schöner Körper halt vor der Zeit. Auch die Kardiolog*innen kommen langsam darauf, dass vielleicht nicht das Cholesterin, sondern eine Entzündung die Ursache von Arteriosklerose und Herzinfarkten ist: „Auf dem Kardiologenkongress im August 2017 in Barcelona sorgten

---

1 t1p.de/l865 

unterdessen die Ergebnisse der Cantos-Studie für Aufregung: ‚Wir haben erstmals gezeigt, dass ein antientzündliches Medikament die Anzahl von Herzinfarkten vermindert', bemerkt Paul Ridker, Direktor des Center for Cardiovascular Disease Prevention in Boston, der schon seit Jahren davon überzeugt ist, dass auch Entzündungen per se einen Risikofaktor für Arteriosklerose darstellen und sich das anhand des CRP (C-reaktives Protein) ablesen lässt. In der Studie hatte eine Gruppe herzkranker Patienten zusätzlich zu Statinen einen Antikörper erhalten, der eine bestimmte Entzündungsreaktion hemmt." (t1p.de/8mam)[1] Mein geliebtes CRP ist auch wieder dabei, ach was …

Mehr als oben geschildert kann ich nicht tun. Will ich nicht tun. Ich werde auch weiterhin ab und zu mal Junkfood essen (oh, Turborinder, schlechtes Fett, proinflammatorisch). Ich werde auch weiterhin weder Kraft- noch Ausdauersport treiben (schade, das wäre doch antiinflammatorisch?). Zweimal die Woche Tischtennis und ab und an mal eine längere Wanderung müssen genügen. Ich schiebe mir auch mal einen Schokoriegel rein (schrecklich, proinflammatorisch, ganz schrecklich), und ich werde vermutlich öfter mehr als das von der DGE genehmigte Viertel Rotwein trinken. Meine Allzweck-Abwehrwaffe, der Zaubertrank, muss es halt richten. Und sollte mich doch irgendwann ein Krebs erwischen, werde ich nicht jammern. Ich tue ja vieles, um das zu verhindern.

Und da ist noch so ein kleines Wunder: dass ich, statt nach dem Mittagskaffee in der Max Bar aufs heimelige Sofa zurückzukehren, spontan beschließe, eine kleine Runde zu laufen, weil es nicht zu kalt ist und außerdem die Sonne scheint. So wie heuer am Neujahrstag, über die Alte Brücke, in der Sonne am Neckar flussabwärts, die Albert-Ueberle-Straße rauf, den Philosophenweg entlang, über die Hirschgasse hinunter und wieder das Neckarufer zurück. 10 000 Schritte,

---

1 t1p.de/8mam 

sechs Kilometer. Just for fun? Bewegungslust? Ich? Und dabei bemerke ich noch, dass ich den Weg aufwärts, die Albert-Ueberle-Straße hinauf zum Philosophenweg, meine Schritte nicht verlangsame, unangestrengt den Berg raufziehe, sogar ohne die Stöcke, die mich sonst vorwärtsschieben. Das sind immerhin elf Prozent Steigung, verrät mir Google Maps (wenn ich für die Strecke den Fahrradfahrer auswähle: 400 Meter vom Start zum Zielpunkt, 43 Meter Höhenunterschied).

Mir fällt auch auf, dass ich weniger gebeugt gehe, mich aufrechter halte. Jaja, alles anekdotisch, ich weiß. Aber von mir aus darf das alles gerne so bleiben. Ich will gar nicht unbedingt furchtbar alt werden. Wenn es noch 15 gute Jahre sind, bin ich sehr zufrieden. Jedes Jahr über 80 wäre schon ein Bonusjahr. Das Einzige, was ich fürchte, ist Siechtum. Das muss nicht sein, bitte danke.

Und wenn mich doch zur Unzeit, also zu früh, die Lunge erwischen sollte, dann werde ich nicht jammern und niemandem außer mir selbst einen Vorwurf machen. Die Statistiken zu Rauchen und Lungenkrebs kannte ich schon vor 50 Jahren, wir haben das oft genug beim Abendbrot mit beiden rauchenden Eltern diskutiert. Niemand meines Alters soll behaupten, man hätte das damals nicht gewusst, es stand oft genug in der Zeitung. Gegenteiliges, das war mir schon damals klar, war von der Tabakindustrie gesponsert, so viel gesundes Misstrauen muss sein dürfen. Ich habe eine sehr traurige Frau, die viel zu viele Attika rauchen musste, um ihr Reihenhaus-Hausfrauen-Dasein im Nebel verschwinden zu lassen, an einem Lungenemphysem (heute heißt das COPD) zugrunde gehen sehen. So eine hervorragend ausgebildete, kluge Frau, die nach einem kurzen, aber sehr erfolgversprechenden Berufsleben aus Liebe leider zum Heimchen am Herd mutiert wurde und sich dann totgeraucht hat. Nein, erzählt mir nicht die 60er, 70er, 80er wären für alle eine tolle Zeit gewesen. Ich weiß also alles zum Rauchen, und ich werde nicht jammern, wenn es mich doch noch irgendwann erwischen sollte, meine 30 oder 35 „pack years" habe ich sicher auf dem Buckel beziehungsweise in der Lunge. Auch wenn da jetzt nichts mehr dazukommt, günstig ist was anderes.

Jammern und mit dem Finger zeigen dürfen alle, die unnötigerweise eine Schilddrüsen-OP über sich ergehen lassen müssen, weil uns niemand darüber aufklärt, dass wir uns ausreichend mit Jod versorgen müssen. Oder diejenigen, die an einer der vielen anderen Krankheiten leiden, die wir mit „autoimmun" etikettieren, was ja nur ein Euphemismus dafür ist, dass wir leider nicht wissen, warum und wieso. Rheuma und Arthritis, MS und Alzheimer, Diabetes-I und Krebserkrankungen aller Art: Ein großer Teil dieser Krankheiten könnte von einem chronischen Vitamin-D-Mangel in der Bevölkerung stark begünstigt sein. Sie könnten vielleicht viel seltener sein. Die farbigen Weltatlanten über die Verteilung solcher Krankheiten, von denen ich ein paar gezeigt habe, sprechen eine überdeutliche Sprache. Ich will gar nicht wissen, was nur ein teilweiser Rückgang all dieser Krankheiten bedeuten würde. Wichtiger wäre doch, den Menschen all dies Leid zu ersparen. Um 80 Prozent haben die finnischen Forscher*innen die Rate von Diabetes-I bei Kindern gesenkt, nur indem sie sie mit 2000 I.E. Vitamin D gefüttert haben: 80 Prozent! Was wäre, wenn man die ganze Bevölkerung so gut versorgen würde? Die Kleinstbeträge für die notwendigsten Supplemente, also Vitamin D (+K2), B9/B12, Jod, C+Zink und Magnesium, machen zusammen maximal 30 Cent aus, daran kann es doch nicht scheitern?

Ich jedenfalls bin – dank meines Multivitamin-Spurenelemente-Zaubertranks – raus aus diesem „Massaker", das das Altern angeblich sein soll, so raus wie möglich. Heute Morgen bin ich mal wieder die 95 Stufen in der Firma hochgelaufen, während die Jugend den Aufzug genommen hat. Wir sind gleichzeitig oben angekommen, ich habe einmal tief durchgeschnauft, das war's. Und ich kann gar nicht sagen, wie gut es sich anfühlt, einfach nur normal gesund zu sein. Das wünsche ich jedem, das wünsche ich Ihnen allen.

Heidelberg, März 2020 – Liebe Grüße, Lorenz Borsche

Kann man mit Vitamin D Corona-Lockdowns verhindern?

Als die Neuinfektionen mit dem Coronavirus im Mai 2020 zurückzugehen begannen, stellte sich in ganz Deutschland Erleichterung ein – dicht gefolgt von Unverständnis und Vorwürfen an die Politik. „War doch alles halb so schlimm", hörte man allen Ortes und die Worte „Panikmache", „Hysterie" und „Überreaktion" waren in aller Munde. Von den 100 000 Toten, vor denen zu Beginn der Maßnahmen im März gewarnt wurde, war weit und breit nichts zu sehen. Knapp 8000 Menschen waren bis Mitte Mai an oder mit Corona gestorben (t1p.de/rtbk)[1]. Das schien im Verhältnis zu der Gesamtzahl der Infektionsfälle – Mitte Mai lag die Zahl bei 175 000 (t1p.de/rtbk)[1] – recht wenig. Immerhin hatte die (zugegebenermaßen starke) Grippewelle 2017/18 mehr als 25 000 Menschen das Leben gekostet (t1p.de/abcu)[2], also dreimal so vielen. Ganz so dramatisch, wie von Politik und Virolog*innen dargestellt, schien es eben doch nicht zu sein. „Präventionsparadox" nennt sich dieses Phänomen: Wurde eine Katastrophe erfolgreich verhindert, ist sie nicht spürbar. Der Nutzen von Maßnahmen, die schon im Vorfeld gesetzt wurden, um sie zu verhindern, ist also nicht sichtbar, und infolgedessen werden die Maßnahmen als nutzlos empfun-

1 t1p.de/rtbk  2 t1p.de/abcu 

den. Ein typisches Präventionsparadox besteht etwa beim Thema Impfschutz: „Wird gegen eine Infektionskrankheit geimpft, ist zudem die Impfung in der Bevölkerung akzeptiert und sinkt in der Folge die Inzidenz, verliert sich allmählich das klinische Bild der Erkrankung im Bewusstsein der Bevölkerung. Zugleich erscheinen Nebenwirkungen der Impfungen sowie potenzielle und reale (wenn auch seltene) Impfschäden gravierender als die Infektionskrankheit selbst. Dies führt zu einem Vertrauensverlust in die Impfung mit der Folge sinkender Impfbereitschaft, verringerter Impfquoten und partieller Impfverweigerung bzw. offener Gegnerschaft (z. B. bei Masern, auch Tuberkulose). Dadurch kann es zu neuen Ausbrüchen kommen, wobei erst diese die Impfbereitschaft wiederum steigern." (t1p.de/ikvt)[1]

Jetzt, fast genau ein Jahr später, wissen wir es besser. Die mittlerweile fast zweieinhalb Millionen Infizierten und über 70 000 Toten in Deutschland sind ein trauriges Zeugnis dafür, dass der erste Lockdown im März 2020 keine Überreaktion ein paar sich ereifernder Politiker*innen war. Als der geübte Statistiker, der ich bin, habe ich bereits Ende März 2020 eine Rechnung aufgestellt: „Vor 14 Tagen hatten wir schon viele Tausend ‚Fälle' und eine Sterberate von nur 0,2 Prozent, kaum mehr als bei einer normalen Influenza (Grippewelle). Inzwischen kratzt die Sterberate auch bei uns an der 1-Prozent-Marke (das war am 31. März 2020, am 1. April 2020: schon 1,2 Prozent), und wir können das nicht mit Überlastung unserer Intensivstationen erklären. Wenn man aus den bekannten Daten [für Bergamo] eine Statistikkurve erzeugt […], errechnet sich aber eine Letalität von 3,4 Prozent (t1p.de/z0gq)[2]. Die Letalität in der jetzt coronafreien Kleinstadt Vò (drei Tote bei 89 Infizierten) betrug genauso 3,4 Prozent. Gleiche Zahlen hören wir aus Wuhan. […]

1 t1p.de/ikvt  2 t1p.de/z0gq 

Die 3,4-Prozent-Letalität ist vermutlich näher an der Wirklichkeit, als die ein Prozent, die wir derzeit bei uns sehen, weil unsere Risikogruppen, vor allem die alten Menschen noch nicht infiziert sind. [...] Eine sogenannte Herdenimmunität, die weitere Erkrankungen verhindert, liegt für hochinfektiösen Krankheiten wie Masern bei weit über neunzig Prozent, eher 95 Prozent. Drosten rechnet für Sars-CoV-2 mit siebzig Prozent. Im schlimmsten Fall (3,4 % Letalität, 70 % Infektionen flächendeckend binnen zehn Wochen, 82 Millionen Einwohner*innen) würden in einem Vierteljahr 82 x 0,7 x 0,034 = ~2 Millionen Menschen sterben. Statt wie normal pro Quartal 225 000." (t1p.de/c178)[1]

Am 23. Februar 2021 lag die Letalitätsrate beim Coronavirus in Deutschland übrigens bei 3,02 Prozent (t1p.de/ibml)[2], da war ich doch knapp dran. Und mittlerweile haben – bis auf ein paar Verschwörungsgläubige, die das Virus immer noch als harmlosen Schnupfen abtun – die meisten Menschen den Ernst der Lage begriffen. Trotzdem beginnt die Stimmung in der Bevölkerung langsam, aber sicher zu kippen. Kein Wunder, nach monatelangem Lockdown mit seinen wirtschaftlichen und individuellen Folgen, Beschäftigungslosigkeit, finanzieller Ruin, soziale Vereinzelung, psychische Belastungen, Zunahme von häuslicher Gewalt, um nur ein paar zu nennen. Der Druck aus der Bevölkerung auf die Politik wächst, und die hat keine anderen Antworten als Kontaktbeschränkungen, Ausgangssperren und Lockdown, immer wieder Lockdown.

Und während Politiker*innen den unmöglichen Balanceakt zwischen Gesundheitsschutz und Wirtschaftsinteressen, Einschränkungen und Freiheitsrechten gegen die Wand fahren, mahnen Virolog*innen zu Einsicht und Disziplin und zeichnen – durchaus realistische – Horrorszenarien.

---

1 t1p.de/c178    2 t1p.de/ibml 

Umso erstaunlicher ist es, dass ein Zusammenhang, der mittlerweile seit einem Jahr diskutiert und eigentlich nicht mehr von der Hand zu weisen ist, geflissentlich ignoriert wird.

Prof. Clemens Wendtner, Chefarzt an der München Klinik Schwabing und Infektiologe, der im Februar 2020 geäußert hatte, Covid-19 sei „nicht gefährlicher als Influenza" (t1p.de/7rz8), korrigierte das schon wenige Wochen später: „Wir intubieren und beatmen auch junge Menschen. […] Bei vielen Patienten […] sind riesige Flächen der Lunge infiziert. […] Das ist hier schon ein sehr wuchtiges Geschehen." In vielen Fällen komme es zu einer überschießenden Reaktion des Immunsystems, einem sogenannten „Zytokinsturm". „Vereinfacht gesagt schießen dabei Entzündungszellen in die Lunge ein. Dadurch werden die Lungenbläschen in ihrer Funktion stark eingeschränkt, und der Gasaustausch kann nicht funktionieren. Bei einem Großteil der Patienten, die auf die Intensivstation kommen, sehen wir irgendwann so eine Reaktion." (t1p.de/hlb6)[1]

Ein solcher Zytokinsturm führt normalerweise zur Sepsis oder gar zu einem septischen Schock, landläufig auch als Blutvergiftung bekannt, und die ist sehr, sehr tödlich. „Wenn es beispielsweise heißt, jemand sei an einer Lungenentzündung gestorben, steckt meist eine Blutvergiftung dahinter", heißt es in einem Artikel des *SPIEGEL* (t1p.de/k6zz)[2]. Auch von der Grippe wissen wir, dass sie häufig eine Sepsis verursacht, die schlussendlich zum Tod führt (t1p.de/dwxk)[3]. Obwohl es sich bei der Grippe und Corona um sehr unterschiedliche Virenstämme handelt, ist mittlerweile nachgewiesen, dass auch eine Infektion mit dem Coronavirus in den meisten schweren Fällen zu einer Sepsis führt. Eine Studie, für die 191 Patient*innen im chinesischen Wuhan untersucht wurden, belegt diesen Zusammenhang. Von den Erkrankten

---

1 t1p.de/hlb6  2 t1p.de/k6zz  3 t1p.de/dwxk 

entwickelten 59 Prozent eine Sepsis, 20 Prozent sogar einen septischen Schock. Ausnahmslos alle Patient*innen, die verstarben, hatten zuvor eine Sepsis oder einen septischen Schock erlitten. (t1p.de/jz88)[1]

Schon im März 2020 schlugen Randy Q. Cron und W. Winn Chatham, beide Experten für Zytokinsturm an der University of Alabama in Birmingham, vor, bei Corona-Erkrankungen medikamentös gegen den auftretenden Zytokinsturm vorzugehen und damit viele Menschenleben zu retten (t1p.de/ljcq)[2]. Bei der Behandlung eines Zytokinsturms kommen verschiedene Wirkstoffe zum Einsatz, die man in der Wikipedia nachlesen kann (t1p.de/o0ab)[3]. Und auch Professor Wendtner sagte in seinem Interview: „Die Idee ist, mit einem Medikament die Immunreaktion zu dämpfen." (t1p.de/t37a)[4] Immunreaktion dämpfen, das hatten wir doch schon mal. Sie erinnern sich? „Vitamin D ist ein Immunmodulator, [...] es hält die Immunantwort in Schach und sorgt für eine kontrollierte Körperabwehr. Vitamin D fördert dabei körpereigene Antibiotika, während es entzündliche Prozesse herabreguliert, welche den eigenen Körper schädigen könnten." (t1p.de/cls5)[5] Da hätten wir es also wieder, mein Wundermittel. Denn genau wie bei Diabetes-II und Darmkrebs gibt es Hinweise darauf, dass ein Zusammenhang zwischen dem Vitamin-D-Spiegel und dem Risiko für eine Corona-Infektion respektive einen schweren Covid-19-Verlauf mit der damit einhergehenden Sepsis besteht.

Die Begrifflichkeiten sind übrigens sehr verwirrend. D ist gar kein „Vitamin", sondern ein Secosteroid-Hormon. Die Vorstufe, das Prohormon Cholecalciferol, wird in der Haut mit dem Ultraviolett des

---

1 t1p.de/jz88 
2 t1p.de/ljcq 
3 t1p.de/o0ab 
1 t1p.de/t37a 
2 t1p.de/cls5 

Sonnenlichts, genauer dem UVB-Anteil aus 7-Dehydrocholesterol, einem Abkömmling des Cholesterins, gebildet. UVA-Strahlung erzeugt Melanin, macht braun, das energiereichere UVB erzeugt Cholecalciferol (und später dann den Sonnenbrand). In der Leber wird es in Calcidiol, auch Calcifediol umgewandelt, in dieser Form schwimmt es im Blut und wird in Fettzellen gespeichert. Als Medikament verschrieben oder als Nahrungsergänzungsmittel verkauft wird in der Regel Cholecalicferol (D3), also das, was auch in der Haut gebildet wird. Es wird in der Leber binnen 72 Stunden in Calcefediol = Calcidiol = 25(OH)D3 hydrolyxiert und deswegen auch gerne Hydroxy-D3 genannt.

Leider werden gerne alle Formen einfach als D3 bezeichnet, tatsächlich interessieren nur das Calcidiol, das wir im Blut messen und das dann als D3 auf dem Laborbericht steht. Und theoretisch noch das aktive Calcitriol, das als Medikament tatsächlich bei ganz schwerem Mangel oder hohem Bedarf intravenös appliziert werden kann. Verwirrend ist, dass es auch noch ein „Schwestermolekül" gibt, das D2, das in Pflanzen vorkommt und vom Körper auch verwertet werden kann, allerdings weniger effizient. Es spielt auch, genau wie die Mengen von D3 in Nahrungsmitteln, kaum eine Rolle.

Eine iranischen Studie, die bereits 2015–2016 durchgeführt wurde, hat die Rolle untersucht, die Vitamin D bei Patient*innen, die nach einem chirurgischen Eingriff auf Intensivstationen behandelt werden mussten, in Hinblick auf Länge des Krankenhausaufenthaltes, Todesrate, Länge der künstlichen Beatmung und das Auftreten von Sepsis spielt (t1p.de/zlb8)[1]. Fast 57 Prozent der Patient*innen, die nach einer Operation auf der Intensivstation landeten, hatten einen Vitamin-D-Mangel. Zudem erwies sich ein Zusammenhang zwi-

---

1 t1p.de/zlb8 

schen Vitamin-D-Mangel und Todesrate. Diejenigen, die überlebten, hatten einen höheren Vitamin-D-Level.

Obwohl die Autor*innen der Studie die Signifikanz ihrer Ergebnisse selbst einschränken, weil sie Vitamin D nicht als alleinigen Faktor für ein geringeres Sterberisiko isolieren können, kommen sie zu dem Schluss, dass Vitamin-D-Mangel mit einem längeren Aufenthalt auf der Intensivstation und dem Auftreten von Sepsis korreliert (t1p.de/zlb8)[1]. Ich würde ja sogar noch einen Schritt weitergehen, denn ich finde, dass sich aus den Daten, die die Wissenschaftler*innen gesammelt haben, ein eindeutiges Bild ergibt. Folgende Werte finden sich in der Studie:

Vitamin D-Level	**Vit D < 20 ng/ml**	**Vit D 20–30 ng/ml**	**Vit D > 30 ng/ml**
Durchschnittsalter	66,2 +/- 14,6	65,3 +/- 14,3	53,7 +/- 17,3
Sepsis	**36,7%**	**18,3%**	**2,5%**
Tage Intensivstation	24,1	12,3	6,2

Die Daten sind für mich überzeugend, auch wenn die Autor*innen sie selbst kleinzureden versuchen. Eine englische Studie kommt nämlich zu ganz ähnlichen Ergebnissen (übersetzt und gekürzt): „81 Patienten, Durchschnittsalter 62 Jahre. Patienten mit D-Werten von < 30 ng/ml hatten im Vergleich zu Patienten mit D-Werten von > 30 ng /ml häufiger eine schwere Sepsis (61 % gegenüber 24 %; p = 0,006) und eine Funktionsstörung von zwei oder mehr Organsystemen (50 % gegenüber 18 %). Alle vier Patienten, die während des Index-Krankenhausaufenthaltes starben, hatten 25-D-Spiegel von < 30 ng/ml.“ (t1p.de/10vb)[2] Die geringe Patientenzahl erlaubt keine vernünftige statistische Signifikanz, klar. Außerdem wäre interessant gewesen,

1 t1p.de/zlb8  2 t1p.de/10vb 

die Ergebnisse der < 30-Gruppe noch mal bei < 15 ng/ml und die Gruppe > 30 bei ~37 ng/ml aufzuspalten, da das Ungleichgewicht der Gruppen mit 20:40:40 sehr hoch ausgefallen ist und die Ergebnisse den Zusammenhang deutlich signifikanter ausweisen könnten. In dieselbe Richtung weist aber auch eine echte prospektive Studie, die am Ausbildungshospital in Boston stattfand (t1p.de/euys)[1]. Dort wurden Patient*innen, die auf die Intensivstation kamen, sofort auf ihren Vitamin-D-Level untersucht und entweder mit Placebo, mit 200 000 I.E. oder 400 000 I.E. behandelt. Statistische Signifikanz kann man bei nur 30 Proband*innen, deren Ausgangswerte sich auch noch unterschieden, nicht erwarten, die Ergebnisse sind trotzdem augenfällig: Die Patient*innen, die das Placebo erhalten hatten, verbrachten im Schnitt zwölf Tage auf der Intensivstation, diejenigen, die die kleinere Dosis Vitamin D von 200 000 I.E. bekommen hatten, nur noch vier und die Gruppe mit der höchsten Vitamin-D-Dosis sogar nur drei Tage. Binnen 30 Tagen wurden 20 Prozent der Placebo-Gruppe erneut auf der Intensivstation aufgenommen, von den anderen Proband*innen keine*r.

Mit der statistischen Signifikanz ist das so eine Sache. Unter geringen Testzahlen leidet die Verlässlichkeit beziehungsweise Aussagekraft der Ergebnisse, insbesondere wenn es um sehr komplexe Vorgänge geht. Um etwa die Annahme zu überprüfen, dass der Gang von Menschen immer unsicherer wird, je mehr Alkohol vorher konsumiert wurde, würde schon eine Gruppe von etwa einem Dutzend Menschen reichen. Je präziser man die Ergebnisse haben möchte, also zum Beispiel wissen möchte, wie viel Abweichung von der Linie durchschnittlich bei wie viel Alkohol im Blut passiert, muss man die Gruppe schon erheblich vergrößern. Und dann müssen noch Einflussgrößen wie Alter, Geschlecht, Gewicht,

1 t1p.de/euys 

Gesundheitsstatus etc. pp. eingerechnet werden. Und intervenierende Variablen, aber das führt für unseren Zusammenhang zu weit.

Was ich damit sagen möchte: Die angeführten Studien können aufgrund der geringen Anzahl an Proband*innen nicht als statistisch signifikant gelten – aber die Tendenz ist unübersehbar.

Vitamin D spielt also eine wichtige Rolle beim Verlauf einer Sepsis, das weiß man schon seit ein paar Jahren, wie diese Studien zeigen. Und jetzt scheint es so – das wissen wir aus der oben angeführten chinesischen Studie und von Infektologen wie Prof. Wendtner –, als ob auch schwere Corona-Verläufe zu einer Sepsis führen, die schlussendlich den Tod verursacht. Sollten wir uns das nicht also genauer anschauen?

Im September 2020 veröffentlichten ein paar Wissenschaftler*innen, darunter Michael Holick, eine Koryphäe der Vitamin-D-Forschung, eine Studie, die mit über 190 000 Corona-Patient*innen durchgeführt wurde (t1p.de/bo51)[1]. Das Ergebnis: Das Risiko, sich mit Corona zu infizieren, ist für Personen mit zu niedrigem Vitamin-D-Level (< 20 ng/ml) mehr als doppelt so hoch wie für Patient*innen mit einem (sehr) guten Vitamin-D-Level (> 50 ng/ml).

Und eine große Beobachtungspopulationsstudie, die in Israel mit 4,6 Millionen Mitgliedern des Clalit Health Services (CHS) vorgenommen wurde, kam ebenfalls zu dem Ergebnis, dass es einen starken Zusammenhang zwischen Vitamin-D-Mangel und dem Auftreten von Covid-19 gibt: „Nach Korrektur der Ausgangsmerkmale und früherer Vitamin-D-Spiegel war der Erwerb flüssiger Vitamin-D-Produkte mit einem verringerten Risiko für eine Covid-19-Infektion verbunden." (t1p.de/xe3x)[2]

Ein guter Vitamin-D-Spiegel scheint also schon das Risiko für eine Ansteckung mit Corona erheblich zu verringern. Aber auch

1 t1p.de/bo51  

2 t1p.de/xe3x 

dafür, dass es – sollte es bereits zu einer Ansteckung gekommen sein – schweren Verläufen vorbeugt, gibt es mittlerweile viele Belege. So viele, dass man am besten auf Metastudien, also Zusammenfassungen über viele Einzelstudien hinweg, zurückgreift, um sich einen Überblick zu verschaffen. Eine solche Metastudie hat Linda Benskin unter dem Titel „Ein Überblick über das Risiko und den Schweregrad von Covid-19 bei Vitamin-D-Mangel" publiziert. Eine Übersetzung, die ich angeregt habe und die mit Hilfe von DeepL (t1p.de/tl86)[1] umgesetzt wurde, findet sich hier: t1p.de/1hch[2]. Bei Benskin heißt es unter anderem: „Ein Vitamin-D-Mangel erhöht [...] die Aktivität des X-Chromosomal-gebundenen ‚Renin-Angiotensin'-Systems, wodurch Personen mit Vitamin-D-Mangel (besonders Männer) anfälliger für den tödlichen ‚Zytokinsturm' (dramatische Überreaktion des Immunsystems) bei Covid-19 werden." Um den Zusammenhang eindeutig nachzuweisen, fehlen im Moment noch randomisierte, kontrollierte Studienergebnisse, aber „die aktuellen Korrelations- und Kausalstudien, die einen Zusammenhang zwischen Vitamin-D-Mangel und Covid-19-Risiken belegen, [sind] bereits so überzeugend, dass sie Maßnahmen zur Behebung des Vitamin-D-Mangels unterstützen", heißt es dort weiter. Das klingt doch wie eine eindeutige Empfehlung, einem Vitamin-D-Mangel vorzubeugen, um das Ansteckungsrisiko zu senken. Und trotzdem wird immer wieder öffentlich betont: braucht man nicht, hilft nicht, ist gefährlich. Die *WELT* schreibt am 27. November 2020: „Vitamin D wird neben der Nahrung auch über Sonneneinstrahlung auf der Haut aufgenommen. In der Krise wurde es schon öfters als eine Art Wundermittel empfohlen. Das Bundesinstitut für Risikobewertung (BfR) betonte aber im Oktober noch einmal, dass keine Studien bekannt sind, nach denen eine Vitamin-D-Einnahme vor einer Coronainfek-

---

1 t1p.de/tl86  

2 t1p.de/1hch 

tion schütze. Eine zusätzliche Einnahme sei daher nicht nötig." (PW: t1p.de/aai3)[1] Und auch die Verbraucherzentrale warnt: „Vitamin D trägt zur Knochenstabilität und zum Zahnerhalt bei. Außerdem ist es wichtig für das Immunsystem. Eine gute Versorgungslage kann vor akuten Atemwegsinfektionen schützen, schützt aber nicht vor dem Corona-Virus." (t1p.de/fhl0)[2] Hier haben wir also wieder die bekannten Argumente: Bei ausgewogener Ernährung muss man nicht supplementieren, zu hohe Dosen sind gefährlich etc. pp. Warum diese Argumente nicht valide sind, habe ich ja schon hinlänglich erklärt.

Linda Benskin führt in ihrer Metastudie Muster an, die bei der Entwicklung der Corona-Pandemie zu beobachten sind. Danach „entsprechen die Gruppen mit dem höchsten Risiko für einen schweren COVID-19-Verlauf den Gruppen mit dem höchsten Risiko für einen großen Vitamin-D-Mangel. Dazu gehören ältere Leute, Männer, Volksgruppen, deren Haut von Natur aus reich an Melanin ist (wenn sie außerhalb der Tropen leben), Menschen, die aus kulturellen und gesundheitlichen Gründen die Sonne meiden, Menschen, die in Heimen leben, sehr übergewichtige Menschen und Personen, die an Bluthochdruck, Herz-Kreislauf-Erkrankungen oder Diabetes leiden. [Außerdem] spiegelt das Muster der geographischen Verbreitung von COVID-19 einen stärkeren Vitamin-D-Mangel in der (betroffenen) Bevölkerung wider. Sowohl in den USA als auch weltweit verläuft die Sterblichkeitsrate von COVID-19 parallel zu der Rate des Vitamin-D-Mangels." (t1p.de/1hch)[3] Geografische Verbreitung? Das erinnert doch glatt an die Grafiken zu Diabetes-II und Darmkrebs, die ich oben gezeigt habe.

Also hingesetzt und recherchiert. Die Grippe wird zwar von einem anderen Virenstamm verursacht und unterscheidet sich in einigen Punk-

---

PW 1 t1p.de/aai3 

2 t1p.de/fhl0 

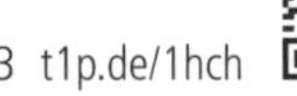

3 t1p.de/1hch 

ten von Covid-19, trotzdem gibt es in mancher Hinsicht Parallelitäten. Zum Beispiel sind beide Virenstämme für dieselbe Risikogruppe besonders gefährlich, führen bei einer Infektion zu einer teilweise ähnlichen Symptomatik und werden per Tröpfchen übertragen. Ebendiese Tröpfchen sollen es sein, die dazu führen, dass die Infektionen mit der Grippe in der kalten Jahreszeit stark zunehmen – und genau davor wurde ja auch schon im Herbst bei Corona gewarnt. „Im Winter fliegen die Viren besser und halten sich länger", titelt die *WELT* im November 2020 (PW: t1p.de/1v60)[1]. Dass die Virentröpfchen bei feuchtkalter Luft viel besser fliegen können, soll der Hauptgrund dafür sein, dass sich die Grippe in unseren Breiten im Winter am besten verbreitet, dann also Grippesaison ist. Stutzig wird man aber, wenn man sich im Vergleich die Saisonalität der Grippe am Äquator anschaut. Dort gibt es nämlich auch eine Grippesaison, und das ist die Regenzeit. Feucht? Ja. Kalt? Fehlanzeige.

Und auf der Südhalbkugel sieht es genau umgekehrt aus, die Saisonalität der Grippe ist dort also um ein halbes Jahr versetzt. Eine grafische Darstellung finden Sie hier: t1p.de/n7v3[2].

Für die Saisonalität der Grippe werden folgende Gründe angeführt (t1p.de/jcl4)[3]:

- Durch den vermehrten Aufenthalt in geschlossenen Räumen kann es leichter zu einer Ansteckung per Tröpfcheninfektion kommen.
- Die Influenzaviren bleiben in den von Erkrankten ausgehusteten Tröpfchen bei niedriger Luftfeuchtigkeit (z. B. in geheizten Räumen) länger infektiös.
- Influenzaviren überleben in der Außenwelt wesentlich länger bei niedrigen Temperaturen und werden andererseits durch die UV-Strahlung des Sonnenlichts rasch inaktiviert.

PW 

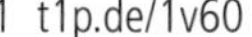
1 t1p.de/1v60

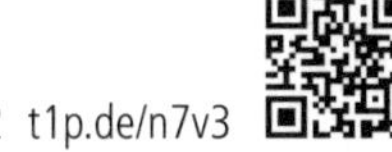
2 t1p.de/n7v3 

3 t1p.de/jcl4 

Dagegen ist erst mal wenig einzuwenden. Nur können all diese Gründe zwar die Vielzahl an Infektionen, also die jeweiligen „Wellen", erklären, nicht aber die Schwere der einzelnen Erkrankungen. Ja, auch im Sommer gibt es Grippeviren, wie etwa eine Studie aus 2019 (t1p.de/0926)[1] belegt. Influenzaviren verschwinden nie völlig. Wir kennen ja auch die Sommergrippe, aber die nehmen wir nicht wirklich ernst, weil es davon in der Regel nur wenige Fälle gibt und der Verlauf im Gegensatz zum Winter undramatisch bleibt. Außerdem wird das auch kaum regelmäßig statistisch erfasst oder getestet. Es ist aber wohl anzunehmen, dass anlasslose Tests auf Influenzaviren auch im Sommer noch relevante Ergebnisse zeitigen, aufgrund von weitgehend milden Symptomen aber unentdeckt bleiben.

Dass es im Winter um ein Vielfaches mehr schwere Grippeverläufe und damit auch viel mehr Todesfälle gibt, wird oft damit erklärt, dass auch das Immunsystem der Menschen im Winter schwächer ist. Das scheint aber nur die halbe Wahrheit zu sein, denn um das Absinken des Vitamin-D-Levels, das im Winter durch weniger Sonneneinstrahlung unweigerlich passiert, zu konterkarieren, hat die Natur einen schlauen Mechanismus entwickelt: Im Winter wird vermehrt Melatonin ausgeschüttet. „Über das Melatonin, das den Tag-Nacht-Rhythmus steuert, wirkt sich die Tageslänge auf die hormonelle Lage und damit auch auf das Immunsystem aus", sagt Hannes Stockinger vom Zentrum für Pathophysiologie, Infektiologie und Immunologie an der Medizinischen Universität Wien. Und weiter: „Unterm Strich belegen die meisten Studien einen eher immunfördernden Effekt des Melatonins, was eine ‚Immunstärkung' in der dunklen Jahreszeit zur Folge haben könnte. In einer Welt, in der die Lebewesen zunehmender Lichtverschmutzung ausgesetzt sind, könnte der Verlust der Nacht zu einer chronischen Schwächung der Immunabwehr von

---

1 t1p.de/0926 

Organismen beitragen und diese anfälliger machen für Infektionen und Entgleisungen der Immunabwehr.“ (t1p.de/rmc9)[1] Das heißt also, dass das Absinken des Vitamin-D-Spiegels im Winter eigentlich davon kompensiert werden soll, dass durch die kürzere Tageslänge unser Melatoninspiegel steigt und die Immunabwehr dadurch gestärkt wird – dieser Mechanismus wird aber von unserer Lebensweise (Kunstlicht, unnatürlicher Schlafrhythmus etc.) gestört.

Und dann wird das, was unsere Immunabwehr unzweifelhaft verbessert, zur Nebensache erklärt! Man könne ja fleißig spazieren gehen, das reiche dann schon. Ich halte das für nichts weniger als einen Skandal.

Hinzu kommt, wie man auf der Website der bekannten Pharmafirma Pfizer lesen kann, dass in unseren Breiten „im Winter mehr Gene für die Produktion entzündungsfördernder Substanzen aktiviert sind als im Sommer. Und das hat auch seinen Sinn: Denn diese Substanzen erhöhen die Abwehrbereitschaft des Immunsystems und schützen den Körper vor Eindringlingen wie Bakterien oder Viren.“ (t1p.de/pw2j)[2] Auch das scheint ein Mechanismus zu sein, um das Absinken des Vitamin-D-Levels zu konterkarieren, kann man im Folgenden dort lesen. Interessant ist, dass die entzündungsfördernden Gene, die bei Bewohner*innen europäischer Länder von Oktober bis Dezember besonders aktiv waren, in Australien um exakt sechs Monate versetzt besondere Aktivität entwickelten – also dann, wenn in Australien Winter ist. Am Äquator, an dem es keine Jahreszeiten gibt, wie wir sie kennen – Achtung, jetzt wird es interessant –, waren diese Gene speziell während der Regenzeit aktiv. Und was verbindet die Regenzeit am Äquator mit unserem (und dem australischen) Winter? Richtig. Wegen der Wolkenbedeckung ist die Sonneneinstrahlung geringer als in den anderen Monaten, ergo: Der Vitamin-D-Spiegel sinkt.

---

1 t1p.de/rmc9  

2 t1p.de/pw2j 

Schauen wir uns also mal die durchschnittliche Entwicklung des Vitamin-D-Spiegels in einem Jahr an (t1p.de/d0e4)[1]:

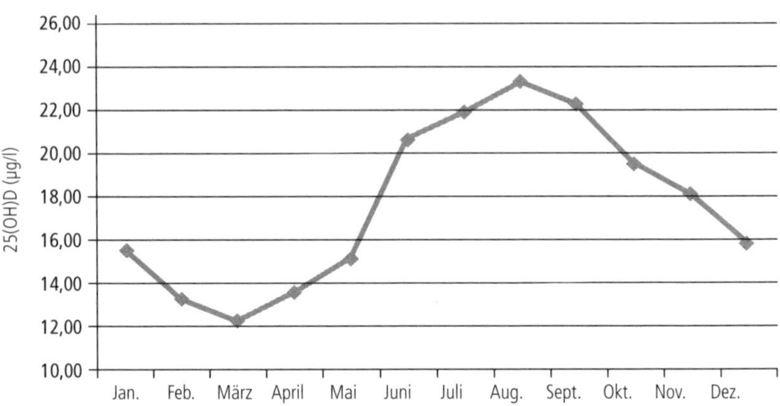

Der Vitamin-D-Level in Deutschland mit einem Mittelwert von circa 19 Nanogramm pro Milliliter (RKI) schwankt also zwischen 12 Nanogramm pro Milliliter im März und 23 Nanogramm pro Milliliter Ende August, das ist das Doppelte des März-Minimums. Und die Grippesaison von Dezember (15 ng/ml) bis März (12 ng/ml) fällt auffälligerweise in genau diese Zeit des Minimums, während im Oktober der Vitamin-D-Level mit 20 Nanogramm pro Milliliter ja noch 50 Prozent über dem Level dieser Minimumszeit liegt.
Und jetzt kommen wir wieder zu Corona. Aus der WELT stammt diese Grafik, die um die links stehende D3-Kurve erweitert ist, um den Zusammenhang deutlich zu machen (t1p.de/4bzc)[2]:

---

1 t1p.de/d0e4 

2 t1p.de/4bzc 

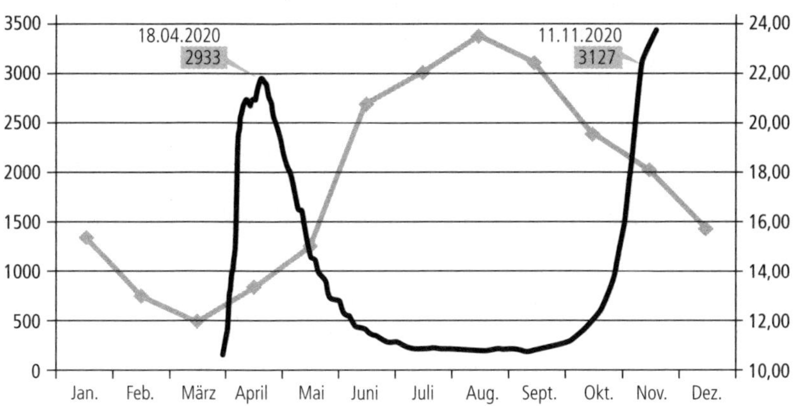

Vergleichen wir sie zwischen Mitte April, als die Corona-Pandemie so richtig Fahrt aufgenommen hatte, und November mit der Kurve zum durchschnittlichen Vitamin-D-Spiegel, dann ergibt sich ein extrem paralleler Verlauf: Mit dem Anstieg auf über 20 Nanogramm pro Milliliter Vitamin D gehen die Zahlen der intensivmedizinisch behandelten Covid-19-Fälle auf unter 500 zurück, um mit dem Abfall unter die 20 Nanogramm pro Milliliter im Oktober auch die 500 wieder zu übertreffen und weiter stark anzusteigen. Daten der Statista belegen, dass es zwischen Ende Juni bis in den September vergleichsweise nur sehr wenige Todesfälle im Zusammenhang mit Corona gab (t1p.de/5grh)[1]. Während also die Infektionszahlen schon seit Mitte Juli wieder gestiegen waren, blieb die Todesrate noch mehr als zwei Monate vergleichsweise niedrig. Diese Diskrepanz wird gerne mit dem sinkenden Altersdurchschnitt der Getesteten erklärt, aber das kann als Faktor nicht ausreichen.

1 t1p.de/5grh 

Im Sommer also trotz steigender Infektionen überwiegend milde Verläufe, nur sehr wenige schwere und das den Sommer über relativ gleichbleibend. Was könnte diesen auffällig saisonalen Verlauf erklären?

Vergleichen Sie doch noch einmal die Grafik, die die intensivmedizinisch behandelten Covid-19-Fälle darstellt, und die durchschnittliche Entwicklung des Vitamin-D-Spiegels in Deutschland.

Das spricht doch eine eindeutige Sprache, oder? Korrelation ist nicht Kausalität, das sei an dieser Stelle einmal gesagt. Aber dass Korrelation keine Kausalität ist, beweist auch nicht das Gegenteil, also dass die Korrelation etwa rein zufällig wäre und es keine Kausalität gäbe. Und noch andere Zahlen sprechen deutlich für eine Korrelation von Vitamin-D-Versorgung und Corona-Todesfällen. Vergleicht man beispielsweise die Zahlen von Stockholm mit denen von Bergamo, ist auffällig, dass es bei 2,3 Millionen Einwohner*innen in der Region Stockholm circa 2500 Sterbefälle gegeben hat, darunter, wie wir wissen, viele Senioren in Heimen. In Bergamo zählen wir mindestens 600 Tote bei 120 000 Einwohner*innen. Hochgerechnet auf Stockholm wären das über 11 000 Tote, also viermal so viele. Die Hälfte mag erklärlich sein, da Bergamo weit stärker – zu 50 Prozent und mehr – durchseucht ist, Stockholm nur zu 40 Prozent – die andere Hälfte der Bergamo-Todesrate wäre damit unerklärt. Sieht man sich aber die Vitamin-D-Levels der Verstorbenen an, wird ein Unterschied deutlich, der diese Zahlen erklären könnte: Die italienischen Senior*innen hatten zu Beginn des Ausbruchs im März einen Vitamin-D-Spiegel von durchschnittlich circa neun Nanogramm pro Milliliter, die schwedischen aber von 19 Nanogramm pro Milliliter (t1p.de/n6xt)[1]. Auf den ersten Blick scheint es kontraintuitiv, dass die im Norden lebenden Senior*innen einen besseren Vitamin-D-Spiegel hatten. Gründe dafür könnten sein, dass ältere Menschen im Süden die Sonne eher meiden,

---

1 t1p.de/n6xt 

während die Senior*innen in Schweden nicht nur viel fetten Fisch essen, sondern auch mit Vitamin-D-Präparaten versorgt werden.

Ja, Korrelation ist nicht Kausalität. Aber das sind schon auffällig viele Korrelationen (Grippesaisonalität – Vitamin D, Vitamin-D-Spiegel bei Senior*innen in Schweden und Italien – Corona-Todesraten, Corona-Todesfälle – Vitamin D), und alles deutet darauf hin, dass ich nicht falschliege. Dass sich die Lage ab November zuspitzen wird, habe ich bereits im Herbst auf meiner Homepage geschrieben (t1p.de/be6p)[1], und es ist leider anzunehmen, dass das Frühjahr noch einmal drastisch werden wird, denn die Zahlen der wegen Corona auf Intensivstationen Behandelten werden genau der Vitamin-D-Spiegel-Kurve weiter folgen.

Ich jedenfalls weiß, warum ich meine Familie und mich auf einem guten Vitamin-D-Level halte, und damit meine ich die 48 Nanogramm pro Milliliter, die man durchschnittlich in Ostafrika hat, nicht die läppischen 20 Nanogramm pro Milliliter, die die DGE für richtig hält. Aber Achtung, nie ohne gleichzeitig K2 zuzuführen!

Allen Unkenrufen des BfR und der Verbraucherzentrale, die immer wieder vor der „gefährlichen" Supplementierung von Vitamin D warnen, und aller Skepsis etablierter Forscher*innen zum Trotz scheint sich übrigens neuerdings wieder etwas zu bewegen. Im Dezember 2020 erschien ein langer Artikel im *Spektrum der Wissenschaft*, der immerhin schon unterschiedliche Argumente abwägt – und sogar feststellt: „Wie alle Körperfunktionen ist natürlich auch das Immunsystem auf eine gute Versorgung mit Makro- und Mikronährstoffen angewiesen. Dazu gehört auch das Vitamin D. Aus ernährungsmedizinischer Sicht sei es darum ‚durchaus richtig zu behaupten', ein schwerer Vitamin-D-Mangel erhöhe das Risiko für eine Virusinfek-

1 t1p.de/be6p 

tion – auch mit Sars-CoV-2 – und für einen schweren Verlauf, sagt Martin Smollich, Pharmazeut vom Institut für Ernährungsmedizin am Universitätsklinikum Lübeck. […] Vitamin D beeinflusst die Aktivität von mehreren hundert Genen im Körper. ‚Unter anderem reguliert es das Immunsystem an ganz vielen Stellen und ist von zentraler Bedeutung dafür, dass die Abwehr ausbalanciert auf eine Bedrohung reagiert', erklärt Martin Smollich. Die Immunabwehr müsse einerseits ‚scharf' genug sein, um Eindringlinge gut abzuwehren, dürfe andererseits aber auch nicht überreagieren und dadurch eigenes Körpergewebe schädigen." (t1p.de/v593)[1]

Immerhin. Vitamin D ist wichtig für das Immunsystem – das hat auch der Skeptiker Smollich erkannt. Und ein guter Vitamin-D-Spiegel kann deshalb einerseits vor einer Infektion mit Corona schützen, andererseits bei bereits erfolgter Ansteckung die Überreaktion des Immunsystems, den Zytokinsturm, verhindern. Da sind wir uns einig.

Auch das häufig vorgebrachte Argument, dass man nicht wisse, ob die Patent*innen, bei denen nach dem Tod durch Corona ein Vitamin-D-Mangel festgestellt wurde, nicht vor ihrer Erkrankung über genügend Vitamin D im Blut verfügt hätten, dieses aber infolge der heftigen Immunreaktion, die mit einer schweren Covid-19-Erkrankung einhergeht, stark abgesunken sei – man also nicht wisse, ob der Vitamin-D-Mangel Ursache oder Folge der Erkrankung sei –, wird in dem *Spektrum*-Artikel zumindest durch die Erwähnung einer Studie aus Spanien (t1p.de/6lbf)[2] konterkariert: „Bei 80 Patienten mit bestätigtem Covid-19 recherchierte man alte Vitamin-D-Werte, die bei ärztlichen Untersuchungen bis drei Monate vor der Erkrankung ermittelt worden waren. Ein vorbestehender Vitamin-D-Mangel erhöhte danach das Risiko für eine schwere Erkrankung nach der Ansteckung mit Sars-CoV-2 deutlich." Wir können also schon mal festhalten: Eine

---

1 t1p.de/v593    2 t1p.de/6lbf 

ausreichende Versorgung mit Vitamin D kann vor einer Infektion mit Sars-CoV-2 schützen und schweren Verläufen vorbeugen.

Das hat mittlerweile sogar das Robert Koch-Institut eingeräumt. In einem Papier mit dem Titel „Medikamentöse Therapie bei COVID-19 mit Bewertung durch die Fachgruppe" (t1p.de/qsme)[1] heißt es über Vitamin D (aktualisiert am 17. Januar 2021): Es gebe „Hinweise für ein erhöhtes Risiko für einen schweren COVID-19-Verlauf bei Vitamin-D-Mangel." Natürlich wird gleich darauf hingewiesen, dass die „Kausalität des Vitamin D-Mangels nicht bewiesen" ist, im Folgenden gibt es aber noch ein paar weitere interessante Hinweise, nämlich „auf Reduktion des Risikos für Intensivpflichtigkeit unter Vitamin-D-Substitution [...], auf reduzierte Mortalität bei Vitamin-D-Substitution [und] auf schnellere Viruselimination unter Vitamin-D-Substitution bei vorliegendem Vitamin-D-Mangel". Natürlich wird hier wieder der vorbestehende Mangelzustand – der ja laut BfR nur in Ausnahmefällen vorliegt – als Grundvoraussetzung für die Substitution erwähnt, interessant ist es trotzdem, denn selbst das Robert Koch-Institut scheint Hinweise darauf zu finden, dass eine Zugabe von Vitamin D den Krankheitsverlauf mildern kann. Und das führt uns gleich zu unserer nächsten Frage: Wenn ein guter Vitamin-D-Spiegel vor der Infektion respektive einem schweren Verlauf schützt, kann dann eine schon aufgetretene Infektion nicht mit Vitamin D behandelt werden, um den Verlauf der Krankheit abzumildern? Diesbezüglich besteht – für mich völlig unverständlich – noch große Unsicherheit: „Problematisch wird es jedoch, wenn man daraus ableitet, eine hoch dosierte Vitamin-D-Gabe könne bei einer bestehenden Covid-19-Erkrankung das Sterberisiko senken", heißt es in dem oben schon zitierten Artikel aus dem *Spektrum der Wissenschaft* (t1p.de/v593)[2]. „Dass das Vitamin zur Therapie taugt, wird derzeit von einer mal mehr, mal weniger lautstark auftretenden Gruppe von Vitamin-D-Befürwortern

---

1 t1p.de/qsme    2 t1p.de/v593 

vertreten. […] Eine Studie aus Brasilien dämpft die hohen Erwartungen an das Vitamin D kräftig. Ein Team von der Universität São Paulo hatte in einer doppelt verblindeten Studie 120 Patienten mit schwerem Covid-19 eine einmalige Dosis von 200 000 Internationalen Einheiten Vitamin D3 verabreicht, 120 andere Betroffene erhielten ein Placebo. Patienten mit Vorerkrankungen wie Bluthochdruck oder Diabetes waren laut den Forschern um Rosa Maria Rodrigues Pereia in beiden Studiengruppen gleich stark vertreten. Die Vitamin-D-Gabe wirkte sich jedoch nicht auf die Verweildauer in der Klinik aus, wie die Gruppe in einer vorab veröffentlichten, ersten Ergebniszusammenfassung berichtet: Die Erkrankten beider Gruppen mussten im Durchschnitt sieben Tage im Krankenhaus bleiben. Die Vitamin-D-Gabe verringerte außerdem die Sterblichkeit und die Notwendigkeit, auf der Intensivstation beamtet zu werden, statistisch nicht eindeutig. ‚Eine Supplementierung mit Vitamin D3 bringt keinen therapeutischen Benefit bei Patienten, die sich wegen schwerem Covid-19 im Krankenhaus aufhalten müssen', fassen die südamerikanischen Forscher ihre Ergebnisse zusammen.“ Sieht man sich die Studie (t1p.de/klo7)[1] genauer an, fällt auf, dass die beiden Gruppen wesentlich ungleicher waren, als die Forscher*innen behaupten und als man das bei reinem Würfeln hätte erwarten dürfen. Die Placebo-Gruppe hatte in Hinsicht auf Corona-Risikofaktoren in mehr als einer Kategorie bessere Werte, in der Gruppe, bei der Vitamin D verabreicht wurde, lagen also wesentlich mehr Risikofaktoren vor – sie hatten also eine schlechtere Ausgangsposition als die Placebo-Gruppe. Diese war im Schnitt ein Jahr jünger (0,98), hatte weniger Übergewicht (31/37, 0,84), weniger Fettleibigkeit (58/63, 0,92), weniger Bluthochdruck (58/68, 0,74), weniger Diabetes-II (49/35, 0,71), weniger COPD (7/5, 0,71%), weniger Asthma (8/7, 0,88), keine chronische Nierenerkrankung (2/0, 0,0) und weniger rheumatische Erkrankungen (13/10, 0,77). Obwohl

1 t1p.de/klo7 

die Vitamin-D-Gruppe also ein deutlich höheres Krankheitsrisiko hatte, zeigt die folgende Tabelle doch gewisse Unterschiede zwischen den Zuständen der D3-Behandlungsgruppe und der Placebo-Gruppe:

Oxygen supplementation	No. (%) D3	No. (%) Placebo
No oxygen therapy	16 (13.3)	9 (7.5)
Oxygen therapy	86 (71.7)	97 (80.8)
Non-invasive ventilation	18 (15.0)	14 (11.7)

Im Vergleich zu D3 (= 100 %) kamen nur 56 Prozent der Placebo-Gruppe ohne Sauerstofftherapie aus, und nur 77 Prozent konnten auf nicht-invasive Beatmung verzichten. Die nach Risikofaktoren deutlich benachteiligte Gruppe war also in allen Belangen deutlich besser. Nicht klinisch relevant sieht anders aus. Folgende Werte unterstützen das: Mit Ausnahme der Sterblichkeitsrate (8/6: 1,25) hatte die Vitamin-D-Gruppe – obwohl sie insgesamt viel gefährdeter war – ein geringeres Risiko, auf die Intensivstation geschickt zu werden (0,72), sowie nur ein 0, 44-faches Risiko, mechanisch ventiliert zu werden, verglichen mit Placebo (normiert auf 1,0). Angesichts der Nachteile der D3-Gruppe ist es äußerst unwahrscheinlich, dass die viel bessere Performance hinsichtlich benötigter Sauerstofftherapie nur zufällig ist. Die affirmative Aussage: „Diese Studie unterstützt nicht die Verwendung einer Vitamin-D3-Supplementierung als adjuvante Behandlung von Patienten mit COVID-19", wird also umgekehrt von ihren eigenen Daten eindeutig nicht unterstützt.

Der *Spektrum*-Artikel führt auch noch eine zweite Studie an, die den Einfluss einer Therapie mit Vitamin D auf Coronaverläufe untersucht hat (t1p.de/lb6u)[1], diesmal von Forscherinnen der Universität Cordoba: „Danach musste nur einer von 50 Covid-19-Patienten, die zusätzlich zu anderen Medikamenten hoch dosiertes Vitamin D

---

1 t1p.de/lb6u 

bekommen hatten, auf der Intensivstation behandelt werden. In der Kontrollgruppe, die kein Vitamin D erhalten hatte, erkrankten dagegen 13 von 26 Patienten so schwer, dass sie intensivmedizinisch versorgt werden mussten. Vitamin D scheine die Krankheitsschwere zu verringern, schlussfolgern die spanischen Forscherinnen." (t1p.de/v593)[1] Auch diese Studie ist umstritten, es gibt aber einige Expert*innen, die die Meinung der spanischen Forscherinnen teilen.

Und schon in der Juli/August-Ausgabe des *Journal of Contemporary Medicine* war ein Brief iranischer Forscher*innen erschienen, der zur Behandlung von Corona-Patient*innen mit Vitamin D aufruft (t1p.de/n6xt)[2]: „[Wir begannen] ab Anfang Juni 2020 bei allen SARS-CoV-2- und COVID-19-Patienten (SARS-CoV-2 mit typischen Anzeichen und Symptomen, die eine Aufnahme erforderten) im Iranian Red-Crescent Hospital mit der Ergänzung von Vitamin D als Routinebehandlung [zusätzlich zu den erforderlichen Therapien wie Chloraquin, Remdesivir oder anderen]. Im Krankenhaus in Dubai wurde in den letzten acht Wochen eine dramatische und vollständige Auflösung der Intensivaufnahmen beobachtet. Wir können die Rolle von Vitamin D bei der Kontrolle aller Infektionskrankheiten, insbesondere bei COVID-19 nicht überbetonen. Wir hatten keine Patienten mit anfänglichen Vitamin-D-Spiegeln von > 40, die mehr als 2–3 Tage Krankenhausaufenthalt benötigten, dabei traten weder Zytokinsturm noch Hyperkoagulation oder Komplement-Deregulierung auf. Vor dieser Änderung hatten wir mehrere Todesfälle bei COVID-19-Patienten mit Beatmungsgeräten." Sie sehen schon, es gibt eine Vielzahl an Studien, unter denen die letztgenannte in ihren Formulierungen wohl die eindringlichste ist, die den positiven Effekt einer Vitamin-D-Supplementierung auf den Krankheitsverlauf zeigen. Warum versuchen wir also nicht, akute Corona-Patient*innen

1 t1p.de/v593  

2 t1p.de/n6xt 

so zu behandeln, wie der kanadische Arzt Schwalfenberg es bei seinen Patienten bei Grippe macht? „Die Patienten mit Grippe behandeln wir mit dem ‚Vitamin-D-Hammer' – 3 mal täglich 10 000 IE über 2 bis 3 Tage. Die Ergebnisse sind dramatisch [...] Wir brauchen dringend Studien zu dieser Form der Intervention." (t1p.de/cos9)[1]

Aber natürlich – Sie wissen schon – auf keinen Fall ohne K2, damit es nicht zur Hypercalcämie kommt. Und Magnesium, Calcium, Selen und Zink gehören auch dazu, denn damit Vitamin D wirksam wird, muss es in die Hormonform umgewandelt werden.

Übrigens, ein Test auf Vitamin D von 2000 Infizierten hätte 40 000 Euro gekostet, drei Wochen später wäre klar gewesen, ob es den von einigen Wissenschaftler*innen behaupteten Zusammenhang gibt. Ein „trial" an 1000 hospitalisierten Covid-19-Kranken mit 300 000 I.E. Bolusdosis und 5000–7000 I.E. (plus 200 mcg K2) Erhaltungsdosis hätte sehr schnell gezeigt, dass damit die Erkrankungen meistens glimpflich ausgehen. Und hätte man schon vor einer Hospitalisierung – schon bei ersten Symptomen wie Husten – sofort mit einer milden (200 mg) Hydroxychloroquin+Zink-Behandlung begonnen und diese dann nach positivem Testergebnis auf die üblichen 2 x 200 Milligramm für maximal fünf Tage hochgefahren, dann wäre es wohl zu vielen Hospitalisierungen gar nicht erst gekommen. (t1p.de/q8zk)[2]

Mit von den Kassen bezahlten D3-Tests und klaren Informationen für die Bevölkerung bezüglich der nötigen Supplementation hätte man den Sommer über die Bevölkerung auf den erforderlichen D3-Level von 50 Nanogramm pro Milliliter bringen können – und die zweite Welle wäre so viel milder als die erste verlaufen, dass ein Lockdown in dieser Härte und Länge wohl nicht nötig gewesen wäre, vielleicht sogar hätte vermieden werden können.

---

1 t1p.de/cos9    2 t1p.de/q8zk 

Nur damit das klar ist: Ich behaupte nicht, dass man mit Vitamin-D Covid-19 heilen könnte. Das kann nur der Körper selbst. Es geht darum, den Körper bei einer eventuellen Infektion bestmöglich zu unterstützen und die Letalität zu senken. Und ich spreche hier nicht von Gewissheiten, sondern nur von Chancen, die wir in der aktuellen Notlage nicht ignorieren sollten.

Das gilt trotz der dringend benötigten und sehnlichst erwarteten Impfungen, denn aufgrund mutierter Varianten, die deutlich infektiöser und auch tödlicher zu sein scheinen, könnte uns eine dritte Welle drohen, die den mildernden Effekt des Sommers, den wir im letzten Jahr erlebt haben, konterkarieren könnte. Dann droht uns im Sommer ein Dauerlockdown. Und wann eine Mutante auftritt, die gegen die derzeit verabreichten Impfungen immun ist, das weiß niemand, aber alle Virologen fürchten es, es wäre wohl das Ende der Welt, so wie wir sie kannten, dann hülfe nur noch das Taiwan-Modell, strengste Überwachung per Handy und sofortige Quarantäne gegen Freiheit vom Lockdown.

Das ist der Vorteil des körpereigenen Immunsystems, wenn es über genügend „Sprit, Öl und Kühlwasser" verfügt: Es musste schon seit Millionen von Jahren mit Angriffen von Killerviren fertig werden, es ist eben nicht auf genau SARS-CoV-2 Mutante 0815 spezialisiert, sondern wird sich auch gegen die Mutante 4711 wehren, so gut als möglich. Geben wir unserem Körper die besten Startbedingungen, versorgen wir ihn ausreichend mit allem Notwendigen, bevor der Virus zuschlägt, damit er eine Chance hat im Kampf gegen Covid-19.

NB: Zum Thema dieses letzten Kapitels habe ich im letzten Jahr mehr als ein halbes Dutzend Artikel in dem Onlinemagazin Telepolis publiziert, Sie finden diese und weitere Informationen zum Thema Corona, D3, Studien und Statistik auf meiner Website: t1p.de/LBHD[1]

---

1 t1p.de/LBHD 

Statt eines Nachworts: Interview von LorenzB mit LBorsche

LorenzB: Wie geht es dir?

LBorsche: Erleichtert und zufrieden. Jetzt kann ich mich zurücklehnen, den Ruhestand wirklich genießen, habe keinerlei selbst auferlegte Bringschuld mehr, dafür ein ruhiges Gewissen.

LorenzB: Und gesundheitlich?

LBorsche: Wie denn anders als gut? Jetzt gerade etwas müde, aber der Text musste halt fertig werden, das geht manchmal nicht ohne Nachtschicht.

LorenzB: Und was kannst du deinen Mitmenschen raten?

LBorsche: Raten? Ich? Nichts. Niemals. Auf keinen Fall. Und schon gar nicht öffentlich. Ich finde, alle, die lesen können, können sich auch informieren. Und sollen dann selbst entscheiden. Aber vielleicht so viel: Wer sich mehr um sein Auto kümmert als um seinen Körper, könnte erleben, dass das Auto länger hält …

LorenzB: Okay. Sag mal, 32 Kilometer, untrainiert, aus dem Stand – und keine Blasen?

LBorsche: Nein, keine Blasen. Und weder „Knie“ noch „Rücken“. Das Schuhwerk macht's. Ich laufe seit gut zwei Jahren auf Wolken, sprich mit „OC Clouds“ – ja, ich mache hier mal wieder Werbung, aber die Clouds brauchen mich nicht, die verkaufen sich von selbst. Dem Sommerpaar, das Luft hereinlässt, habe ich noch ein Winterpaar, praktisch wasserdicht, hinzugefügt. Das Einzige, was nervt, ist, dass die hohlen Stollen, die den Schritt so schön dämpfen, sich erstens seitlich gerne mit Matsch füllen,

wenn man da mal durch muss, und sich außerdem gerne Steine zwischen die Stollen klemmen. Aber immer noch besser, als Blasen an den Füßen, schmerzende Knie oder einen zwickenden Rücken zu haben. Zum Tischtennis sind sie für mich aber ungeeignet. Auch so was Verrücktes: Für die Halle brauchst du natürlich Extraschuhe. Weil ich die Clouds eigentlich täglich auf der Straße trage, habe ich am Anfang mit einem Paar alter, aber ungetragener Segeltuchschuhe gespielt. Als klar wurde, dass ich das Tischtennis weiter betreiben würde, habe ich mir ein paar Sportschuhe mit rutsch- und abriebfester Sohle gekauft. Da muss man genau hingucken, damit man dann keine schwarzen Striemen auf den Hallenboden macht, es gibt ein extra Siegel dafür. Seitdem – aber das habe ich erst später kapiert – hatte ich nach dem Training leichte Schmerzen in den Achillessehnen. Ganz schlimm war es, als ich mal in einer Halle mit rutschfestem Linoleum gespielt hatte. Ich hatte zwar nur eine halbe Stunde gespielt, aber die Schmerzen waren schlimmer als nach zwei Stunden bei uns auf dem Holzboden. Da ist mir klar geworden, dass die weniger rutschfesten Segeltuchschuhe viel besser für mich sind. Ich verpasse keinen Ball, nur weil ich einen oder zwei Zentimeter gleite, aber das weniger abrupte Abstoppen ist offenbar besser für die Sehnen. Anders als Muskeln, die unter Belastung wachsen, tun Sehnen das nämlich wohl eher nur sehr langsam und jammern vorher groß rum – kleine „Entzündung“ halt.
Bestätigt hat sich meine Beobachtung auch: Beim Umziehen war ich mal so ins Gespräch vertieft, dass ich meine Clouds aus Versehen aus- und wieder angezogen habe. Gemerkt habe ich es erst hinterher, weil sich die Achillessehnen plötzlich wieder gemeldet haben.

LorenzB: Okay, Themenwechsel. Was würdest du anders machen im Leben, wenn du noch mal von vorne anfangen könntest?

LBorsche: Nicht viel. Ich würde versuchen, vom Rauchen wegzukommen. Ich war ja schon mal für fast zehn Jahre abstinent und es ist gar nicht das Nikotin, dann könnte ich E-schmauchen. Es sind die Bitterstoffe, wie beim Espresso, und die kleine Belohnung zwischendurch. Immerhin versuche ich es jetzt gerade wieder, die Aussicht, mir eine COPD oder ein Lungenkarzinom einzufangen, ist nicht so prickelnd. Und ein paar Jahre früher mit dem ganzen Wunderkram von oben anfangen. Und mit dem Haarwasser …

LorenzB: Haarwasser?

LBorsche: Jepp. Habe ich angefangen, als es schon zu spät, die runde Platte hinten schon da war. Ein Foto vom Skatspielen hat mich schockiert, selbst sieht man das ja gar nicht. Aber es ist schon, wie heißt das gleich, eine „narzisstische Kränkung", wenn man es dann sieht. Hormonkram wollte ich mir nicht auf den Kopf schmieren. Mag sein, dass die Nebenwirkungen selten sind, dafür dann aber drastisch, no thanks. Ich habe mich für etwas entschieden, in dem auch ein Thiocyanat enthalten ist.

LorenzB: Mit Erfolg?

LBorsche: Na ja. Ich würde mal so sagen: Was weg ist, kommt auch nicht wieder, aber es wäre wahrscheinlich schlimmer gekommen. Aber es fühlt sich tatsächlich auch nicht so glatt an wie früher, spiegelt nicht mehr so, ist aber eher ein dünner Flaum. Deswegen denke ich, dass ich das Schicksal zwar etwas aufgehalten habe, ihm aber wohl nicht entgehen kann, und eine Klopp-OP ist mir doch zu teuer.

LorenzB: Verrätst du uns das Produkt?

LBorsche: Nein, ausnahmsweise nicht. Die Firma hatte mir angeboten, es kostenlos zu beziehen, wenn sie meine positive Bewertung, die ich ihnen gemailt hatte, veröffentlichen dürften. Das habe ich umgehend abgelehnt, weil ich solche Quid-pro-quo-Vereinbarungen unseriös finde. Außerdem will ich noch nicht einmal in den Verdacht kommen, etwas zu empfehlen, von dem ich nicht uneingeschränkt sagen kann: glasklar – Hammerwirkung. Deshalb nenne ich hier das Produkt im Gegensatz zu anderen nicht. Nicht, weil ich eine konservierende, verzögernde Wirkung auf den männlichen Haarausfall abstreite, sonst würde ich es ja nicht nach wie vor jeden Tag auf den Kopf tropfen. Aber nur so viel: Mit der erwähnten Angabe zum Wirkstoff kann man es finden.

LorenzB: Okay. Und was würdest du beruflich anders machen?

LBorsche: Alles noch einmal, war 'ne geile Zeit. Mit ein, zwei Dellen, die man vielleicht hätte vermeiden können. Aber wer weiß, was dann stattdessen schiefgelaufen wäre.

LorenzB: Was wünschst du dir?

LBorsche: Ein paar gute und gesunde Jahre noch … ein vereintes Europa mit Großbritannien, ein weniger raubtierkapitalistisches Amerika und mehr soziale Marktwirtschaft bei uns. Dass sich die Schere zwischen Arm und Reich nicht noch mehr öffnet, sondern wieder schließt. Dass Russland nicht auseinanderfällt. Frieden in Arabien und Israel. Die Lösung des CO2-Problems. Mehr Gerechtigkeit für Frauen und eine deutlich selbstverständlichere Gleichberechtigung. Mehr Womansplaining, weniger Mansplaining (haha, und was ist das hier?). Weniger Echokammern, weniger Online-Hass. Die baldige Insolvenz von Facebook und Twitter und Gefängnis wegen Volksverhetzung für Sakkerböörg. Dass goldene Handschläge für Pleitemanager*innen geächtet und verboten würden. Dass Politiker*innen und Präsident*innen, wenn sie lügen, um einen Krieg herbeizuführen, dafür ins Gefängnis wandern, statt Orden und fette Pensionen zu bekommen. Solche Gutmenschen-Sachen halt.

Ein paar freundliche Rezensionen, das wär' schön. Und ein Haarwuchswundermittel, dass diese idiotische Laune der Natur voll korrigieren kann. Ich frage mich immer noch, welche plausible Erklärung dahinterstecken könnte. Ja, ich weiß, da oben ist nicht Körperhaar, sondern Haupthaar. Und das ist empfindlich für Testosteronmetaboliten. Aber wozu ist es das? Was ist der Sinn davon? Wo ist der evolutionäre Vorteil? Mutter Natur macht nur selten etwas so Explizites, scharf Abgegrenztes ohne jeden Sinn. Die Streifen der Zebras, die die Facettenaugen der Tsetsefliegen beim Anflug so durcheinanderbringen, dass viel weniger Fliegen sich zu landen trauen, weil ihnen von dem facettierten Streifenmuster schwummerig wird, sind der beste Beweis für das, was Mutter Natur diesbezüglich drauf hat. Den evolutionären Sinn der männlichen Platte hat mir noch keiner erklären können. Und es ist ja nicht wie beim Blinddarm, der mal seinen Zweck hatte zu Zeiten, als wir Grünzeug- und Zellulose-Junkies waren, und jetzt einfach noch da ist. Wann aber soll die Platte je einen Sinn gehabt haben? Reine Energievergeudung da oben, das illustriert die Zipfelmütze des Lehrers Lämpel ja bestens. Kauf' ich mir auch bald, im Winter ist es scheißkalt ohne Haare auf dem Kopf. Na ja. Wieder so ein Luxusproblem …

LorenzB: Das war's? Finis?

LBorsche: Ich hätt' noch was: Neulich beim Tischtennis sollte ich die Halle aufschließen, weil Karl-Heinz, unser Schlüsselträger und Vorsitzender, ein Auswärtsspiel hatte. Wolfgang, der zwar den Ersatzschlüssel hat, aber kränkelte, kam deshalb kurz zur Halle, um mir sein Paar zu geben. Wolfgang ist unser bester Mann, erste Mannschaft. Er ist ein paar Jahre älter als ich, aber fit, schlank und ein erstklassiger Spieler. Vor allem aber ist er immer gut gelaunt. Mit seiner alten Kappe, den heruntergeklappten Ohrenschützern und der dick geröteten Nase sah man ihm schon von weitem an, dass er eine fette Erkältung hatte. Trotzdem begrüßte er mich fröhlich mit: „Mensch Lorenz, du siehst immer so gut aus, wie machst du das?" – „Das, lieber Wolfgang", habe ich geantwortet, „ist derzeit noch mein kleines Geheimnis, aber ich schreibe gerade ein Buch darüber, in ein paar Monaten wird es fertig sein." – „Oh", gab er zurück, „das muss ich dann aber unbedingt lesen!"

Bitte sehr, lieber Wolfgang, bitte schön, liebe Freunde und Freundinnen: Hier ist es!

Anhang

Alle meine D-Links

Wie versprochen, hier alle meine Links zu Vitamin D – unsortiert, manchmal kommentiert, seriös bis auch mal kurios …

Wie viel Sonne braucht der Mensch? –
Allgemeinarzt Online:t1p.de/46ox

Vitamin K2, natürlicher Schutz für Knochen und Arterien –
VitaminExpress: t1p.de/wyvr

Vitamin-D-Dosierung und -Überdosierung –
Vitamin-D-Net: t1p.de/o0l2

Das ist die wohl umfassendste Website zum Thema. Dr. Schweikart wird vorgehalten, er sei kein Mediziner, sondern nur Dr. phil. Der Impressumverantwortliche der Website, David Rotter, hat gar keinen Titel. Wenn wir solche Argumente gelten lassen, dann müssten sich auch profunde Homöopathiekritiker*innen, die nur Dr.-Ing. und Maschinenbauer sind, sofort vom Acker machen. Expertise ist weder fach- noch titelgebunden. Denn wo kommt unser Wissen ursprünglich her? Wer war zuerst, der Lehrer mit Titel – oder der Entdecker, der Freigeist, der Experimentierfreudige, der sich zum Lehrer für andere angeboten hat? Und die Arroganz derer, die mit Begriffen wie „selbsternannter Experte" operieren, ist doch nur der armselige Ausweis dessen, dass sie es nie zu irgendeiner Form der Kreativität gebracht haben – ui, das wird jetzt viel Haue geben, aber nein, ich spreche nicht für mich selbst. Ich mag für einiges Experte geworden sein im Laufe meines Lebens, Batch-Programmieren, Energieerzeugung, Statistik, Datenbänkerei, Genossenschaften und Logistik im Buchhandel, aber ich würde mich niemals als Medizinexperten bezeichnen wollen, in dem Bereich bin ich blutiger Amateur.

Bahnbrechende Studie zu Vitamin D –
Biomedical-Center: t1p.de/q8l4

Fataler Rechenfehler in der Empfehlung zum Vitamin-D-Tagesbedarf –
Vitamin-D-Net: t1p.de/s6hn

Vitamin-D-Umrechner, I.E/mcg und umgekehrt –
Akademie für orthomolekulare Medizin: t1p.de/hwn3

Vitamin D(25) im Blut: ng/ml : nmol/l = 1:2,5

Vitamin K2 in cis-Form wirkungslos –
Vitamin-D-Net: t1p.de/d758

Vitamin D3 + K2 MK7 5000 IE + 200 µg all trans, 300 Tropfen –
sunday.de: t1p.de/mbx7

Vitamin D-Synthese an einem sonnigen Sommertag –
HealthandScience: t1p.de/60yf

Vitamin-D-Resorption, -Transport & -Verteilung –
DocMedicus Verlag: t1p.de/nu04

Osteoporose und Brustkrebs –
Netzwerk Frauengesundheit: t1p.de/hpch

Vitamin K für starke Knochen –
Pharmazeutische Zeitung: t1p.de/sanl

Zitat: „Gute Erfolge zeigte auch die Kombination Vitamin K2 mit Vitamin D3: Nach 24 Monaten stieg die Knochendichte bei 172 postmenopausealen Frauen nach täglich 45 mg Vitamin K2 um 0,135 Prozent; in Kombination mit 1 µg Vitamin D3 um 4,92 Prozent."

Vitamin K bei Osteoporose –
OSD Osteoporose Selbsthilfegruppen: t1p.de/mrl5

Vitamin-D-Dosierung pro Tag laut DGE (& Kritik) –
D3-Fachportal: t1p.de/9y7n

Vitamin D, K2, A, Calcium, Knochendichte etc. –
Dr. Klaus-Dieter Koloczek: t1p.de/y3h4

Ausführlich und ausgezeichnet, alles drin: sehr wissenschaftlicher Artikel.

Alles über Vitamin K und K2 (PDF) –
Apotheker U. Gröber und Prof. K. Kisters: t1p.de/01jj

Wissenschaftlicher Artikel, sehr ausführlich.

Ist hochdosiertes Vitamin D sinnvoll? –
David Rotter / Verlag Dr. Schweikart: t1p.de/cls5

Zitat: „Was macht hochdosiertes Vitamin D? Vitamin D ist ein Immunmodulator, das heißt, es regelt die Immunantwort des Körpers. Vitamin D reguliert dabei einige antibakterielle Prozesse nach oben, ist aber sonst hauptsächlich ein Immunsuppressor – unterdrückt also die Immunantwort. Das klingt zunächst erschreckend, ist aber eine wichtige Sache. Vitamin D verhindert, dass das Immunsystem überreagiert, es hält die Immunantwort in Schach und sorgt für eine kontrollierte Körperabwehr. Vitamin D fördert dabei körpereigene Antibiotika, während es entzündliche Prozesse herabreguliert, welche den eigenen Körper schädigen könnten. Bei zahlreichen chronischen Krankheiten kann eine solche Unterdrückung durchaus gewollt sein: Im Falle von Autoimmunerkrankungen ist das Immunsystem durch chronische Entzündungen außer Kontrolle geraten und schädigt den eigenen Organismus. Dies kann auch ursächlich durch einen Vitamin-D-Mangel ausgelöst werden: Bei einem längeren Vitamin-D-Mangel – besonders in der Kindheit – kommt es auf Dauer zu Überreaktionen des Immunsystems, die sich möglicherweise in Autoimmunerkrankungen (Diabetes, MS, Rheuma), Allergien und chronischen Entzündungen äußern können."

Das Hormon der Streithähne –
Pharmazeutische Zeitung: t1p.de/k4pu

Zitat: „Gegenüber der ‚Frankfurter Allgemeinen Sonntagszeitung' nennt Professor Dr. Armin Zittermann vom Herz- und Diabeteszentrum Nordrhein-Westfalen eine Untergrenze von 30 ng/ml, besser wären sogar 48 ng/ml. Um dahin zu kommen, müsste man allerdings mehr als 4000 IE Vitamin D täglich zu sich nehmen. Zu einem ähnlichen Ergebnis kommt auch ein Team um Professor Dr. Heike Bischoff-Ferrari von der Universität Zürich."

Das Coimbra-Protokoll: Vitamin D bei Multipler Sklerose –
Ch. Kiening: t1p.de/hwsy

Zitat: „Das Coimbra-Protokoll ist eine ärztlich begleitete Therapie von Autoimmunerkrankungen mit Hilfe individuell eingestellter Ultrahochdosen des Hormons ‚Vitamin' D. Dieses Behandlungsprotokoll wurde von dem Neurologen Prof. Dr. Cicero G. Coimbra seit 2002 in Forschung und Praxis beständig weiterentwickelt."

Alle Lang- und Kurzlinks

Zuletzt abgerufen am: 25. 03. 2021

t1p.de/01jj http://www.mikronaehrstoff.de/pdf/Groe_Kis_Vitamin_K_2014.pdf
t1p.de/0926 https://www.nature.com/articles/s41598-018-37481-y
t1p.de/0hn4 https://www.dlr.rlp.de/Internet/global/inetcntr.nsf/dlr_web_full.xsp?src=0R50YC026Y&p1=title%3DFette+-+gesundheitliche+Aspekte+und+Empfehlungen%7E%7Eurl%3D%2FInternet%2Fglobal%2Fthemen.nsf%2F0%2FB80CDDD131E15767C125804F00513556%3FOpenDocument&p3=Y7T5X9WW6M&p4=BD3S7ERZ8M
t1p.de/0mbp https://www.spektrum.de/news/die-cholesterin-bombe/1204826
t1p.de/0y8q https://jissn.biomedcentral.com/articles/10.1186/1550-2783-10-24
t1p.de/0z11 https://www.apotheken-umschau.de/Ernaehrung/Unterzucker-ohne-Diabetes-Was-steckt-dahinter-221083.html
t1p.de/10vb https://onlinelibrary.wiley.com/doi/full/10.1111/j.1553-2712.2011.01047.x
t1p.de/17cz https://ptaforum.pharmazeutische-zeitung.de/pflanzen/wasserdost/
t1p.de/1cw1 https://www.spiegel.de/gesundheit/diagnose/husten-die-meisten-mittel-wirken-nicht-a-f4183728-14e2-4590-8c33-55e24806970b
t1p.de/1hch https://borsche.de/page/benskin
t1p.de/1v60 https://www.welt.de/wissenschaft/plus220967990/Aerosole-Im-Winter-fliegen-Viren-per-Troepfchen-weiter.html
t1p.de/1xvs https://pubmed.ncbi.nlm.nih.gov/11603614/
t1p.de/21ut https://www.schuessler.dhu.de/produkte/product/show/nr-13-kalium-arsenicosum.html
t1p.de/26f9 http://www.indena.com/pdf/Meriva_LifeGuardian.pdf
t1p.de/28vv https://de.wikipedia.org/wiki/Jodmangel
t1p.de/29iv https://www.deutsche-apotheker-zeitung.de/news/artikel/2016/11/22/curcumin-besser-als-cortison

t1p.de/2emn https://novustat.com/statistik-blog/normalverteilung-erklaert-mit-beispielen.html
t1p.de/2o5q https://www.ncbi.nlm.nih.gov/pmc/articles/PMC5421261/
t1p.de/2zm1 https://m.focus.de/kultur/kino_tv/focus-fernsehclub/tv-kolumne-nelson-muellers-lebensmittelreport-aepfel-ohne-vitamin-c-und-deutsche-erdbeeren-mit-migrationshintergrund_id_11552345.html
t1p.de/2zym https://www.spektrum.de/news/epigenetische-uhr-verraet-unser-alter-auf-wenige-monate genau-spektrum-de/1285389
t1p.de/3aqe https://www.genialokal.de/
t1p.de/3b75 https://www.aerzteblatt.de/nachrichten/91828/Warum-das-US-Gesundheitssystem-so-teuer-ist
t1p.de/3dfu https://www.welt.de/gesundheit/plus203342850/Zoeliakie-Wie-Weizen-und-Glutenauf-unseren-Koerper-wirken.html
t1p.de/3iv6 https://www.deutsche-apotheker-zeitung.de/daz-az/2001/daz-3-2001/uid-111
t1p.de/3jyj https://de.wikipedia.org/wiki/Nachtschwei%C3%9F
t1p.de/3qb3 https://www.verbraucherzentrale.de/wissen/lebensmittel/nahrungsergaenzungsmittel/spirulina-viel-gruen-und-wenig-dahinter-21053
t1p.de/3qtv https://www.gutefrage.net/frage/nach-was-riecht-arsen
t1p.de/3ulj https://www.eisenmangel.de/was-ist-eisenmangel/eisenmangel-ursachen/geringe-eisenaufnahme
t1p.de/44oy https://www.welt.de/gesundheit/article108374061/Prostata-OP-laesst-Mehrheit-der-Maenner-spaeter-leiden.html
t1p.de/46hy https://www.ncbi.nlm.nih.gov/pmc/articles/PMC2739662/
t1p.de/46i6 http://vitalkompendium.de/2017/01/09/vitamin-d-mangel-bedarf/
t1p.de/46ox https://www.allgemeinarzt-online.de/a/wie-viel-sonne-braucht-der-mensch-1664453
t1p.de/4bzc https://img.welt.de/img/gesundheit/mobile219991578/6461628217-ci23x11-w600/DWOWS-Covid19-Intensivbetten-js.jpg
t1p.de/4h6z https://de.wikipedia.org/wiki/Vors%C3%A4tze_f%C3%BCr_Ma%C3%9Feinheiten
t1p.de/4hv6 https://play.google.com/store/apps/details?id=com.tayu.tau.pedometer&hl=de
t1p.de/4iaf https://utopia.de/ratgeber/arsen-in-lebensmitteln-vorkommen-gefahren-und-was-du-wissen-musst/
t1p.de/4ke5 https://www.ncbi.nlm.nih.gov/pmc/articles/PMC6713099/
t1p.de/4pg0 https://n.neurology.org/content/83/10/920
t1p.de/4vol https://www.ubiquinol.info/category/themen/leistung/
t1p.de/55i7 https://www.online-zfa.de/fileadmin/user_upload/Heftarchiv/ZFA/article/2005/03/10.1055-s-2005-836312.pdf
t1p.de/56zt https://de.wikipedia.org/wiki/Arsenikesser
t1p.de/5grh https://de.statista.com/statistik/daten/studie/1100739/umfrage/entwicklung-der-taeglichen-fallzahl-des-coronavirus-in-deutschland/
t1p.de/5qof https://www.vitaminb12.de/mangel/urintest/
t1p.de/5ylo https://edoc.ub.uni-muenchen.de/4089/1/Kortendieck_Birte.pdf
t1p.de/5z9q http://www.vitipendium.de/Weininhaltsstoffe#Weitere_Inhaltsstoffe:_Mineralstoffe.2C_Spurenelemente_und_Vitamine
t1p.de/5zb2 https://de.wikipedia.org/wiki/Piperin
t1p.de/60yf https://www.healthandscience.eu/index.php?option=com_content&view=article&id=853&lang=de
t1p.de/6i8l https://borsche.de/res/MMW_Dia_1_mW.jpg
t1p.de/6lbf https://europepmc.org/article/med/32960622
t1p.de/7a0g https://de.wikipedia.org/wiki/Nykturie
t1p.de/7bt1 https://www.jedes-essen-zaehlt.de/omega-6-zu-omega-3-fettsaeuren.html
t1p.de/7k3j https://link.springer.com/content/pdf/10.1007%2FPL00002961.pdf
t1p.de/7ypy https://www.internisten-im-netz.de/krankheiten/metabolisches-syndrom/was-ist-ein-metabolisches-syndrom/
t1p.de/81l0 https://www.verbraucherzentrale.de/wissen/lebensmittel/nahrungsergaenzungsmittel/selen-ein-guter-schutz-fuer-unseren-koerper-17732

t1p.de/85y7 https://www.mdpi.com/2072-6643/7/3/1688/htm
t1p.de/89ka https://de.wikipedia.org/wiki/Metallothioneine
t1p.de/8jjw https://medizin-aspekte.de/krebsrisiko_16674-11898
t1p.de/8mam https://www.spektrum.de/news/cholesterin-der-streit-geht-weiter/1506613
t1p.de/8v8w https://www.ncbi.nlm.nih.gov/pmc/articles/PMC2546582/
t1p.de/8yv3 https://parkapo-dorfen.de/vitamin-d-dge-und-fda-auf-dem-holzweg/
t1p.de/90yp https://www.deutsche-apotheker-zeitung.de/daz-az/2008/daz-51-2008/pde-5-hemmer-sildenafil-wirkt-auch-bei-frauen
t1p.de/94o1 https://spitzen-praevention.com/wissen/ernaehrung/omega-3-und-omega-6-fettsaeuren-die-grundlagen/
t1p.de/978q https://www.msges.at/multiple-sklerose/entstehung/weltweite-verbreitung-der-ms/
t1p.de/999e https://www.welt.de/kmpkt/article192819367/Studie-zeigt-Es-gibt-im-Leben-zwei-kreative-Hochphasen.html
t1p.de/9dvb https://de.wikipedia.org/wiki/K%C3%B6rpergr%C3%B6%C3%9Fe_eines_Menschen#Statistik:_K%C3%B6rpergr%C3%B6%C3%9Fe_der_Bundesb%C3%BCrger
t1p.de/9fkt https://de.wikipedia.org/wiki/N%C3%A4chtliche_Erektion#Volksglaube
t1p.de/9g43 https://www.spektrum.de/news/was-tun-gegen-kater/1707358
t1p.de/9mia https://de.wikipedia.org/wiki/Kaliumarsenit
t1p.de/9n03 https://www.verbraucherzentrale.de/wissen/lebensmittel/nahrungsergaenzungsmittel/niacin-warum-ergaenzen-13833
t1p.de/9t4l https://www.zentrum-der-gesundheit.de/arsen-im-reis.html
t1p.de/9wkg https://www.spiegel.de/reise/europa/per-rad-auf-den-mont-ventoux-der-erbarmungslose-a-907509.html
t1p.de/9wt1 https://www1.wdr.de/verbraucher/ernaehrung/reis-test-barrierefreie-tabelle-100.html
t1p.de/9y7n https://www.vitamindmangel.net/vitamin-d-dosierung.html
t1p.de/a1yw https://www.ncbi.nlm.nih.gov/pubmed/26203098
t1p.de/a5jp https://flexikon.doccheck.com/de/Scavenger-Rezeptor
t1p.de/a5pc https://www.spektrum.de/magazin/ernaehrung-und-evolution-der-primaten/821143
t1p.de/aai3 https://www.welt.de/wissenschaft/plus221022162/Coronavirus-Wie-Sie-Ihren-Koerperwider staendig-fuer-die-Pandemie-machen.html
t1p.de/abcu https://www.aerzteblatt.de/nachrichten/106375/Grippewelle-war-toedlichste-in-30-Jahren
t1p.de/adx8 https://www.kraeuterhaus.de/de-DE/produkte/a-z-kapseln-50plus
t1p.de/aewo https://www.kraeuterhaus.de/de-DE/produkte/coenin-q10-plus-kapseln
t1p.de/av3g https://www.vitaminb12.de/algen/
t1p.de/be6p https://borsche.de/page/standderdinge#ch0
t1p.de/bo51 https://journals.plos.org/plosone/article?id=10.1371/journal.pone.0239252
t1p.de/bq27 https://www.netdoktor.de/symptome/nykturie/
t1p.de/c178 https://borsche.de/page/vitamind_sars?preferredlang=de
t1p.de/cf3a https://www.ncbi.nlm.nih.gov/pmc/articles/PMC6339334/
t1p.de/cls5 https://www.vitamind.net/hochdosiert/
t1p.de/cnt5 https://www.findhealthclinics.com/
t1p.de/cos9 https://www.vitamind.net/grippe/
t1p.de/d0e4 https://www.greif.de/nl-sport-und-alter-richtig-essen-und-in-die-sonne.html
t1p.de/d3k2pzn https://borsche.de/res/D3K2-PZN.pdf
t1p.de/d4x8 https://www.uniklinik-freiburg.de/fileadmin/mediapool/08_institute/rechtsmedizin/pdf/Addenda/2016/Kurkuma_-_Wissenschaftliche_Zusammenfassung_2015.pdf
t1p.de/d758 https://www.vitamind.net/vitamin-k2-mk7-all-trans/
t1p.de/ddz4 http://www.wissen-info.de/rechner/lebenserwartung.php
t1p.de/dfzn https://www.kraeuterhaus.de/de-DE/produkte/ubiquinol-100-mg-q10-bioaktiv-kapseln
t1p.de/dltw https://www.sulforaphan.org/sulforaphan-wirkungen-einsatzgebiete/
t1p.de/dn4z http://www.teknoscienze.com/wp-content/uploads/2018/05/Indena_PF_AF2_2018.pdf
t1p.de/dvgp https://de.wikipedia.org/wiki/Toxizit%C3%A4tsbestimmung
t1p.de/dwxk https://www.sepsis-stiftung.eu/blog/grippe-als-ursache-fuer-sepsis-unterschaetzt-und-haeufig-verkannt/

t1p.de/dzq9	https://www.kraeuterhaus.de/de-DE/produkte/kapuzinerkresse-meerrettich-kapseln
t1p.de/e2wh	https://www.akademie-sport-gesundheit.de/magazin/muskelkater-ultimativerratgeber.html
t1p.de/euys	https://www.ncbi.nlm.nih.gov/pmc/articles/PMC4537665/
t1p.de/ex1k	https://academic.oup.com/jn/article/145/9/2067/4585731
t1p.de/fdgm	https://www.spektrum.de/magazin/falsche-erinnerungen/823559
t1p.de/fhl0	https://www.verbraucherzentrale.de/wissen/lebensmittel/nahrungsergaenzungsmittel/vitamin-dprodukte-wann-sind-sie-sinnvoll-5446
t1p.de/fjek	https://www.google.de/maps/uv?hl=de&pb=!1s0x4797c111cb60c7b9%3A0x790df631fb59658b!3m1!7e115!4s
t1p.de/fo61	https://www.aerzteblatt.de/nachrichten/73662/Ureinwohner-Boliviens-haben-die-gesuendesten-Herzen
t1p.de/fs08	https://www.ncbi.nlm.nih.gov/pubmed/24289836
t1p.de/fzyh	https://www.testberichte.de/a/blutdruckmessgeraet/magazin/test-stiftung-warentest-5-2016/442117.html
t1p.de/g9s3	https://www.spiegel.de/plus/erektionsstoerungen-dadurch-trainiert-sein-peniswaehrend-er-schlaeft-a-a32b7a21-9991-425e-93d2-ceef79f2c167
t1p.de/gauv	https://m.focus.de/gesundheit/gesundleben/diabetes-epidemie-fallzahlen-steigenrasant-forscher-raetseln-wieso_id_11229033.html
t1p.de/gt5w	https://www.eurekalert.org/pub_releases/2019-02/rp-dmg021219.php
t1p.de/gwtz	https://www.nachrichten.at/meine-welt/essen_trinken/AK-testete-Reis-auf-Arsen-Rueckstaende;art115,2697476
t1p.de/ha24	https://wizelife.de/themen/gesundheit/107831/geheimnis-der-100-jaehrigen-was-die-aeltesten-menschen-der-welt-essen
t1p.de/hfhm	https://www.welt.de/print-welt/article235226/Alter-ist-ein-Massaker.html
t1p.de/hg0j	https://www.welt.de/wissenschaft/plus201919042/Alter-Wollen-Sie-wissen-wie-lange-Sie-leben.html
t1p.de/hjqg	http://www.vitipendium.de/Magnesium
t1p.de/hlb6	https://www.zeit.de/wissen/gesundheit/2020-03/clemens-wendtner-coronaviruscovid-19-intensivstationen-beatmung-krankenhaus
t1p.de/hno0	https://de.wikipedia.org/wiki/Entz%C3%BCndung
t1p.de/hpch	https://www.netzwerk-frauengesundheit.com/vitamin-d3-und-vitamin-k2-beiosteoporose-und-brustkrebs/
t1p.de/hwn3	https://www.aom-akademie.com/umrechnerS/vitD.php?Vitamine
t1p.de/hwsy	http://coimbraprotokoll.de/
t1p.de/ibml	https://de.statista.com/statistik/daten/studie/1103785/umfrage/mortalitaetsrate-des-coronavirus-nach-laendern/
t1p.de/ikvt	https://www.leitbegriffe.bzga.de/alphabetisches-verzeichnis/praeventionsparadox/
t1p.de/iwjz	https://www.aerzteblatt.de/nachrichten/77972/Epstein-Barr-Virus-erhoeht-MS-Risiko-in-allen-Ethnien
t1p.de/iwxa	https://media.arbeiterkammer.at/wien/PDF/Arsen_2016.pdf
t1p.de/j0zx	https://www.barmer.de/presse/bundeslaender-aktuell/schleswig-holstein/archiv-pressemitteilungen/vitamind-hotline-beratung-214982
t1p.de/j9e0	https://data.wdr.de/verbraucher/test/reis/
t1p.de/jcl4	https://www.internisten-im-netz.de/krankheiten/grippe/saisonale-grippe-grippewelle.html
t1p.de/jfex	https://www.bfr.bund.de/cm/343/vitamin-d-der-aktuelle-d-a-ch-referenzwert-aus-sicht-der-risikobewertung.pdf
t1p.de/jfn3	https://www.who.int/en/news-room/fact-sheets/detail/arsenic
t1p.de/jk93	https://de.wikipedia.org/wiki/Prostatitis
t1p.de/jz88	https://www.mdr.de/brisant/corona-covid-todesursache-sepsis-100.html
t1p.de/k0q1	https://www.tagesanzeiger.ch/wissen/medizin-und-psychologie/Ein-Krebsforscher-eckt-an-/story/12102960
t1p.de/k4pu	https://www.pharmazeutische-zeitung.de/?id=40818

t1p.de/k6zz https://www.spiegel.de/gesundheit/diagnose/sepsis-warum-der-rote-strich-bei-einer-blutvergiftung-ein-irrtum-ist-a-1280059.html
t1p.de/klo7 https://www.medrxiv.org/content/10.1101/2020.11.16.20232397v1.full.pdf
t1p.de/kty5 https://genomebiology.biomedcentral.com/articles/10.1186/s13059-016-1030-0
t1p.de/kxcu https://www.netdoktor.de/ernaehrung/vitamin-b12/lebensmittel-mit-hohem-gehalt/
t1p.de/kzr9 https://de.wikipedia.org/wiki/Ubichinon-10
t1p.de/l1pg https://www.aerzteblatt.de/archiv/61696/Ursachen-und-fruehzeitige-Diagnostik-von-Vitamin-B12-Mangel
t1p.de/l78c https://www.figurbetont.com/halbmarathon-trainingsplan-fuer-anfaenger/
t1p.de/l865 https://oelmuehle-sailer.at/wissenswertes/ueberschift-inhaltsstoffe
t1p.de/lb6u https://www.ncbi.nlm.nih.gov/pmc/articles/PMC7456194/
t1p.de/lage https://link.springer.com/article/10.1007%2Fs00394-011-0171-x
t1p.de/LBHD https://borsche.de/page/news
t1p.de/lbwn https://de.m.wikipedia.org/wiki/Lebenserwartung
t1p.de/LBZU https://www.genialokal.de/Produkt/Lorenz-Borsche/Zucker-Toedliche-Versuchung_lid_34882390.html
t1p.de/ljcq https://www.vox.com/2020/3/12/21176783/coronavirus-covid-19-deaths-china-treatmentcytokine-storm-syndrome
t1p.de/ltct https://www.researchgate.net/publication/49717360_Efficacy_and_safety_of_MerivaR_a_curcumin-phosphatidylcholine_complex_during_extended_administration_in_osteoarthritis_patients
t1p.de/lu78 https://www.kraeuterhaus.de/de-DE/produkte/vitamin-czink-langzeit-kapseln-180-kapseln
t1p.de/lxzv https://de.wikipedia.org/wiki/Spektrum_der_Wissenschaft
t1p.de/m73r https://www.welt.de/gesundheit/plus204691470/Vier-Methoden-Kein-Zweifel-dass-sich-der-Alterungsprozess-beeinflussen-laesst.html
t1p.de/m88h https://www.ubiquinol.info/interview-holgergugg/
t1p.de/mbx7 https://www.sunday.de/d3-k2-hochdosiert/vitamin-d3-5000-plus-k2-mk7-200mcg-100-prozent-all-trans.html
t1p.de/mcga https://www.welt.de/gesundheit/plus191573515/Demenz-Falsch-wie-wir-ueber-Alzheimer-denken.html
t1p.de/mgbq https://de.wikipedia.org/wiki/Lithiumtherapie#Forschung
t1p.de/mi7q https://www.bfr.bund.de/de/presseinformation/2017/50/bfr_bewertet_tageshoechstmenge_fuer_magnesium_in_nahrungsergaenzungsmitteln-202880.html
t1p.de/mlj4 https://www.spiegel.de/gesundheit/diagnose/ein-raetselhafter-patient-mangelhaft-a-1220458.html
t1p.de/moy0 https://www.jameda.de/gesundheit/blut-lymphen-druesen/achten-sie-auf-ldl-hdlquotient-im-blut-cholesterin/
t1p.de/mpgu https://www.dguht.de/lassen-sie-sich-nicht-verarsen-arsen-im-trinkwasser/
t1p.de/mrl5 https://www.osd-ev.org/osteoporose-therapie/osteoporose-ernaehrung/vitamin-k-k2/
t1p.de/mz37 https://www.wolz.de/produkte/phyto/brokkoliextrakt-aktiv-enzym/
t1p.de/n6xt http://www.jocms.org/index.php/jcms/article/view/822/424
t1p.de/n7v3 https://pubmed.ncbi.nlm.nih.gov/16959053/
t1p.de/neq2 https://www.aerztezeitung.de/Medizin/Hirnschaden-durch-zu-viel-Selen-232410.html
t1p.de/nfdy https://www.faz.net/aktuell/wissen/medizin-ernaehrung/diabetestherapie-dem-zucker-auf-der-spur-16419626.html
t1p.de/njav https://www.heise.de/tp/features/Mit-Tunnelblick-auf-die-Zukunft-4915793.html
t1p.de/nu04 http://www.vitalstoff-lexikon.de/Vitamine-A-C-D-E-K/Vitamin-D/
t1p.de/o0ab https://de.wikipedia.org/wiki/Zytokinsturm
t1p.de/o0l2 https://www.vitamind.net/dosierung/
t1p.de/o1tu https://www.welt.de/gesundheit/plus202661496/Bluthochdruck-Blutdrucksenker-sollte-man-abends-einnehmen.html#Comments
t1p.de/o2sc https://m.focus.de/gesundheit/gesundleben/pflanzenpillen-aus-der-drogerie-nahrungs ergaenzungsmittel-koennen-krank-machen_id_9124745.html

t1p.de/oaea https://www.aging-us.com/article/101684/text
t1p.de/odfo https://www.kur-apotheke-bad-aibling.de/online-shop/
t1p.de/ofkh https://www.aerzteblatt.de/nachrichten/101322/Mediziner-warnt-vor-Erregern-in-Rindfleisch-und-Milchprodukten
t1p.de/og1p https://www.spiegel.de/plus/verschwoerungstheorien-warum-so-viele-menschen-den-groessten-unsinn-glauben-a-00000000-0002-0001-0000-000165813334
t1p.de/osp2 https://de.wikipedia.org/wiki/Mont_Ventoux
t1p.de/ozlu https://www.aerzteblatt.de/nachrichten/48657/Multiple-Sklerose-Epstein-Barr-Viren-triggert-Entzuendungsreaktion
t1p.de/p4pa https://www.landkartenindex.de/weltatlas/?p=502
t1p.de/paza http://www.mikronaehrstoff.de/index.php?page=fachbuecher
t1p.de/pcy0 https://www.spiegel.de/plus/fitness-ab-50-warum-krafttraining-bei-rueckenleiden-hilft-a-dc50c3b9-049e-4a98-aa6c-15b11df73eb9
t1p.de/ph3n https://de.wikipedia.org/wiki/Blaue_Zone_(Demographie)
t1p.de/pt1o https://www.ncbi.nlm.nih.gov/pubmed/11603614
t1p.de/pt1o https://de.wikipedia.org/wiki/PDE-5-Hemmer
t1p.de/puny https://www.zeit.de/wissen/gesundheit/2019-07/verjuengung-biologie-trim-studie-gregory-fahy/komplettansicht
t1p.de/pw2j https://www.pfizer.at/get-science/genexpression/
t1p.de/px0g https://www.derkleineprinz-online.de/text/1-kapitel/
t1p.de/q8l4 https://biomedical-center.de/bahnbrechende-studie-zu-vitamin-d/
t1p.de/q8zk https://borsche.de/page/standderdinge#ch21
t1p.de/qba1 https://onlinelibrary.wiley.com/doi/full/10.1111/acel.13028
t1p.de/qk4u https://rohelust.blogspot.com/2016/10/gibt-es-einen-cholesterin-bluff.html
t1p.de/qmlt https://hcfricke.com/2016/10/30/gibt-es-einen-cholesterin-bluff/
t1p.de/qsme https://www.rki.de/DE/Content/InfAZ/N/Neuartiges_Coronavirus/COVRIIN_Dok/Therapieuebersicht.pdf?__blob=publicationFile
t1p.de/qwhb https://www.spiegel.de/wissenschaft/medizin/biologisches-alter-sie-glauben-sie-sind-38-vielleicht-sind-sie-schon-61-a-1042290.html
t1p.de/r4ss https://www.welt.de/gesundheit /article125379115/Schilddruesen-werden-in-Deutschland-zu-oft-operiert.html
t1p.de/r6xn https://www.bmi-rechner.net/
t1p.de/r8v2 https://borsche.de/res/MMW_Weltkarte_Dia1_Inzidenz.jpg
t1p.de/rmc9 https://www.riffreporter.de/de/wissen/immunabwehr-saison
t1p.de/rpxd http://www.hevert.com/market-de/de/meine-gesundheit/gesundheitstipps/artikel/vitamin-d-neue-tageshoechstmenge
t1p.de/s6hn https://www.vitamind.net/tagesbedarf/
t1p.de/s6qv https://www.labor-enders.de/2019/12/17/vitamin-d/
t1p.de/sanl https://www.pharmazeutische-zeitung.de/index.php?id=5403
t1p.de/sikb https://www.brain-effect.com/magazin/schwarzer-pfeffer-piperin
t1p.de/sjs8 https://www.faz.net/aktuell/feuilleton/buecher/rezensionen/sachbuch/das-buch-das-ende-des-alterns-von-david-a-sinclair-16521307.html
t1p.de/rtbk https://de.statista.com/statistik/daten/studie/1102667/umfrage/erkrankungs-und-todesfaelle-aufgrund-des-coronavirus-in-deutschland/
t1p.de/sxam https://buggisch.wordpress.com/2016/03/22/homoeopathie-verstehen-1-das-simileprinzip/
t1p.de/szgx https://www.faz.net/aktuell/wissen/medizin-ernaehrung/hilft-lithium-gegen-demenz-15299138.html?printPagedArticle=true#pageIndex_4
t1p.de/t37a https://www.zeit.de/wissen/gesundheit/2020-03/clemens-wendtner-coronavirus-covid-19-intensivstationen-beatmung-krankenhaus/seite-2
t1p.de/t5hw https://pubs.acs.org/doi/10.1021/acs.jafc.7b05913
t1p.de/t7g5 https://de.wikipedia.org/wiki/EBuch
t1p.de/tb7v https://www.welt.de/kultur/plus203105498/Homoeopathie-Verteidigung-des-Placeboeffekts.html

t1p.de/tbyl https://www.pnas.org/content/pnas/112/30/E4104.full.pdf
t1p.de/tl4s https://www.ncbi.nlm.nih.gov/pubmed/22264449
t1p.de/tl86 https://www.deepl.com/translator
t1p.de/tnxn https://www.gutefrage.net/frage/wenn-pflanzen-kein-b12-haben-wie-ueberlebt-ein-menschenaffe-dann-vegan
t1p.de/u10i https://link.springer.com/article/10.1007%2FPL00002961
t1p.de/u52f https://www.ncbi.nlm.nih.gov/pmc/articles/PMC2032127/
t1p.de/u6s5 https://de.wikipedia.org/wiki/Plasmid
t1p.de/ufm7 https://www.who.int/water_sanitation_health/diseases-risks/diseases/arsenicosis/en/
t1p.de/up3q https://www.spiegel.de/spiegel/print/d-77299772.html
t1p.de/upoi https://www.focus.de/gesundheit/praxistipps/nicht-nur-haarausfall-5-anzeichen-dass-sie-an-zinkmangel-leiden_id_6547572.html
t1p.de/usgh https://www.cerascreen.de/collections/selbsttests/products/biologisches-alter-imgenetic-age-test
t1p.de/uwxr https://www.ubiquinol.info/nachbericht-charity-lauf/
t1p.de/v593 https://www.spektrum.de/news/hilft-vitamin-d-gegen-das-coronavirus/1803668
t1p.de/v5nv https://www.ncbi.nlm.nih.gov/pubmed/24331235
t1p.de/v953 https://www.praxisvita.de/selbst-test-biologisches-alter-berechnen-11010.html
t1p.de/viaz https://borsche.de/res/Vitamine_(A-Z).pdf
t1p.de/vjhx https://www.vitaminb12.de/mangel/test/holo-tc-test/
t1p.de/vzry https://flexikon.doccheck.com/de/Response-to-injury-Theorie0
t1p.de/w2me https://borsche.de/res/MMW_Darmkrebs_mW.jpg
t1p.de/wwlh https://www.test.de/Nahrungsergaenzungsmittel-mit-Selen-Hilft-nicht-viel-schadet-im-Zweifel-4532493-0/
t1p.de/wxrh https://www.ncbi.nlm.nih.gov/pubmed/28349283
t1p.de/wyvr https://www.vitaminexpress.org/de/vitamin-k2
t1p.de/x1ji https://biologischesalter.tk.de/#/public/biologisches-alter-info
t1p.de/x639 https://www.oekotest.de/gesundheit-medikamente/Vitamin-D-im-Test-Tabletten-oft-ueberdosiert_105730_1.html
t1p.de/xasr https://ze.tt/wann-wird-alkoholverzicht-endlich-cool/
t1p.de/xc9r https://www.welt.de/wissenschaft/article1559813/Vier-Zehen-Knoblauch-gegen-Arsenvergiftung.html
t1p.de/xe3x https://www.medrxiv.org/content/10.1101/2020.09.04.20188268v1.full.pdf
t1p.de/xfh1 https://www.gesundheitswissen.de/ernaehrung/brottrunk/#im-fertigen-brottrunk-enthalten-sind
t1p.de/xi2y https://www.labor-enders.de/vitamin_d.html
t1p.de/xjjm https://cfpub.epa.gov/ncea/iris/iris_documents/documents/subst/0278_summary.pdf#nameddest=rfd
t1p.de/xsr8 https://www.originalhealth.net/2378
t1p.de/y0om https://de.wikipedia.org/wiki/Capsaicin#Verwendung_als_Antibiotikum
t1p.de/y3h4 https://www.praxiskoloczek.de/pdfs/Vitamin%20D%20-%20wertvoll%20wie%20die%20Sonne.pdf
t1p.de/yz9z https://www.maennergesundheit.info/erektionsstoerungen/praevention/sauerstoff versorgung.html
t1p.de/z0gq https://borsche.de/page/bergamo
t1p.de/z6d6 https://de.wikipedia.org/wiki/Arsen#Biologische_Bedeutung
t1p.de/zgsp https://www.centrosan.com/Wissen/Naehrstoff-Lexikon/Spurenelemente/Lithium.php
t1p.de/zlb8 https://www.ncbi.nlm.nih.gov/pmc/articles/PMC6706752/pdf/ijpr-18-1052.pdf
t1p.de/zmej https://www.focus.de/gesundheit/gesundleben/antiaging/wachstumshormon-antiaging-waffe-erhoeht-krebsrisiko_aid_485491.html
t1p.de/zszq https://www.kraeuterhaus.de/de-DE/produkte/coenin-q10-plus-kapseln-3er-pack
t1p.de/zusk https://www.ncbi.nlm.nih.gov/pubmed/29103043
t1p.de/zz71 https://www.spiegel.de/gesundheit/diagnose/eine-raetselhafte-patientin-dement-aufzeit-a-1268969.html

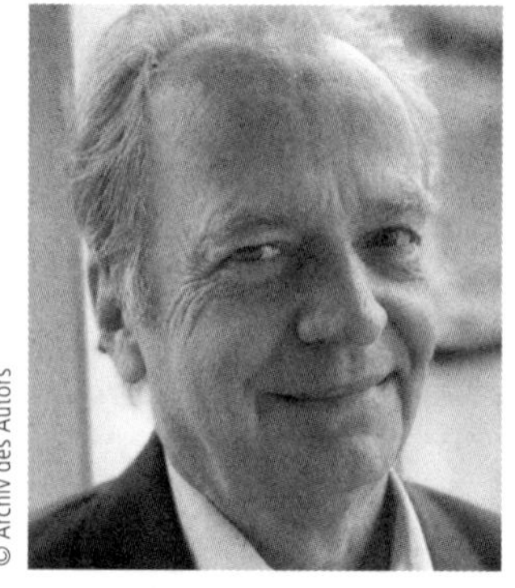

© Archiv des Autors

Lorenz Borsche, 1954 in Heidelberg geboren, studierte Physik/Mathematik sowie Soziologie/Politologie in Heidelberg, war 1977 Mitgründer des Instituts für Energie- und Umweltforschung, 1988/89 Assistent der GL bei ADI Software GmbH und danach als selbstständiger Systemberater tätig. Seit 1991 WWS für Buchhandlungen, seit 1998 Mitentwicklung eines Internet-Shop-Systems mit WWS-Anschluss, 2000 Gründung der Buchhändlergenossenschaft eBuch eG, bis Frühjahr 2011 Generalbevollmächtigter (GF), bis 2019 Vorstand der eG, seitdem glücklich im Unruhestand.

Bei Braumüller erschienen: *Zucker – Tödliche Versuchung* (2018)

Impressum

Bibliografische Information der Deutschen Nationalbibliothek
Die Deutsche Nationalbibliothek verzeichnet diese Publikation in der Deutschen Nationalbibliografie; detaillierte bibliografische Daten sind im Internet über http://dnb.d-nb.de abrufbar.

1. Auflage 2021

Servitengasse 5, A-1090 Wien
www.braumueller.at

Lektorat: Maria-Christine Leitgeb
Fotomontage Cover: © Shutterstock/onair, © Shutterstock/ilona.shorokhova, © Shutterstock/Rafinaded, © Shutterstock/World Day, © Shutterstock/mmstudiomk
Druck: FINIDR, s.r.o., Lípová 1965, 737 01 Český Těšín
ISBN 978-3-99100-325-0